Podrid's Real-World
ECGs

波德瑞德（**Podrid**）
临床心电图解析

Volume 1　The Basics

（卷 1 ）　基础篇

Philip Podrid, MD · Rajeev Malhotra, MD, MS

Rahul Kakkar, MD · Peter A. Noseworthy, MD

〔美〕

菲利普·波德瑞德

拉吉夫·马尔霍特拉

拉胡尔·卡卡尔 　主编

彼得·诺斯沃西

李卫华　郭继鸿　　主译

天津出版传媒集团

天津科技翻译出版有限公司

著作权合同登记号：图字：02-2015-140

图书在版编目（CIP）数据

波德瑞德（Podrid）临床心电图解析 . 卷 1，基础篇 /（美）菲利普·波德瑞德（Philip Podrid）等主编；李卫华等译 . — 天津：天津科技翻译出版有限公司，2017.2
书名原文：Podrid's Real-World ECGs: Volume 1, The Basics
ISBN 978-7-5433-3647-6

Ⅰ . ①波… Ⅱ . ①菲… ②李… Ⅲ . ①心电图—基本知识 Ⅳ . ① R540.4

中国版本图书馆 CIP 数据核字（2016）第 250339 号

Chinese Translation ©2017 Tianjin Science & Technology Translation & Publishing Co., Ltd.

Translation from the English Edition: Podrid's Real-World ECGs: Volume 1, The Basics

Copyright ©2013 Philip Podrid, MD; Rajeev Malhotra, MD, MS; Rahul Kakkar, MD; and Peter A. Noseworthy, MD

All Rights Reserved.

Published by arrangement with Cardiotext Publishing LLC, Minneapolis, Minnesota, U.S.A.

中文简体字版权属天津科技翻译出版有限公司。

授权单位：Cardiotext Publishing LLC.
出　　版：天津科技翻译出版有限公司
出 版 人：刘 庆
地　　址：天津市南开区白堤路 244 号
邮政编码：300192
电　　话：022-87894896
传　　真：022-87895650
网　　址：www. tsttpc. com
印　　刷：天津金彩美术印刷有限公司
发　　行：全国新华书店
版本记录：889×1194　16 开本　20.25 印张　300 千字
　　　　　2017 年 2 月第 1 版　2017 年 2 月第 1 次印刷
　　　　　定价：80.00 元

（如发现印装问题，可与出版社调换）

译者名单

主　译　李卫华　郭继鸿

译　者　（按姓氏汉语拼音排序）

高　磊　厦门大学附属第一医院

韩俊愈　厦门大学附属第一医院

何德化　厦门大学附属第一医院

贺王伟　厦门大学附属第一医院

黄峥嵘　厦门大学附属第一医院

林开敏　厦门大学附属第一医院

乔伟桐　厦门大学附属第一医院

苏　强　厦门大学附属第一医院

谢　强　厦门大学附属第一医院

杨　骐　厦门大学附属第一医院

张　丹　厦门大学附属第一医院

张登庆　厦门大学附属第一医院

张丽娟　厦门大学附属第一医院

张紫冠　厦门大学附属第一医院

郑武扬　厦门大学附属第一医院

Philip Podrid, MD

Professor of Medicine
Professor of Pharmacology and Experimental Therapeutics
Boston University School of Medicine

Lecturer in Medicine
Harvard Medical School
Boston, Massachusetts

Attending Physician
West Roxbury VA Hospital
West Roxbury, Massachusetts

Rajeev Malhotra, MD, MS

Instructor in Medicine
Cardiology Division
Massachusetts General Hospital
Harvard Medical School
Boston, Massachusetts

Rahul Kakkar, MD

Massachusetts General Hospital
Harvard Medical School
Boston, Massachusetts

Peter A. Noseworthy, MD

Massachusetts General Hospital
Harvard Medical School
Boston, Massachusetts

译者序

自从 1901 年 Willem Einthoven 医生发明了心电图以来，因其检查方法简便易行，虽然经历百余年，目前仍然是评价心脏疾病的重要检查手段之一，特别是对于心律失常患者，医生要想得到正确的诊断也当然是心电图。而从即刻得到的心电图中正确地分析出心电的异常并非易事，特别是许多专科医生也没有得到充分的、系统的培训，很难去识别心电图微妙的异常。

《波德瑞德（Podrid）临床心电图解析》系列丛书由菲利普·波德瑞德和来自于马萨诸塞总医院的三位杰出的青年心脏病学家完成。其编排体例与一般的心电图教科书不同，该书将每一份心电图与临床直接结合在一起，每篇首先讲述临床情况，然后讲解重要心电图结果中的异常，对照临床进行心电图分析，图文并茂地讲解了关于心电图的读图技巧，同时为读者提供其中所涉及的电生理机制，并对心电图结果进行了深入的讨论，最后根据心电图的分析结果总结患者的临床问题和治疗方案，让读者通过练习病例并模拟实践中遇到的问题而学到心电方面的知识，是读者迅速掌握心电图解析方法不可替代的途径。

郭继鸿

心电图由威廉姆·爱因托芬发明，在1901年首次报道，被誉为医学界最伟大的发明之一。爱因托芬的成就在1924年被认可，那年他获得了诺贝尔医学奖。

20世纪40年代早期，十二导联已经应用。50年前，当我结束心内科训练时心电图只是心脏病学家可以应用的很少的几种工具之一。此后，我们又接受了强化的心电图训练，而如今大部分进修课程却没有关于心电图的，课程重点已经转移至更新的高科技诊断技术上。然而心电图对于诊断心脏异常方面仍然非常重要。对于心律失常患者，医生最想得到的诊断信息是什么？当然是心电图。尽管医学的发展迅速，不断改变，心电图及相关知识却是永恒的。50年前正确的知识，今天还是正确的，50年后仍然正确。

《波德瑞德（Podrid）临床心电图解析》系列丛书应称作"真实世界心电图"。由菲利普·波德瑞德博士和来自马萨诸塞总医院的三位杰出的青年心脏病学家共同完成。该书为我们的自我教育提供了很好的机会（当然也寓教于乐）。受人尊敬的波德瑞德博士倾心于心电图事业已久。多年来他收集和保存了千余份心电图用于教学，不可思议的是用于本套丛书的心电图仅是他收集的一部分。

心电图教科书有其自身的章节划分标准，但本书是依据每个与临床实际病例紧密结合的心电图划分为不同章节的。每份心电图的第一页以视觉效果好、可读性强的形式出现，同时伴有临床状况的描述。之后心电图的异常特征被标识，仔细分析及详细地讨论。同时给出与患者心电图相关的临床问题及治疗的总结。

本系列丛书的第一卷覆盖了心电图的基础知识。之后的五卷包含心电图的所有内容：心肌异常，传导异常，心律失常，窄和宽QRS心动过速，第六卷包括了起搏心律，先天性异常和电解质紊乱的多种心电图改变。由于我仔细地阅读了这本书，非常享受这种过程。从心电图猜测临床问题是很有趣的。实际上，在我的教学过程中经常如此。举例来说，成人中左室肥厚伴劳损，常有三种情况：严重主动脉瓣疾病，肥厚性心肌病，高血压性心脏病。

这些书籍对于护士、医学生、住院医师以及心内科进修生等各种层次的人群，无论在他们实习或成为心脏病学家的过程中，均证实有教学价值。尤其对于欲获得心血管疾病委员会证书或换发新证的人有帮助，心电图知识会带来很大的优先权。

这些书籍的每位读者会情不自禁地被作者卓越的工作打动。波德瑞德、马尔霍特拉、卡卡尔和诺斯沃西博士应该为他们艰苦卓绝的努力骄傲。我相信其他读者会和我一样，发现并喜欢这些书籍。

罗曼·W. 德桑克蒂斯 医学博士
临床心脏病科荣誉主任，马萨诸塞总医院
杰姆斯，伊万雷恩·杰恩克斯，保罗·杜德雷·怀特 医学教授
哈佛医学院

心电图在 20 世纪初于荷兰问世,生理学家威廉姆·爱因托芬在人类活体体表记录了第一份跳动心脏的电活动。自此之后,心电图成为诊断怀疑有心脏问题患者必不可少的主力军。

原因显而易见。心电图机容易得到,检查简便易行,无创,廉价,可复制且对患者无伤害。心电图可提供即刻诊断信息,对于选择适当的治疗很重要,而且可记录急慢性心肌缺血的治疗效果,以及心律失常、传导异常、心腔结构变化、电解质和代谢紊乱、药物疗效及单基因遗传心脏异常心电图表现。心电图还是心脏病流行病学和危险分层研究有价值的工具。

在应用心电图的 110 多年的实践中,我们看到根据目前有创或无创诊断技术获得的信息显示心电图的价值不断改善,以上诊断技术包括:冠状动脉造影、心内异常搏动定位、传导异常、超声心动图、MRI 和基因评估。这意味着不仅专业的健康保健新手需要从心电图中得到所有的信息,更多的高年资医师同样需要不断地更新知识。

菲利普·波德瑞德博士是全球著名的心电图专家。他还是一名卓越的教师。当你将心电图和他的意见结合时,毫无疑问,你会得到一系列的"真实世界心电图",即得到只有一名真正的大师才拥有的临床心电图解析技巧和实践。我希望更多的读者可以从这些独特的再教育练习中获益。

海恩·J.威廉斯 医学博士
心脏科教授
马斯特里赫特心血管病研究院
荷兰 马斯特里赫特

心电图是医学界应用最古老的技术,也是医生办公室、门诊、急诊和医院中最常用的检查。心电图将继续在诊断心脏疾病和评估心源性症状方面起到非常重要的作用。同样,心电图在许多非心源性疾病的诊断中也很重要。

与其他医学领域的技巧一样,心电图的解读技术需要不断地回顾重要的心电图,不断地练习解读真正的心电图。然而许多健康指导者希望加强他们解读心电图的能力,发展理解心电图异常机制的技巧,他们意识到目前的资源不能满足他们的需求。

医学院校和住院医师教学课程并未强调心电图分析。因此许多内科医师认为没有得到足够的心电图解读训练。目前可以得到的心电图分析教科书基于对心电图表现的认识记忆,而不是理解复杂心电图基础的电生理特性和具体心电图对应的临床状态。因此内科医师并未接受识别重要波形和潜在异常的培训。

本套丛书旨在补充心电图继续教育的缺陷。这些教育帮助医学生及各层次的医护人员从不同广度和深度对日常工作中的心电图进行分析、诊断,以及对包括心脏相关电生理特性、案例情景和临床管理的讨论。

《波德瑞德(Podrid)临床心电图解析》系列丛书的每一卷均通过仔细分析特定案例及明确重要的波形教授解读心电图的技巧。每份心电图均取自真实的临床病例,并附以关于重要的诊断相关性发现,相应的电生理机制,以及关键的临床管理决定。该系列图书的目的是通过简便、基于病例的形式为医学各领域的读者提供系统的心电图解读方法。

本卷的内容是关于读心电图的一些必要的基本知识,重点是解析心电图的方法和工具。接下来的部分聚焦于心电图在特定疾病的用处:

1. 心肌异常,包括梗死、肥厚和炎症;
2. 房室和室内传导异常和房室超强传导;
3. 窦性、房性、交界性和室性心律失常;
4. 狭义和广义上复杂性心动过速和各种形式期前收缩;
5. 记录方法和其他项目,包括起搏器、电生理紊乱和活动性或先天性心血管状况。

该系列中每卷均以启发式的方法介绍每种临床分类的重要心电图发现。随后基于核心病例的解说,引导读者确定与典型异常相关的重要的心电图发现,同时提供相应的基础的电生理机制信息。这部分之后随机分配一些与主题相关的心电图和临床描述,以强化读者的心电图分析技巧。重要的是病例汇报后通常有深度地针对心电图表现进行讨论,并在心电图中对于重要波形做特殊标识。

菲利普·波德瑞德,医学博士
拉吉夫·马尔霍特拉,医学博士,外科硕士
拉胡尔·卡卡尔,医学博士
彼得·诺斯沃西,医学博士

致谢

　　首先我要把这本书献给我的妻子薇薇安和我的儿子约书亚,多年以来,他们给了我无限的耐心、支持、鼓励和爱。我还要把这本书献给众多的心内科医生、医务人员、医学生,在过去30多年的教学工作中,从他们身上得到了很大的乐趣和荣誉感,同时也从他们身上学到了很多。

菲利普·波德瑞德

献给我的妻子辛迪、女儿萨佩娜、儿子桑杰,谢谢他们给予我的爱、支持和鼓励。

拉吉夫·马尔霍特拉

献给我的女儿米亚和伊拉,我的挚爱。

拉胡尔·卡卡尔

献给凯蒂和杰克。

彼得·诺斯沃西

目录

基础

本书介绍基本的心电图分析：心脏传导系统、正常起搏顺序、导联系统、系统的心电图分析方法、正常波形和间期，以及轴向。以下内容就各种心电图异常展开介绍，包括房室传导异常、室内传导异常、心肌病的心电图特征、室上性心动过速和室性心律失常。

心电图组成

心电图记录的是心脏电传导过程。组成心电图的各种波形（P波、QRS波和T波）反映了心房肌和心室肌的去极化和复极化。心脏的电传导系统（窦房结、房室结和希-浦系统）的活动，都不会传导到体表，因此不会记录在心电图上。但是，可以通过对心电图系统测量出的波形和间期（PR间期、QRS间期、QT间期）进行详细分析，来确认传导系统的各种异常。

心脏的电传导系统（图1）负责产生动作电位并将动作电位以一致的形式同时传导到各个心房肌和心室肌，它包括窦房结或房室结（它产生的波动频率最高，因此是主导起搏器）、左右心房的传导通路、窦房结、希氏束、右束支（支配右心室）、左束支（支配左心室）以及浦肯野纤维（把搏动传导到单个心肌细胞）。左心室的肌群大，因此左束支分成两个大支和一个小支，从而可以同时激动全部左心室心肌。小支称之为中隔支或者中间支，支配室间隔，两个大支分别为左前束支和左后束支。

心房和心室的正常电活动

心脏的正常电活动顺序见图2和图3。激活心脏的初始搏动正常情况下是由窦房结产生的（窦房结位于右心房近端）。此搏动的传导使左右心房去极化。激活顺序是从右到左，由近到远（一

直向下）。心房去极化使在体表心电图上产生了一个P波。依据激活的方向，P波在左侧导联和下导联（即Ⅰ、Ⅱ、aVF、$V_4 \sim V_6$ 导联）为正向，在右侧导联（即aVR导联）为负向。然后搏动传导到房室结（它是电传导系统内传导速度最慢的组织结构）。因此通过此结构时搏动传导会有延迟。通过房室结后，搏动到希-浦系统，然后进入右束支和左束支。由于这些结构都很细小，产生的电活动非常小，所以在体表没有办法显示。心电图上记录不到搏动通过这些组织结构的电活动。这就形成了处于基线或零线的PR间期。因此，PR间期

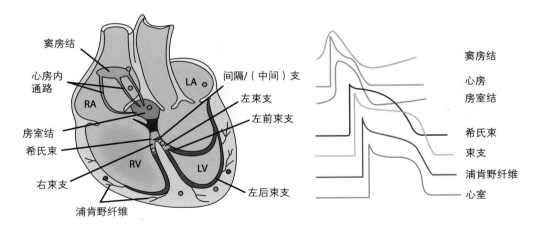

图1　心脏电传导系统及各部位的动作电位。

电冲动起自窦房结，由慢动电位产生电冲动。随后冲动便经房内通路传导到右房（RA），然后经房内通路传导到左房（LA）。心房肌由快动电位产生冲动。冲动传导到房室结，便产生了慢动电位冲动。然后冲动经希氏束到达左右心室，经右束支传导到右室（RV），经左束支传导到左室（LV）。左室肌群远超过右室，因此左束支分为两个大支（左前支和左后支）和一条中间支（隔支）。由这些束支和心室肌经快动电位产生冲动。

1

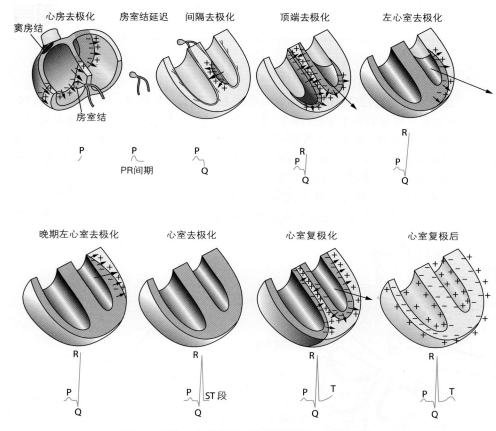

图2　正常房室电传导以及所产生的心电图波形。

窦房结是主导起搏器，其发出的冲动传导至右房和左房，这些结构的去极化或激活在体表心电图上产生P波。接着激动传导到房室结、希氏束、左右束支。由于这些结构太小，以致不能记录其产生的电活动。因此，在体表心电图上称之为PR段，即电冲动从心房经房室结和希－浦系统传到心室的时间。首先去极化或激活的心室部位是室间隔右侧。电冲动从左向右传导的大部分导联会出现小的负偏转，称之为Q波。而其他部位心室的去极化或激活方向是从右向左。这就在体表心电图上形成了完整的QRS复合波。心室去极完成之后有一段电静止期，即体表心电图上的ST段。心室在随后复极化，在心电图形成T波。

描述的是房室传导时间，包括通过房室结和希－浦系统的传导时间。

首先去极化的心室部位是室间隔，搏动是左束支的间隔时间产生的。因此，间隔去极化的方向从左到右。因为在左侧导联上可以看到QRS复合波的初始小负向波形（间隔Q波）而在右侧导联上可看到小的正向偏移（R波）。此后，左右心室同时去极化。因为左心室肌群比右心室大得多，所以体表心电图的QRS复合波主要表示左心室的去极化。考虑到左侧导联（即Ⅰ导联和 $V_4 \sim V_6$ 导联）是高的偏正波（R波）而右侧导联（即aVR和 V_1 导联）是偏负波（S波），因此它是从右向左发生的，因为左侧导联上出现终末负向波（S波）。一旦完成去极化，会有一段短暂的无电活动间期（即ST间期位于基线或零线位）。随后是产生T波复极过程（图3）。

通常，T波之后能看到一个U波，该U波被认为代表希－浦系统的晚期复极。也有人认为，U波代表乳突肌的晚期复极。这是在T波之后的一个小幅正向波形，在右侧胸前导联（即 $V_1 \sim V_3$ ）看得最明显。

导联系统

标准的心电图由12个导联组成：6个肢体导联（记录额平面的电流）和6个胸前导联（记录水平面的电流）。

6个肢体导联如下（如图4和图5）：

导联Ⅰ是记录从右臂传到左臂的搏动电流的双极导联。在这个导联上向左的搏动产生一个正向波形，向右的搏动产生一个负向的波形。因此在正常情况下，P波由从右向左的心房激活所致在Ⅰ导联上是正向。QRS复合波是由从右至左的搏动传导所产生，也是正向。在所有正向波或R波之前，可能会有一个小间隔Q波（代表从左向右发生的间隔去极化），代表左心室去极化。

导联Ⅱ是记录从右臂传到左足的搏动的双极导联。在这个导联上其向左足的搏动产生正向波形，从左足朝向右臂的搏动产生负向波形。因此在正常情况下，P波（代表由近端向远端发生的心房激活）在Ⅱ导联上是向上的。QRS复合波（代表从近端至远端发生的心室去极化）也是正向波。在所有正向波或者R波之前，可能会有一个小间隔Q波，代表左心室的去极化。

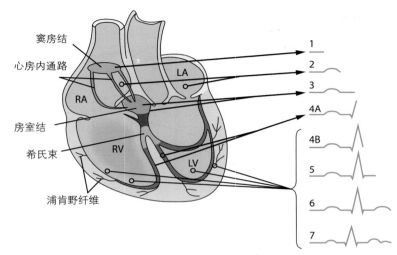

1. 窦房结放电冲动：无偏转
2. 右房、左房激动：P波
3. 房室结和希氏束激动：无偏转，PR段
4.A 室间隔激动：形成QRS复合波起始的间隔Q波
4.B 心室游离壁激动：完成QRS复合波
5. 整个心室激动已完成：无偏转，ST段
6. 心室复极化：T波
7. 晚期心室复极化：希–浦系统复极化，U波

图 3　正常房室电活动及其形成的波形。

　　导联Ⅲ是记录从左臂到左足的搏动的双极导联。在这个导联上朝向左足的搏动产生一个正向波形，从左足向左臂的搏动产生一个负向波形。依据导联Ⅲ相对于心脏的角，波形有可能是正，也可能为负，取决于电活动方向的微小变化。因此，导联Ⅲ是一个不确定的导联，不能依据其进行评估。

　　导联 aVR 是一个加压右臂单极导联，意味着该导联记录的是从心脏中心产生的搏动。传向右臂的搏动在此导联上产生一个正向波形，而远离右臂的搏动产生一个负向波形。因此，导联 aVR 是唯一一个在右侧的肢体导联。由于心脏的搏动基本上是从右至左（远离右臂方向），所以在该导联的波形通常都是负向（即，它们是其他导联与波形的镜像）。因此，P 波通常都

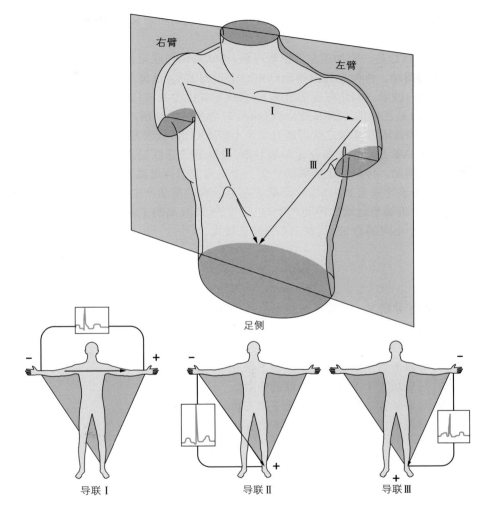

图 4　导联Ⅰ、Ⅱ、Ⅲ都是双极导联。

　　在导联Ⅰ上传向左臂的搏动产生一个正向波形，传向右臂的搏动产生一个负向波形。在导联Ⅱ、Ⅲ上，传向足部的搏动产生正向波形，由足部传向臂部的搏动产生一个负向波形。

是负向,而且在大的负向波形或 S 波之后有一个初始间隔 R 波,代表左心室去极化。

　　导联 aVL 是一个加压左臂单极导联,意味着该导联记录的是从心脏中心产生的搏动。传向左臂的搏动产生一个正向波形,远离左臂的搏动则产生一个负向波形。因此在正常情况下,在该导联上的 P 波(是由右向左的搏动产生的)是正向的。QRS 复合波(由从右至左的搏动所产生)也是正向,而且在正向波或者 R 波之前可能有一个小间隔 Q 波,代表左心室的去极化。

　　导联 aVF 是一个加压左足单极导联,意味着该导联记录的是从心脏中心产生的搏动。传向左足的搏动产生一个正向波形而远离左足。因此正常情况下,在该导联上 P 波(由一个从近端至远端的搏动产生)是正波。QRS 复合波(由近端至远端的搏动产生)也是正波,而且高的正向波或 R 波之前可能有一个小间隔 Q 波,代表左心室的去极化。

心前区导联 $V_1 \sim V_6$ 安置在胸壁的以下位置上(图 6):
V_1 导联放置于胸骨右侧锁骨下第二肋间隙;
V_2 导联放置于胸骨左侧锁骨下第二肋间隙;
V_4 导联放置于锁骨中线上锁骨下第五肋间隙;
V_3 导联放置于 V_2 与 V_4 导联的中点;
V_5 导联放置于腋前线上锁骨下第五肋间隙;
V_6 导联放置于腋中线上锁骨下第五肋间隙。

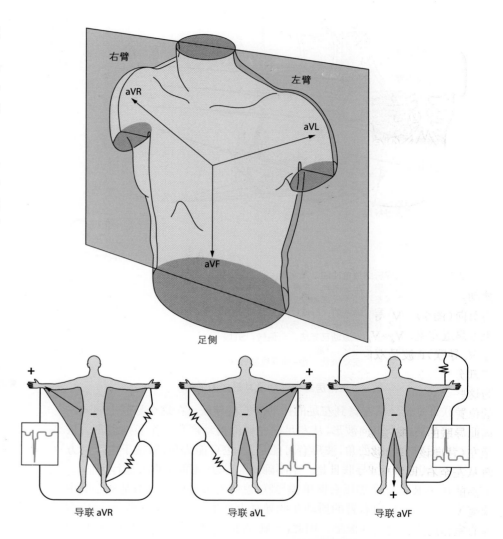

图 5　**导联 aVR、aVL、aVF 都是单极导联。**
　　把搏动想象成是从心脏中心产生的。传向这些导联的电搏动均产生一个正向波形,而远离这些导联电极方向的电搏动则产生负向波形。由于心脏搏动基本上是从右向左,从上至下(从上方至下方),所以 aVL 和 aVF 导联是正向,aVR 导联是负向。

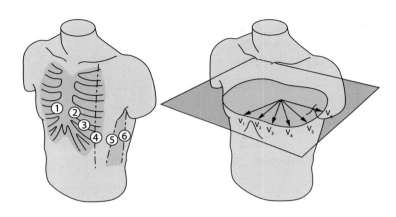

图6　胸前导联(V₁~V₆)的位置。

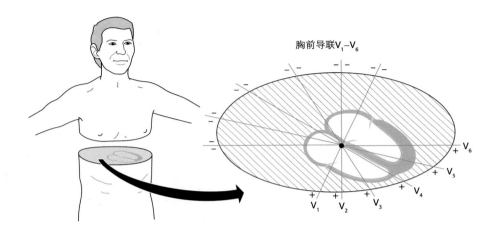

图7　水平面的胸前导联。

朝向心前区导联的搏动产生正向偏移，而背向心前区导联的搏动则产生负向偏移。

　　与加压肢体导联一样，V₁~V₆ 导联都是单极导联，记录从心脏中心发出的搏动。朝向心前区导联的搏动产生正向偏转，如果搏动是远离心前导联偏转为负向(图7)。V₁ 导联通常在右心室和右心房上方，V₂、V₃ 导联多在室间隔上方靠近左室，V₄~V₆ 导联位于左心室和左心房上方。因此，在 V₁ 导联(偶尔在 V₂ 导联)P 波是双向波，因为去极化是从右心房开始的(朝向 V₁ 导联)，第二部分 P 波源自左心房，远离 V₁ 导联。V₃~V₆ 导联上的 P 波通常是正向，因为这些导联大多在左心房上，反应左心房朝向这些导联的激活。依据 V 导联的位置，V₁ 导联上有一个初始的小正向波(R 波)，代表从左至右的(因此是朝向此导联的)间隔去极化。随后是一个代表左心室去极化的深 S 波，该波从右至左(背向该导联)移动。与之相反，V₆ 导联有一个初始负向波形(Q 波)，代表从左至右，即背向此导联的初始间隔激活。随后是一个代表左心室去极化的高的正向偏转(R 波)，其传导方向是从右至左，因此是朝向该导联方向。若检查 V₁~V₆ 导联(在胸壁上从右至左排列)，R 波的幅度在逐渐增大，表明更多左心室作用力朝向此导联；而 S 波深度在减少(表明左心室的作用力背向此导联)。因此 R 波幅度的逐渐增大，被称为 R 波的心前区进展(图8)。这种改变(R/S ≥ 1)通常发生在 V₃ 和 V₄ 导联之间。

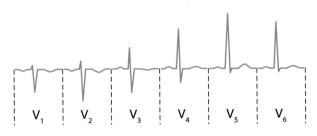

图8　R 波在心前区的进展。

　　从 V₁ 导联(位于右心室)到 V₆ 导联(位于左心室上)，R 波的幅度逐渐增大，S 波深度逐渐减少。在 V₁ 导联初始的 R 波代表隔膜作用力，而 S 波是左心室作用力。从 V₁~V₆(即从右心室向左心室)，左心室的作用力变得更明显(即，R 波的幅度逐渐增大作用力，而 S 波深度会减少，因为左心室作用力越来越靠近导联)。

心电图分析步骤

要对心电图进行全面系统的分析,同时需考虑患者的临床病史。按照标准化的分析步骤可以鉴别心电图的细微异常。

1. 测定心率。正常心率范围为 60~100 次 / 分,≤ 60 次 / 分为心动过缓,≥ 100 次 / 分为心动过速。可以通过以下两种方法来确定心率:①数一数心电图上的 QRS 波群乘以 6(因为心电图只记录 10 秒钟)。当心律不齐时首选此种方法。②利用心电图描记图上的小格:心率 =300÷ 一个 RR 间期内的大格数,若 RR 间期持续在两个大格内,则用小格的数量(一个大格有 5 个小格)来近似计算出心率。例如:如果 RR 间期在 1~2 个大格之间(即心率为 150~300 次 / 分),则每一小格为 150÷5,即 30 次 / 分;如果 RR 间期为 2~3 个大格(即心率为 100~150 次 / 分),则每一小格为 50÷5,即 10 次 / 分;如果 RR 间期为 3~4 大格(即心率为 75~100 次 / 分),则每一小格为 25÷5,即 5 次 / 分;如果 RR 间期为 4~5 个大格(即心率为 60~75 次 / 分),则每一小格为 15÷5,即 3 次 / 分。

2. 确定节律起始部位,即确定起始点的发生部位。主要依据心电图上有无 P 波(Q 波在 QRS 波群之前还是之后)以及 P 波的形态来确定。窦房结起源时,在 Ⅰ、Ⅱ、aVF 和 V₄~V₆ 导联上是正向 P 波。正常心房搏动方向在上述导联上产生正向波形。若上述导联中任何一个导联上 P 波为负向,则表明搏动方向不正常,不是由窦房结发出,而是由心房的某个部位发出的,因此为房性心律。如果在 QRS 复合波前面无 P 波,则搏动不是由窦房结或心房发出,而是由房室结或房室结合部发出(若 QRS 复合波宽且正常)或者由心室肌发出(若 QRS 复合波宽且形态异常)。

3. 测量节律的规律性。注意观察 RR 间期是有规律的,有规律的不规则(不规则,但是形式通常依据房室传导异常或房室阻滞)或是无规律的不规则(RR 间期无定型)。

4. 确定额平面的电轴(即正常、左偏、右偏或不确定)。

5. 测量 PR 间期、QRS 复合波时长和 QT 间期。

6. 评估 R 波在心前区的变化。这也是对水平面电轴的评估(即正常、顺时针或逆时针旋转)。

7. 评估 P 波的幅度、时长和形态。

8. 评估 QRS 复合波的时长、幅度及形态。

9. 识别有无病理性 Q 波(即时长大于 0.04s)。

10. 评估 ST 段(形态以及有无抬高或压低)以及 J 点的变化。

11. 发现 T 波的异常。

12. 识别有无其他波形(如:U 波,起搏峰,伪影)。

正常波形及间期

正常波形包括 P 波、PR 间期、QRS 复合波、QT 间期、T 波和 U 波(图 9)。

P 波

正常 P 波在 Ⅰ、Ⅱ、aVF 和 V₄~V₆ 导联为正向,描述的是右心房,随后便是左心房去极化。P 波的正常时长为 ≤ 0.12s,幅度通常 <2.5mv(2.5 个小格)。

PR 间期

PR 间期包括 P 波和 PR 段,用于测量房室传导时间,即搏动从心房传到心室所需的时间(包括房内传导,即 P 波以及房室结和希 - 浦系统传导,PR 段)。PR 间期是通过测量从 P 波起点到 QRS 波群的第一个波(Q 波或 R 波)的时长确定的。正常的 PR 间期为 0.14~0.20s。PR 段应位于基线或零电位,因为在这段时间体表心电图测不到电活动,即使房室结和希 - 浦系统内有电活动也记录不到。

PR 间期随心率的改变而变化,主要反应房室结的传导时间(是 PR 段的主要决定因素)的变化。希 - 浦系统的传导是恒定不变的,因为相对于心律的变化其传导速度无改变(即通过这一部分的传导有无均一样)。较慢的窦房心律(迷走紧张性偏高而交感神经刺激偏低),房室结传导减慢,因此 PR 间期(段)延长。较快的窦性心律(迷走紧张性偏低即交感神经刺激增强),房室结传导增快,PR 间期(段)缩短。但是目前还没有方法针对心率来校正 PR 间期。

在给定心率后,PR 间期应该是恒定的,任何变化都表明房室传导异常。当变化无模式可循时,则说明存在房室分离。PR 间期进行性延长见于 Ⅰ 型二度房室传导阻滞(莫氏 Ⅰ 型或温氏传导阻滞)。

QRS 复合波

QRS 复合波的时长（或间期）代表心室的去极化时间。此时长从 QRS 复合波的起始波（Q 波或 R 波）测量到其终点（将其定义为 J 点，位于 QRS 复合波的终点，和 ST 段的起点）。左右心室的去极化是同时发生的。但由于左心

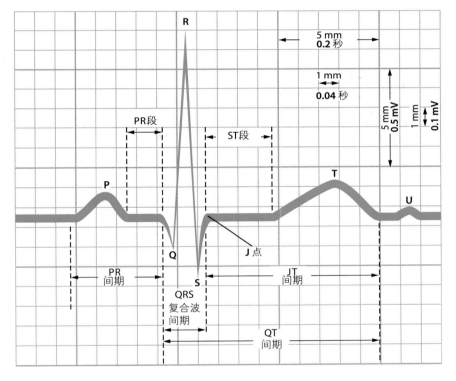

图 9　典型波形组成以及要测量的间期。

PR 间期（房室传导时间）从 P 波的起点测量至 QRS 复合波的起始波（Q 波或 R 波）。PR 间期包括 P 波和 PR 段。QRS 复合波代表心室的去极化时间，从 QRS 复合波的起始波（Q 波或 R 波）测量点至终点（J 点）。QT 间期是心室的去极化和复极的时间，是从 QRS 复合波的起始波（Q 波或 R 波）测量至 T 波末端。QT 间期包括 QRS 复合波、ST 段和 T 波。

室的心肌群比右心室大得多，故 QRS 复合波主要反应的是左心室去极化。QRS 复合波正常时长为 0.06~0.10s，而且在随心率而改变（即希-浦搏动传导有无均一样）。QRS 时长 ≥ 0.10s 称之为心室内传导延迟（IVCD）。如果 QRS 时长 ≥ 0.12s 且为典型模式，则 IVCD 表明是束支传导阻滞。

QT 间期

QT 间期用于衡量心室的复极时间。从 QRS 复合波的起始波（Q 波或 R 波）测量到 T 波的终止，必须牢记，由于 QT 间期测量包括 QRS 复合波，因此它不仅测量了右心室的复极时间，而且包括左心室的去极化时间。同时还要记住 QRS 时间延长（由于束支阻滞或非特异性 IVCD）也能导致测量的 QT 间期延长。在这种情况下，QT 间期延长不同时不是由心室复极延长所致。因为正常 QT 间期的测量时间依据的是正常 QRS 时长（即 0.06~0.10s），因此 QRS 时长超过此值的任何延长都要加以关注，并从 QT 测量值中减去增加的时长（以 ms 为单位）。

QT 间期随心率的变化而变化，也就是说，心率加快，QT 间期缩短，心率减慢，QT 间期延长。因此，QT 间期必须用 Bazett's 公式进行心率校正：QTc=QT÷√RR 间期。

正常 QT 间期为 0.44~0.48s。

T 波

T 波实际上代表心室的复极。T 波轴通常与 QRS 复合波相同。也就是说，T 波的方向与 QRS 波所偏方向是相同的；若 QRS 波的正向，T 波也是正向，若 QRS 波为负向，T 波也是负向。正常的 T 波是不对称的与幅度无关（上升比下降缓慢）。而且正常的 T 波升降曲线都很平滑，T 波上出现任何切记、突起或其他不规整都可能叠加有 P 波。

U 波

U 波是紧随 T 波出现的低幅度正向波。有人认为 U 波代表希-浦系统的延迟复极，但也有人认为 U 波代表乳头肌的延迟复极。U 波最常见于心前区右侧导联（即 V_1~V_3 导联）。

心电图的记录

大多数情况下,只记录 12 个导联(6 个肢体导联和 6 个胸前导联)。标准心电图由 4 栏组成,每栏 3 个导联,即 Ⅰ、Ⅱ、Ⅲ; aVR、aVL、aVF; V₁、V₂、V₃; V₄、V₅、V₆。每栏是用时记录的,每条线都是连续记录的。在心电图底部提供一个或数个的节律波(一个导联的连续记录波形)。

走纸速度通常为 25mm/s(12 导联全程记录为 10s)。有时也可用 50mm/s 的走纸速度,此时每张纸只记录 6 个导联,PR 间期、QRS 和 QT 间期非常长(是正常的两倍),心率非常慢(是正常的一半)(图 10)。

大多数情况下都采用正常标准化记录。标准化 1mV 的电流所形成的幅度。正常标准化指的是高度为 1mV=10mm(10 小格),当 QRS 幅度较高时,可采用半标准化,即 1mV=5mm(5 小格)。当 QRS 幅度较小时,采用双倍标准,即 1mV=20mm(20 小格)(图 10)。

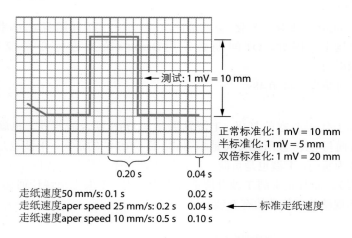

正常标准化: 1 mV = 10 mm
半标准化: 1 mV = 5 mm
双倍标准化: 1 mV = 20 mm

0.20 s   0.04 s

走纸速度50 mm/s: 0.1 s   0.02 s
走纸速度aper speed 25 mm/s: 0.2 s   0.04 s   ← 标准走纸速度
走纸速度aper speed 10 mm/s: 0.5 s   0.10 s

图 10 心电图记录的走纸速度和标准化。
典型心电图的正常走纸速度为 25mm/s,并采用正常标准化。

P 波和 PR 间期

由于窦房结位于右心房的近端,并且去极化是从右向左、和从上到下(从近端向远端)发出的,因此正常的 P 波在 Ⅰ、Ⅱ、aVF 和 V₄~V₆ 导联上是正向的(向上的)。心房复极发生于 QRS 波群的时间内,因此心电图上看不到心房复极波。

P 波上常有一个小切迹,表示左心房去极化在右心房去极化之后。较宽的切迹 P 波见于左心房肥大(或异常),称之为二尖瓣型 P 波(图 11)。P 波高尖通常见于右心房肥大(或异常),称之为肺型 P 波(图 12)。P 波在 aVR 导联上是负向的。

P 波在 V₁ 导联上通常是双向的(正向 + 负向),表现右心房的去极化(朝向 V₁ 导联),随后便是左心房去极(背向 V₁ 导联的脉动)(图 13)。P 波持续时间 ≤ 0.12s,幅度通常 ≤ 0.25mV。

如果在 Ⅰ、Ⅱ、aVF 和 V₄~V₆ 导联上 P 波发生颠倒或呈双向(负向 + 正向),则表明有异位心房灶。紧随 QRS 复合波的负向 P 波是退行性的,是由逆行房室传导所致。

正常情况下每个 P 波后都伴有一个 QRS 波,每个 QRS 波前都有一个 P 波。PR 间期应是恒定的。正常 PR 间期是 0.14~0.20s,从 P 波的起端测量到 QRS 波群的起始波(Q 波或 R 波)。PR 间期变化不定见于房室分离,而逐渐延长的 PR 间期则见于温氏传导阻滞或Ⅱ度房室传导阻滞(莫氏Ⅰ型)。

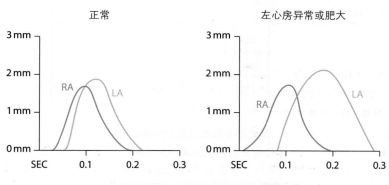

图 11 左心房肥大(或异常)的 P 波增宽有切迹。
这种 P 波称之为二尖瓣型 P 波。

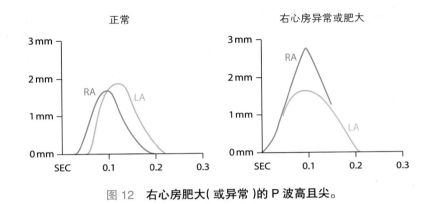

图 12　右心房肥大（或异常）的 P 波高且尖。
这种 P 波称之为肺型 P 波。

QRS 复合波

QRS 复合波的波形方向或偏移决定了加在 QRS 复合波各部分上的字母（图 14）。QRS 波群中，如果第一个偏移是负向的，称之为 Q 波。首个正向偏移称之为 R 波（其前可以有 Q 波，也可以没有 Q 波）。R 波之后的任何负向偏移均称之为 S 波。如果还出现了第二个正向偏移，则称之为 R' 波。

左心室去极化首先发生于左室间隔（通过室间隔或左束支的中间支传导），方向为从左向右。因此正常情况下心电图上会在 I 导联和 $V_5 \sim V_6$ 导联上出现一个小间隔 Q 波，V_1 导联上出现一个小间隔 R 波。心室余下部分的激活则是从右向左，从近端到远端。因此，在心电图上 I、II、aVF 和 $V_1 \sim V_6$ 导联的正常 QRS 波为正向，而 aVR 导联的 QRS 波为负向。在 V_1 导联可能会出现一个小的 R' 波，这属于正常变异，表明右心室有轻微的传导延迟。QRS 复合波可能出现切迹，也是一种正常变异。

由于胸前导联反映的是从右心室到左心室的激活，因而初始室间隔力是朝向 V_1 导联（小 R 波）而背向 V_6 导联（小 Q 波）。其余部分的左心室力是背向 V_1 导联（从而出现 S 波）而朝向 V_6 导联（从而出现 R 波）。因此，从 $V_1 \sim V_6$ 导联，R 波的幅度逐渐变大，而 S 波的幅度逐渐变小，即 R/S 比值 ≥ 1（即正常

的 R 波进程）。R/S 比值 ≥ 1 的转折点是 $V_3 \sim V_4$ 导联，将其称之为 R 波的进程（见图 8）。

	导联 II	导联 V_1
正常	RA ⋯⋯ LA ⋯⋯ Combined	⋯⋯ ⋯⋯
右心房肥大或异常	RA　LA	RA LA
左心房肥大或异常	RA　LA	RA LA

图 13　左、右心房肥大时 P 波在 II 导联和 V_1 导联上的表现。

正常 P 波在 V_1 导联上为双向波，因为去极化从右心房开始，进而通向 V_1 导联（因此出现一个正向偏移），随后是左心房去极化，由此离开 V_1 导联，产生一个负向波形。如果右心房肥大或异常，去极化主要朝向 V_1 导联，因此产生一个正向波形。而如果左心房肥大或异常，去极化主要背向 V_1 导联，因此产生一个负向波形。

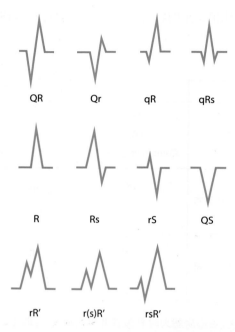

图 14　由 QRS 复合波的波形或偏移方向确定的附加字母。

如果第一个波是负向的则称之为 Q 波。第一个波是正向波（不管有无 Q 波）则称之为 R 波。R 波之后为负向波形称之为 S 波。如果 S 波之后再次出现一个正向波，则称之为 R' 波。

胸前导联和（或）肢体导联的 QRS 波幅度增大，说明体表记录的电压增高，多见于年轻人、胸部瘦小者、无肺部疾病者以及心肌肥大患者。QRS 幅度低定义为：每个肢体导联的 QRS 幅度均 ≤ 5mm，和（或）胸前导联的 QRS 幅度均 ≤ 10mm。可以表明传导到体表的搏动减小，可能是由于肺部疾病、肥胖、心包肥厚、心包积液或者心肌群减小所致。

小间隔 Q 波多见于肢体导联和外侧胸前导联。明显的（病理性）Q 波，即在 V₁~V₃ 导联出现的任何 Q 波（虽然在正常情况下 V₁~V₃ 导联上可出现 Q

波），或者在 Ⅰ、Ⅱ、aVL 或 aVF 导联上或 V₄~V₆ 中两个连续导联上 Q 波的时长超过 0.04s 且深度 >1mm，出现这种情况即表明有陈旧性心肌梗死（MI）。Ⅲ 导联上孤立的 Q 波通常没有多大意义，可能是正常的。如果在 Ⅱ 导联和（或）aVF 导联上出现明显的 Q 波，则诊断为心肌梗死。

正常的 QRS 复合波时长为 0.06~0.10s。如果 QRS 复合波时长超过 0.10s，

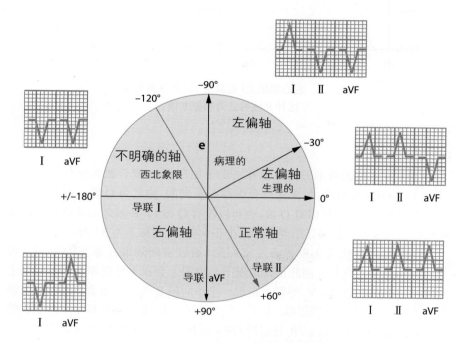

图 15　额平面的 QRS 轴是通过分析肢体导联上 QRS 的方向确定的。

心脏均分为 4 个象限（0°~+90°、+90°~±180°、0°~-90°、-90°~±180°）。相反垂直并将心脏如此均分的是导联 Ⅰ 和 aVF。因此首先分析这两个导联。正常 QRS 轴为 0°~+90°，异常的右偏轴为 +90°~+180°。如果轴左偏即 0°~-90°，0°~-30° 则为生理性左偏轴；若在 -30°~-90°，则是病理性（因此是异常的）。此时需要分析 Ⅱ 导联，是与 -30° 垂直的导联。如果 Ⅱ 导联上 QRS 波群为正向，则 QRS 电轴为生理性左偏；如果 Ⅱ 导联上 QRS 为负向，则 QRS 轴为病理性左偏。

则认为有室内传导延迟(IVCD)。当 QRS 时长为 0.10~0.12s 时,如果其伴有类似于 RBBB 或 LBBB 的形态,通常称之为不完全性右束支传导阻滞(RBBB)或不完全性左束支传导阻滞(LBBB)。然而,由于希-浦系统的传导完全或无,而非不完全性,因此室内传导阻滞(无论是左心室还是右心室)才是一个更加合适的术语。有右束支传导阻滞或左束支传导阻滞时,QRS 的时长 ≥ 0.12s;QRS 会呈现特殊的形态。当 QRS 复合波有束支传导阻滞的特征时,则为室内传导延迟(IVCD)。QRS 时长为 0.16~0.22s 时,多见于严重心肌病、药物副作用或高钾血症。如果 QRS 时长为 0.24s,病因就是高钾血症。

QRS 轴

额面

额面的 QRS 轴是通过分析肢体导联上 QRS 的方向确定的(图 15)。QRS 轴可为正常、偏左、偏右或不确定。确定 QRS 轴时,首先分析 I 导联和 aVF 导联,这两个导联是互相垂直的,将心脏均分为 4 个象限(0°~+90°、+90°~±180°、0°~-90°、-90°~±180°)。向左(0° 方向)的搏动在 I 导联上为正向;向右(+180° 方向)的搏动在 I 导联上为负向。朝向足部(+90° 方向)的搏动,在 aVF 导联上为正向;背向足部(-90° 方向)的搏动,在 aVF 导联上为负向。

正常的 QRS 轴为 0°~+90°。这种情况下,QRS 在 I 导联和 aVF 导联为正向。左偏轴为 0°~-90°(QRS 波在 I 导联为正向、在 aVF 导联为负向)。但是当左偏轴位于 0°~-30° 时为生理性(正常的);当左偏轴位于 -30°~-90° 时,则为病理性的(异常的)。在左偏轴的情况下,就要评估 II 导联,因为它与 -30° 垂直。朝向足部的搏动(不到 -30°),在 II 导联为正向;背向足部的搏动(超过 -30°),在 II 导联上为负向。

生理性左偏轴为 0°~-30°(QRS 在 I、II 导联上是正向,而在 aVF 导联上是负向),过度或病理性左偏轴是为 -30°~-90°(QRS 在 I 导联上是正向,而在 II 和 aVF 导联上是负向,即 rS 波)。这种情况称之为左前分支传导阻滞(LAFB),但是必须排除下壁心肌梗死作为电轴左偏的原因(在 II、aVF 导联上出现 Qr 波)。因此存在下壁心肌梗死时不能确诊左前分支传导阻滞。并且要排除肢体导联反接。

右偏轴为 +90°~+180°(QRS 波在 I 导联上是负向,即 rS 波,而在 aVF 导联上为正向)。此情况多见于左后分支传导阻滞(LPFB)。但是必须排除右偏轴的其他病因,包括侧壁心肌梗死(I 导联和 aVL 导联出现 Qr 波)、右心室肥大(RVH)、WPW 综合征、右位心或者左右肢体导联接反。不确定轴,即 -90°~±180°(QRS 波群在 I 导联和 aVF 导联上均为负向),是一种轴极度左偏或极度右偏的情况。不确定轴的情况下,正常的希-浦系统没有传导系统通过。因此只要存在两种异常就会有不确定轴。例如:表现为右偏轴的右心室肥大,可能同时存在表现为明显右偏轴的左前分支传导阻滞,从而导致轴向不确定。其他情况还包括:侧壁心侧梗死(I 导联和 aVF 导联上出现深的 Q 波)表现为右偏轴,合并有左前分支传导阻滞;合并后出现左偏轴的下壁心肌梗死的侧移心肌梗死(II 导联和 aVF 导联上出现深的 Q 波);或者下壁心肌梗死合并有导致右偏轴的左后分支传导阻滞。不确定轴也可见于心肌直接激活的情况下,例如室性复合波、WPW 综合征或起搏综合征。

水平面

水平面的 QRS 轴是通过分析胸前导联的 QRS 复合波方向确定的(图 16)。此轴是通过从隔膜下取心脏影像确定的(即右心室在前,左心室在左边)。正常的 QRS 波群转折点(R/S > 1)通常见于 V_3~V_4 导联。当左心室电位偏向后侧且在胸前导联出现延后时,会出现顺时针方向转位。因此,在转折点后 R 波进程不良。R 波幅度在心前区导联之间增长缓慢,并且转折点(R/S > 1)后移到 V_4~V_6 导联之间。而当左心室电位转向前侧且在胸前导联出现提前,会出现逆时针方向转位。V_2 导联会出现转折点提前(V_2 导联上 R/S > 1)或高的 R 波。

QRS 轴和(或)幅度的心律间改变称之为电(或 QRS)交替。当然,也会存在 T 波幅度 / 形态的心律间变化,即 T 波交替。

ST 段

ST 段起始于 J 点(转折点在 QRS 波群的终点以及 ST 段的起点),终止于 T 波起始处(图 17)。ST 段代表心室去极化终止和复极开始之间这段时间。正常 ST 段为微凹形,J 点与 ST 段通常等电位或者是零电位,是由 TP 段确定的。如果 TP 段无法识别,例如心动过速时(T 波与 P 波互相穿梭),则要用 PR

段来确定零电位基线。

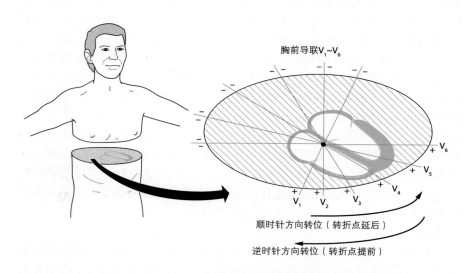

胸前导联V₁~V₆

顺时针方向转位（转折点延后）

逆时针方向转位（转折点提前）

图 16 水平面的 QRS 轴是通过分析胸前导联上 QRS 确定的。

这是通过从膈膜下拍摄的心脏影像确定的。顺时针转位时，左心室电势在胸前导联上出现延迟。此时 R 波进程不良且转折点延后。逆时针方向转位时，左心室电势提前出现在胸前导联上。此时 V₂ 导联上出现一个高的 R 波，称之为转折点提前。

ST 段变平是一种非特征性变化。J 点和 ST 段抬高可见于多种情况，包括早期复极（可见于年轻人或左心室肥大患者的 QRS 幅度增高）、透壁性心肌缺血（可发生于冠状动脉痉挛）、ST 段增加心肌梗死（或者透壁性心肌梗死）或心包炎。

J 点和 ST 段压低（上斜型、水平型、下斜型）见于心内膜下心肌缺血（左心室肥大或冠脉疾病）和非 ST 段抬高型心肌梗死（NSTEMI）。ST 段压低如果在基线（即 TP 段）下超过 1mm 即认为具有临床意义。J 点压低和上斜型 ST 段压低可作为正常表现见于窦性心动过速。这是由于患者 P 波的 T 波改变或

压低（即心房复极）所致，即由于 PR 间期缩短（因房室结传导交感神经增强所致）以及 P 波的 T 波移出 QRS 波而导致 J 点引起的。由于 J 点压低和上斜型 ST 段压低可能是正常变异，因考虑到 P 波中 T 波的影响需在 J 点之后 80ms 评估 ST 段。如果在此以上 ST 段回归到基线，ST 段的压低就是正常变异。如果 ST 段仍旧低于基线 1.5mm 以上，则可诊断为心肌缺血。

J 点正常而 ST 段压低（下垂型、超长型、吊起型等）是随着地高辛的副作用（不是地高辛中毒）出现的。J 点抬高而 ST 段正常，可能是 J 波（奥斯本波），见于低体温。

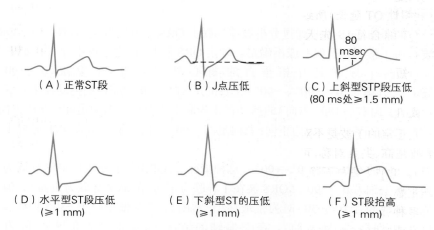

80 msec

（A）正常ST段 （B）J点压低 （C）上斜型STP段压低
（80 ms处≥1.5 mm）

（D）水平型ST段压低 （E）下斜型ST的压低 （F）ST段抬高
（≥1 mm） （≥1 mm） （≥1 mm）

图 17 ST 段的变化类型。

（A）正常 ST 段。心率 J 点和 ST 段均在基线，基线由 TP 段（从前几个复合波的 T 波到 P 波）确定。（B）压低的 J 点。（C）上斜型 ST 段压低。J 点压低并且 ST 段向基线上方斜行升高。（D）水平型 ST 段压低。J 点压低并且 ST 段呈平的或水平状。（E）下斜型 ST 段压低。J 点压低并且 ST 段向下倾斜。（F）ST 段抬高。J 点和 ST 段均在基线 TP 线之上。

QT 间期

QT 间期示出心室复极的时间,从 QRS 复合波的起始波(Q 波或 R 波)测量到 T 波的终端(见图 9)。用于测量的导联应该是 T 波患者最好或最尖的。由于 QT 间期包含 QRS 复合波,因此测量 QT 间期时就要考虑到 QRS 复合波时长的增大,并将 QRS 复合波时长超过正常值(即 0.06~0.10s)的部分从 QT 间期的测量值中减去。正常 QTC 为 0.44~0.48s。

长的 QT 间期可由延迟或延长复极所导致。延迟复极时,ST 段的时长较长而 T 波的时长正常。这种情况通常见于代谢性异常,尤其是低钙或低镁。延长复极时,若 ST 段的时象正常而 T 波加宽延长。这种情况是由药物副作用(获得性 QT 延长)所致,或者是由产生通道性病变的遗传性异常所致(先天性长 QT 综合征)。先天性 QT 延长可能有一个间断 T 波的明显 U 波(QT-U 波)。

短的 QT 间期可见于代谢性异常(高钙或高镁)或者是先天性短 QT 综合征。

T 波 / U 波

正常的 T 波是不对称的,不管幅度大小上升慢而下降快(图 18)。超急性 T 波是高、尖且对称,可见于高钾血症(全身性或者局部性如同急性心肌梗死)。T 波上升与下降是平滑的,T 波上出现任何切迹、隆起或不规则均提示 P 波重叠。T 波异常可以是扁平的、双向的或反转的。T 波异常很常见,可见于很多种情况,包括缺血(颠倒的对称 T 波常伴有 ST 段变化)、左心室肥大、心包炎或心肌炎、代谢异常、贫血、肺部疾病、发热、儿茶酚胺水平增高、pH 值变化、使用某些药物、中枢神经系统异常,或是正常的生理变化。T 波异常也可能是非特异性的,没有任何临床病史提示其病因。

U 波在 T 波之后是直立状,正常情况下可见于右侧胸前导联。高钾血症时可见 U 波振幅增大,而且 U 波广泛出现于所有胸前导联,肢体导联也常出现。U 波也可见于先天性长 QT 综合征,此时 U 波间断 T 波(形成 QT-U 波)。负向的 U 波(特别是在体能测试时),提示是因左前降支狭窄导致的心肌缺血。

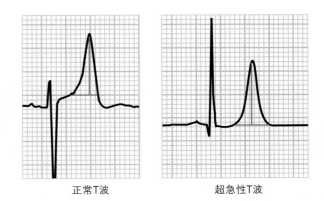

正常T波　　　　　　　超急性T波

图 18　正常的 T 波是不对称的,上升慢而下降快。超急性 T 波高、尖且最重要的是对称(升降均等)。

32 岁男性患者,来门诊就诊,主诉排痰性咳嗽、头疼、气短和发热。做常规心电图检查。

问:心电图有异常吗?

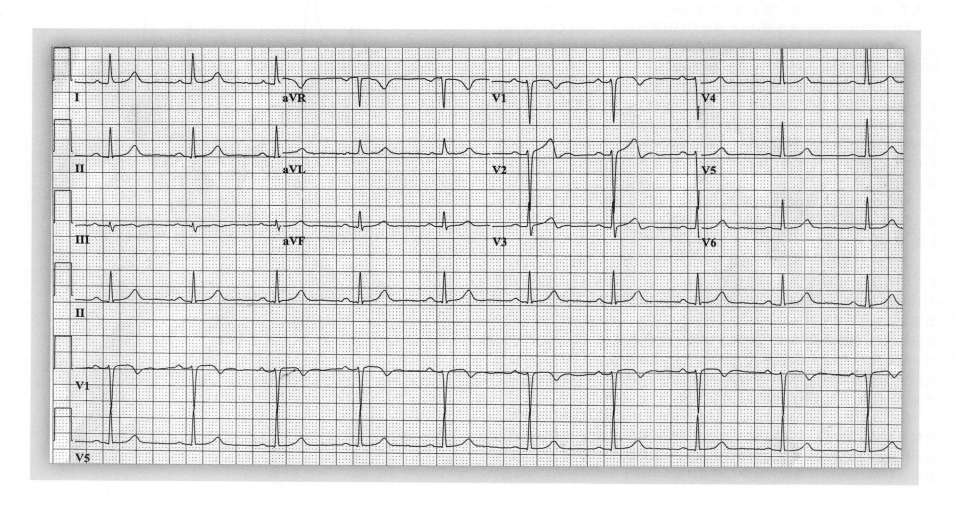

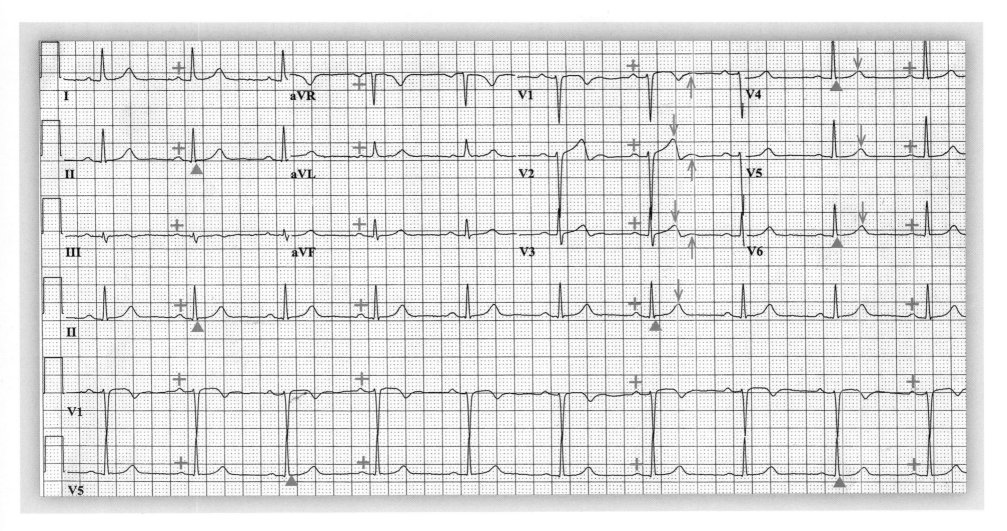

心电图 1 分析：正常窦性心律，正常电轴和间期。

正常心律,心率 60 次 / 分。每个 QRS 波之前都有一个 P 波(+),且 PR 间期固定(0.18s)。P 波在 Ⅰ、Ⅱ、aVF 和 V₄~V₆ 导联上是正向的,形态和时限(0.12s)正常。所以,这是一个正常的窦性心律。

QRS 波的时限正常(0.08s),且形态正常。R 波的胸前传导正常,转换点(R/S>1)在 V₃ 导联。轴线正常,在 0° 和 +90° 之间(正向 QRS 波在 Ⅰ 和 aVF 导联上)。ST 段在基线上(由 TP 段定义),在 J 点(▲)开始,终止于 T 波始端,是正常的凹面形态。QT 间期是 400ms(QTc=400ms)。T 波(↓)形态正常,不对称,升支慢,降支快。在 V₂~V₃ 导联,T 波之后可见一个低幅度波形,这就是 U 波(↑)。因此这是一幅正常的 12 导联心电图。■

22 岁女性硬皮病患者,主诉进行性劳力性呼吸困难。查体发现 P2 减弱,且有全收缩期杂音,在呼吸运动时发生变化,在胸骨左缘下段最清楚。做常规心电图检查。

问:什么原因最有可能引起患者的症状?

　　心电图哪些表现支持该诊断?

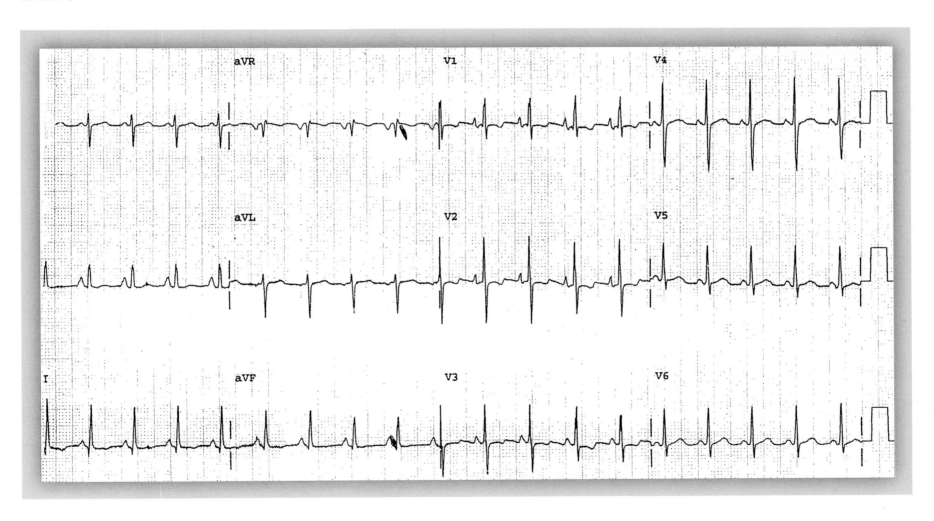

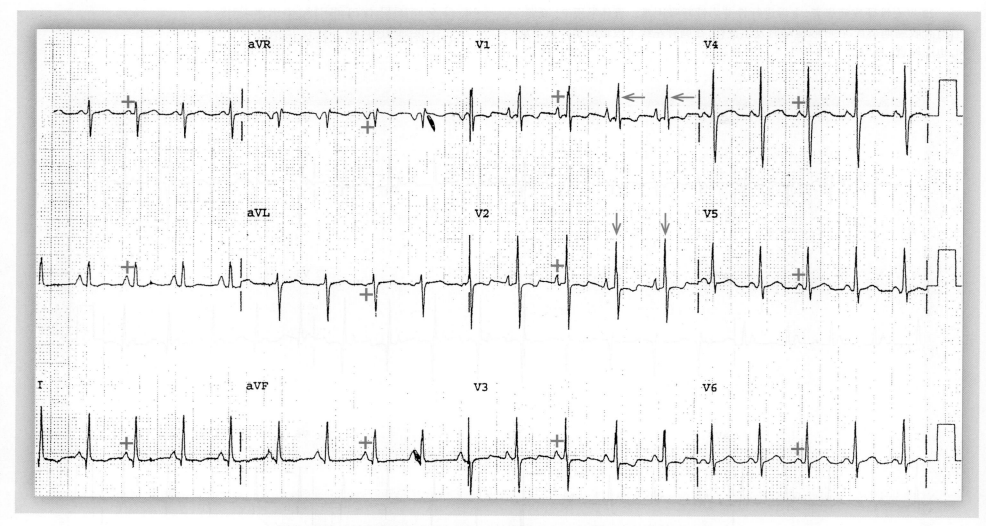

心电图 2 分析：窦性心动过速，右心房肥大，右心室肥大（RVH），电轴右偏，逆时针方向转位。

心电图显示,心律规则,110 次 / 分。每个 QRS 波前都有一个 P 波(+),PR 间期恒定(0.16s)。P 波在 Ⅰ、Ⅱ、aVF 和 V_4~V_6 导联为正向,且 P 波时限正常(0.10s)。所以是窦性心动过速。P 波异常,在 Ⅱ、aVF 和 V_1~V_2 导联呈高而尖峰状。这样的 P 波形态是典型的肺型 P 波,是右心房肥大的结果。这也可以称为右心房异常。

QRS 波时限正常(0.08s)。QT/QTc 间期正常(300/410ms)。但是,QRS 波形态异常。电轴右偏,在 +90° 和 +180° 之间(QRS 波在 Ⅰ 导联为负向,在 aVF 导联为正向)。主要表现在 V_1 导联 R 波偏高(←),即振幅超过 7mm(7 个小格)或者 R/S>1。V_1 导联上高的 P 波加上电轴右偏和肺型 P 波(右心房肥大)是右心室肥大(RVH)的特征。此外,在 V_2 导联(↓)上也有一个高的 R 波。虽然这可能是 RVH 导致的,但也可能表明电轴在水平面是逆时针方向转位。这可以通过膈下位心脏成像加以确认;右心室在前边,左心室在左侧。逆时针方向转位会出现提前转化,也就是说,左心室电势向前移位,而其在胸前导联发生得更早。

RVH 的诊断通常难以确定,因为 QRS 波主要反映的是左心室去极化,而左心室比右心室的肌群大。所以在 ECG 上 RVH 的表现,提示右心室肌显著增厚。

RVH 的诊断标准包括:

- R 波在 V_1 导联的振幅 >7mm。
- V_1 导联上的 R/S>1。
- V_5 或 V_6 导联上的 R/S<1,提示从左向右的电势增大。

支持 RVH 诊断的标准包括:

- 电轴右偏(在 +90° 和 +180° 之间),通过 QRS 波在 Ⅰ 导联上为负向,在 aVF 导联上为正向可做出诊断。
- 右心房肥大(肺型 P 波);P 波在肢体导联上呈高(>0.25mV)窄(<0.12s)尖嵴状,在 V_1 导联上负向。
- 同时在 V_1~V_3 导联上 ST 段压低,且 T 波异常。

ECG 上合并有 RVH 和右心房肥大而且常伴有 P2 波,提示有肺动脉压增高。硬皮病在临床上会伴有肺动脉高压,因此是最有可能的诊断。

要注意的是,还有其他原因导致 V_1 导联上 R 波增高,虽然心电图的其他特征有助于发现 RVH 的病因但仍需鉴别诊断。其他原因包括:后壁心肌梗死(后壁心肌梗死常伴有下壁心肌梗死),WPW 综合征(短 PR 间期以及与其导致的 QRS 波增宽),肥厚型心肌病合并室间隔肥厚(在侧壁导联上常伴有明显的间隔型 Q 波),早期转移(逆时针方向转位),假性肥大型肌营养不良综合征(伴有后侧壁心肌梗死),右位心(伴有 R 波倒置、电轴右偏以及 Ⅰ 导联上 P 波负向),以及导联错位(V_1、V_2、V_3)。也可能是正常变异。■

72 岁男性患者，20 年来都未看过病，在诊室无特殊主诉。体检发现血压高，185/100mmHg（1mmHg=0.133kPa），两侧手臂差不多，左心室抬举样搏动伴有 S4 心音。做心电图检查。

问：心电图有什么发现？
临床诊断是什么？
最有可能的病因是什么？

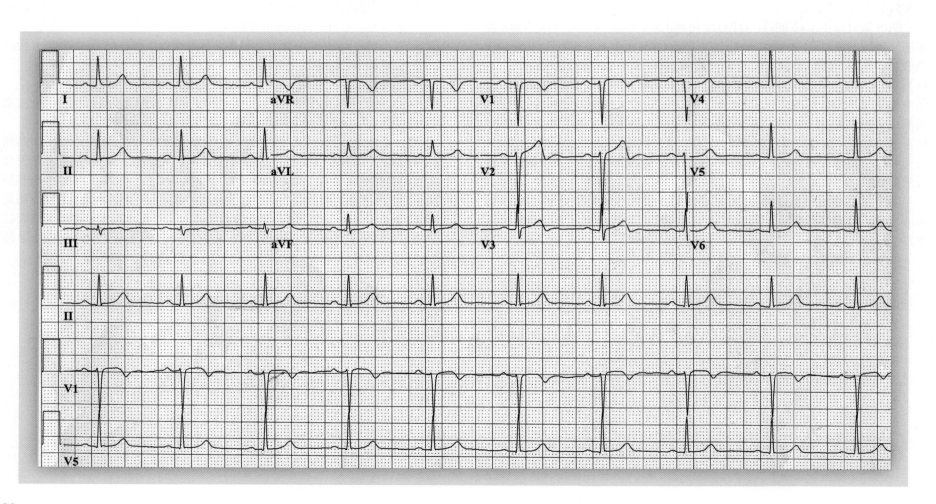

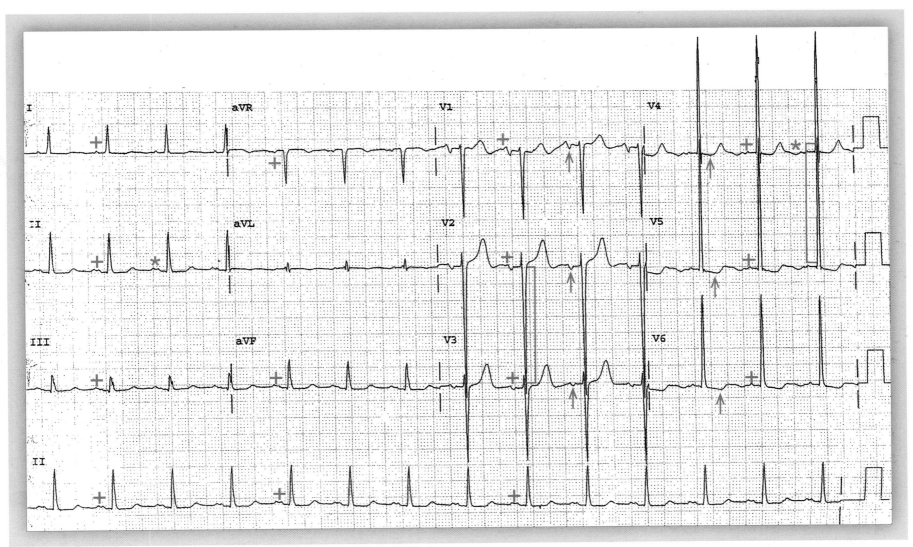

心电图 3 分析：正常窦性心律，左心房肥大，左心室肥大（ LVH ）。

心电图显示心律规则，心率 88 次 / 分。每个 QRS 波前都有一个 P 波（+），PR 间期恒定（0.20s）。P 波在 Ⅰ、Ⅱ、aVF 和 V_4~V_6 导联上为正向。因此这是正常的窦性心律。P 波在 Ⅱ、V_4 导联上较宽（>0.12s）并且有切迹（*）称为二尖瓣型 P 波，在 V_1 和 V_2 导联上为负向（↑）。这是左心房肥大的特征，也称左心房异常。

QRS 波时限正常（0.08 秒），电轴正常，在 0° 和 +90° 之间（QRS 波在 Ⅰ 和 aVF 导联上为正向）。QT/QTc 间期正常（360/440ms）。主要的发现是胸前导联上 QRS 电压明显增高（R 波振幅或 S 波深度）。V_2 导联 R 波的深度 =39mm（]）V_5 导联 R 波的振幅 =40mm（ [），二者之和是 79mm，因此，诊断左心室肥厚（LVH）（即 V_2 导联上 S 波的深度 +V_5 导联上 S 波的振幅 ≥ 35mm）。左心室肥大时，伴有 V_4~V_6 导联上 ST-T 波形改变或复极异常（↑）。这些 ST-T 波形改变常称之为"继发性改变"，其实反映的是心内膜下缺血。最后接受到血供的是心内膜下心肌，当 LVH 时，这部分心肌的氧供就少了。

在体表心电图上，诊断 LVH 的标准很多。主要是依靠 QRS 波的振幅或电压。但是，采用 QRS 电压的方法受到一些因素的影响，包括体型（尤其是肥胖）、肺部疾病和胸壁增厚或积液，这些因素会影响电冲动向身体表面的传导。由于这些原因，心电图可能不能反映出 LVH。

诊断 LVH 的参考标准包括：

- V_1 或 V_2 导联上 S 波的深度（mm）+V_5 或 V_6 导联上 R 波的振幅（mm），45 岁以上 ≥ 35mm，45 岁以下 ≥ 45mm（Sokllow-Lyon 标准）。
- 任何 2 个胸前导联上，最深的 S 波（mm）+ 最高的 R 波（mm）≥ 35mm（或者 45 岁以下 ≥ 45mm）
- 任何一个胸前导联上 S 波的深度（mm）或 R 波振幅（mm）≥ 25mm。
- 在 aVL 导联上 R 波的振幅（mm）≥ 11mm（电轴左偏时 ≥ 18mm）（Sokllow-Lyon 标准）。
- 在任何肢体导联上 R 波振幅（mm）≥ 20mm。
- aVL 导联上 R 波的振幅（mm）+V_3 导联上 S 波深度（mm），男性 ≥ 28mm，女性 ≥ 20mm（Cornell 标准）。

心电图描记的电压标准是在正常状态，即 1mv=10mm 或 10 个小格的高度。

LVH 可能还合并有心电图的其他变化，包括：

- 室内传导阻滞，原因是增厚的心肌激动减慢。
- QRS 波的上升支常会延长（>0.05s），称之为延迟的类本位偏移（类本位偏移从 QRS 波起始端测量到 R 波的波峰）。
- 生理性电轴左偏，在 0° 和 -30° 之间（QRS 波在 Ⅰ，Ⅱ 导联上为正向，在 aVF 导联上为负向）。
- 出现左心房肥大（或者异常），称之为二尖瓣型 P 波，即 P 波增宽（时限 >0.12s）且有切迹（呈双峰）。左心房肥大也可表现为 P 波在 V_1（和 V_2）导联上均为负向（而不是正常的正负双向）。
- 缺血性 ST-T 波异常（即因为心内膜下缺血）最常见于 Ⅰ、aVF 和 V_4~V_6。

Romhilt-Estes 评分系统	
Romhilt-Estes 评分标准	分值
在任何肢体导联上，R 波高度或 S 波深度 ≥ 20mm	3
或	
在 V_1 或 V_2 导联上 S 波深度 ≥ 30mm	
或	
在 V_5 或 V_6 的导联上 R 波高度 ≥ 30mm	
LVH 时 ST-T 波的典型改变	
服用地高辛	1
未服用地高辛	3
左心房肥大	
（在 V_1 导联上，终末向量的深度 ≥ 1mm，时限 >0.04s）	3
电轴左偏（<-30°）	2
QRS 波时限 ≥ 90ms（即束支传导延迟）	1
在 V_5 或 V_6 导联上类本位偏移 >0.05s	1

分值 ≥ 5 分提示 LVH 确定，分值等于 4 提示可能是 LVH。

导联。

• J 点和 ST 段抬高（早期复极）最常见于 $V_4 \sim V_6$ 导联。

如上所述，在体表测量的 QRS 波振幅受多种因素的影响。所以，即使不符合 QRS 振幅标准，也可能有 LVH。这是 Romhilt-Estes 评分系统的基本原则，该系统对 LVH 的不同心电图特征给予相应的分数。

患者的体格检查和心电图特征均符合 LVH，很可能是长期高血压未治疗所致。LVH 的其他病因包括主动脉瓣狭窄、主动脉缩窄、体育锻炼过强以及基因突变导致的肥厚型心肌病。治疗的基础是充分的药物降压治疗，尤其是 β-受体阻滞剂、钙通道阻滞剂、血管紧张素转换酶抑制剂或者血管紧张素受体抑制剂；手术治疗主动脉瓣狭窄、主动脉缩窄；评估肥厚型心肌患者的血流动力学异常和室性早搏的风险。■

61 岁女性患者,有高血压病,了解高血压是冠心病的危险因素。近 3 天来出现持续性胸闷。舌下含服硝酸甘油症状不能缓解。做心电图检查,而心脏生物标记物显示肌钙蛋白、CK、CK-MB 正常。

问:该患者有急性冠状动脉综合征吗?

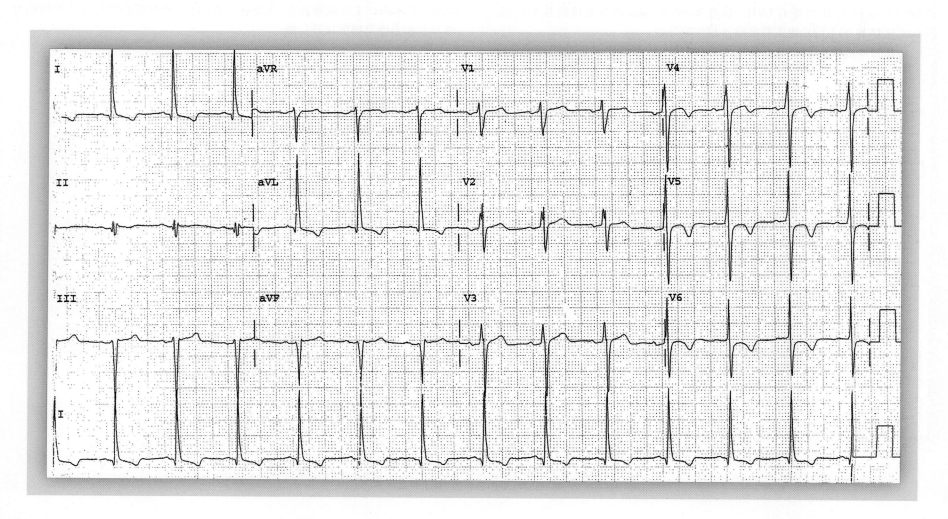

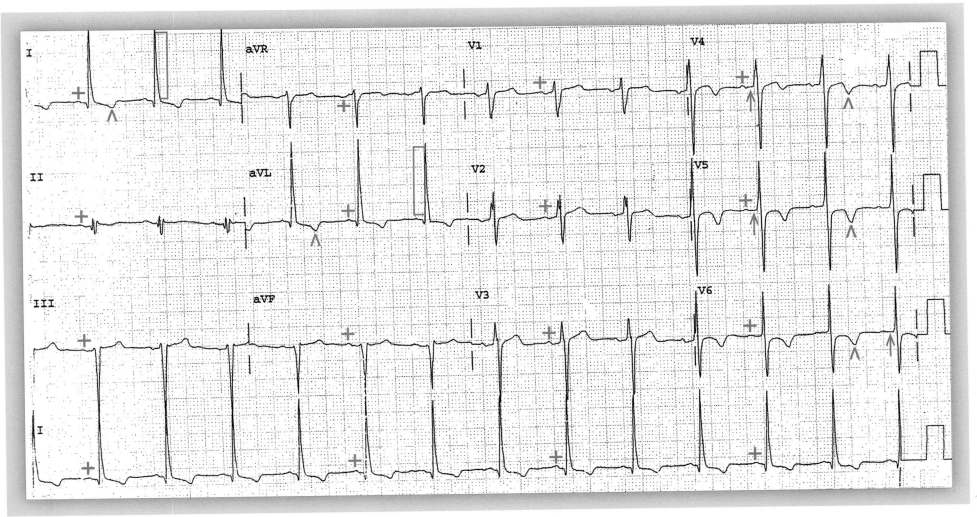

心电图 4 分析: 正常窦性心律, 左心室肥大(LVH)合并 ST-T 波改变。

心电图显示,心律规则,心率 76 次/分。每个 QRS 波前都有一个 P 波(+),PR 间期恒定(0.16s)。P 波在 I、II、aVF 和 V₄~V₆ 导联上为正向。因此是正常窦性心律。QRS 波时限正常(0.10s),电轴左偏,在 0° 和 −30° 之间(QRS 波在 I、II 导联为正向,在 aVF 导联为负向)。QT/QTc 间期正常(360/410ms)。主要的发现是 QRS 电压在导联 I(])(R 波振幅 =20mm)只有 aVL 导联上也增加([)(R 波振幅 =24mm),因此诊断为左心室肥大(LVH)(即在任何肢体导联上 R 波振幅 >20mm 或在 aVL 导联上 R 波振幅 >11mm,电轴左偏 >18mm)。此时还发现,在 V₄~V₆ 导联上类本位偏移延迟(↑)、室内传导延迟(即,QRS 宽度 ≥ 0.10s)、电轴左偏以及在 I、aVF 和 V₄~V₆ 导联上出现与 LVH 有关的 ST-T 波改变(∧)。

通常,与 LVH 有关的 ST-T 波异常包括 ST 段压低以及 T 波深且不对称,倒置,如本病例所示。所以,如果 LVH 合并有 ST-T 波异常,则是慢性心内膜下缺血所致,心电图既不能明确诊断也不能排除急性心肌缺血或冠心病导致的非 ST 段抬高型心肌梗死(NSTEMI)。虽然病史很可能倾向于急性冠状动脉综合征,但心电图在这种情况下无助于做出诊断。相反,ST 段抬高,即使有 LVH 也提示急性 ST 段抬高型心肌梗死(STEMI)。在这个病例中,LVH 可以用患者的长期高血压来解释。■

54 岁女性患者,因发作性晕厥就诊急诊科。既往有类似的发作史,诉近几个月来在劳动后,出现进行性胸部压迫感。体格检查,在胸骨旁最下部闻及 III / VI 的收缩中晚期杂音,向颈部传导,Valsalva 动作时,杂音不增强,可闻及 S2 心音,但不分裂。做心电图检查。

问:最有可能的诊断是什么?

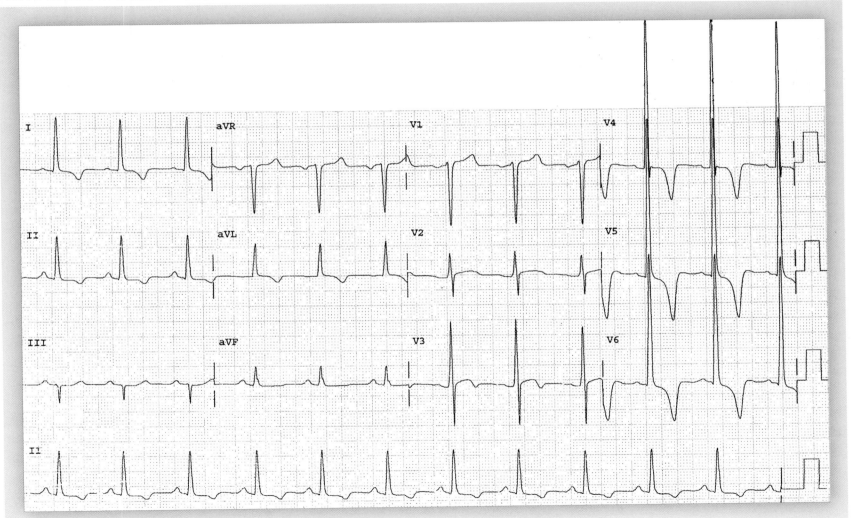

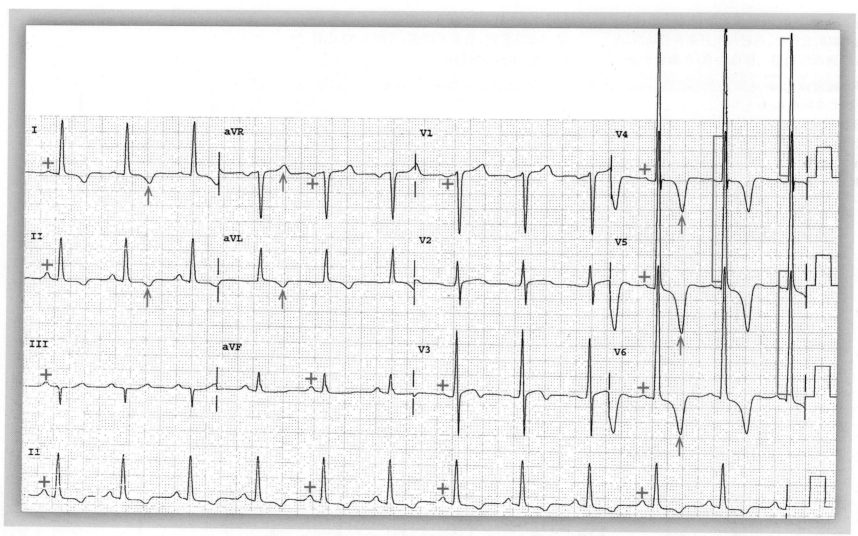

心电图 5 分析:正常窦性心律,左心室肥大(LVH)合并 ST-T 波改变。

心电图显示,心律规则,心率 70 次 / 分。每个 QRS 波前都有一个 P 波(+),PR 间期恒定(0.18s)。P 波在 Ⅰ、Ⅱ、aVF 和 V$_4$~V$_6$ 导联上为正向。因此是正常窦性心律。

QRS 波时限正常(0.10s),电轴正常,在 0°和+90°之间(QRS 波在 Ⅰ 和 aVF 导联上为正向)。QT/QTc 间期正常(400/410ms)。最明显的心电图特征是 QRS 波的电压在 V$_4$~V$_6$ 导联显著增加 [R 波振幅([ )=40~50mm],符合左心室肥大(LVH)的一项标准(在任何一个胸前导联,S 波的深度或 R 波的振幅 >25mm)。另外,在 Ⅰ、Ⅱ、aVR 导联正向(T 波在此导联上倒置)以及 V$_4$~V$_6$ 导联上,有与 LVH 相关的 ST-T 波改变(↑)(不对称的深向倒置)。

结合病史,体格检查和心电图结果,最有可能的诊断是主动脉瓣狭窄。严重主动脉瓣狭窄的典型三联征是心绞痛、晕厥和心力衰竭。主动脉瓣狭窄的杂音是呈递增递减型(喷射样),在胸骨右缘上段最明显。杂音的时期(早期、中期或者晚期)与主动脉瓣狭窄的严重程度有关。颈动脉搏动的强度也反映了主动脉狭窄的程度 [即,小搏动(小幅度)和延迟搏动(缓慢上升)]。由于主动脉瓣的开放和关闭延迟,S2 的生理性分裂消失。瓣膜狭窄非常严重时,可能出现 S2 的逆分裂。主动脉瓣狭窄与 LVH 有关,有时在心电图上可见左束支传导阻滞。主动脉瓣狭窄的病因主要有钙化或老年性改变(多见于 70 岁以上人群)、风湿性心脏病和先天性二叶主动脉瓣畸形。■

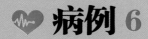
74 岁男性患者,在内科门诊常规体格检查。诉既往只有高血压病史。做常规心电图检查。

问:该患者有左心室肥大吗?

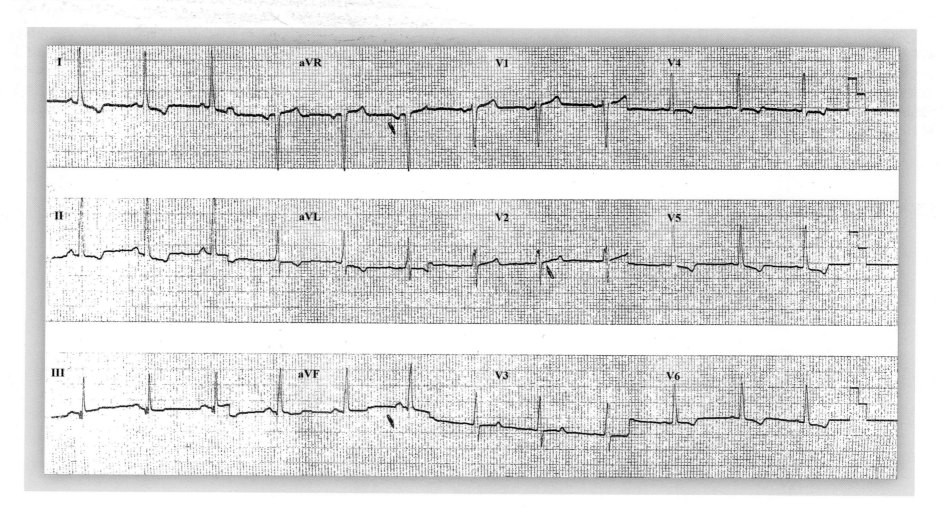

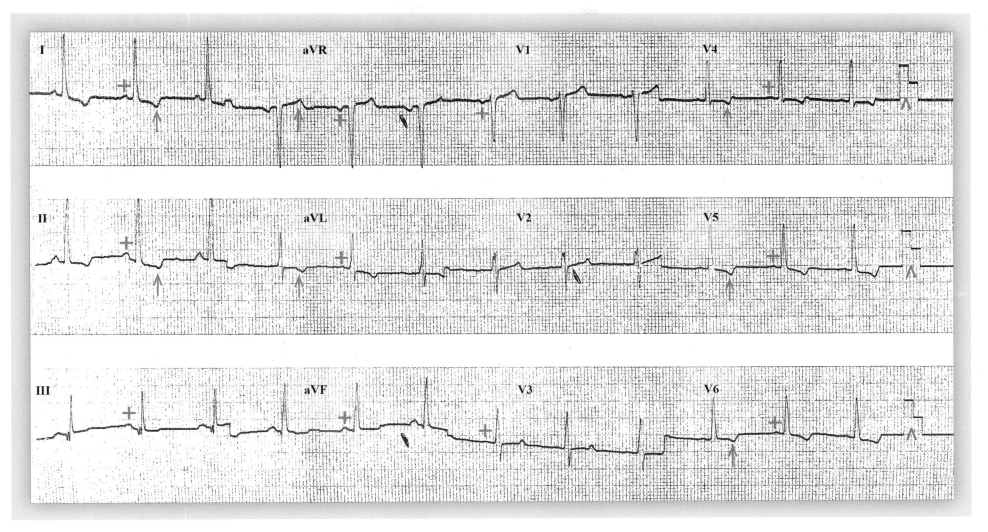

心电图 6 分析：正常窦性心律，左心室肥大，半标准。

心电图显示,心律规则,心率 70 次 / 分。每个 QRS 波前都有一个 P 波(+),PR 间期恒定(0.16s)。P 波在 Ⅰ、Ⅱ、aVF 和 V$_4$~V$_6$ 导联为正向。因此是正常窦性心律。

QRS 波时限正常(0.08s),电轴正常,在 0°和 +90°之间(QRS 波在 Ⅰ 和 aVF 导联上为正向)。QRS 波形态正常。QT/QTc 间期正常(360/390ms)。虽然电压在所有导联上记录的都正常,但要注意在心电图描记终端标出的标准化(∧)。该标准化表明肢体导联是按正常标准记录的(1mV=10mm 或者 10 个小格高度),而胸前导联是按半标准记录的(1mV=5mm 或者 5 个小格高度)。

因此,胸前导联测定的 QRS 振幅应该加倍。所以,V$_5$ 导联 R 波的振幅是 24mm,V$_1$ 和 V$_2$ 导联的 S 波的深度分别是 26mm 和 14mm。V$_1$ 导联 S 波的深度 +V$_5$ 导联 R 波振幅的和是 50mm;V$_2$ 导联 S 波的深度 +V$_5$ 导联 R 波振幅的和是 38mm。这符合左心室肥大的一项诊断标准(V$_1$ 或 V$_2$ 导联上 S 波深度 +V$_5$ 或 V$_6$ 导联上 R 波的振幅 ≥ 35mm)。在 Ⅰ、Ⅱ、aVR(正向 T 波在此导联上实际上是倒置的)和 V$_4$~V$_6$ 导联上也显示与左心室肥大(↑)相关的典型 ST-T 波改变。■

45 岁男性患者,主诉近两周来消化不良伴活动后胸部烧灼感和咽喉紧缩感,无其他病史。近两天来,在休息时也出现胸部烧灼感。该患者吸烟25年,其父亲在52岁时死于心肌梗死。做心电图检查。肌钙蛋白阴性。

问:心电图诊断是什么?
    下一步该如何处理该患者?

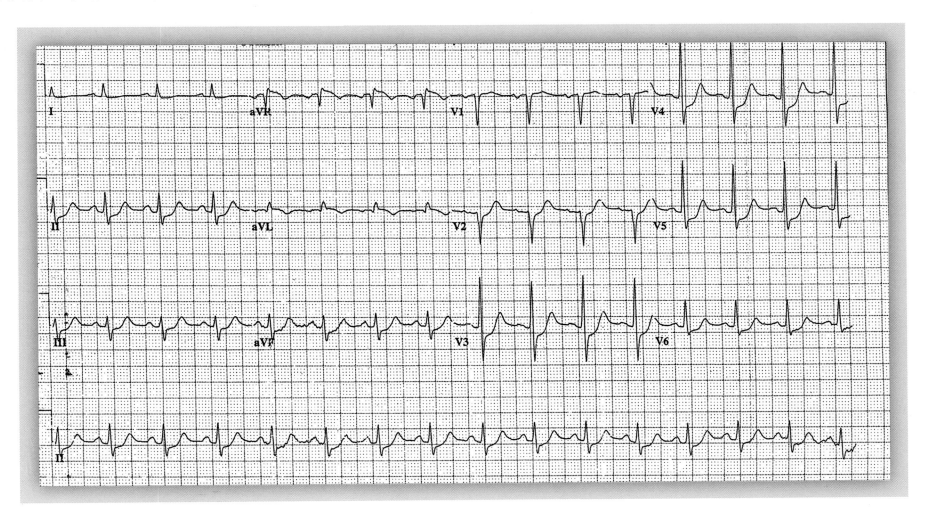

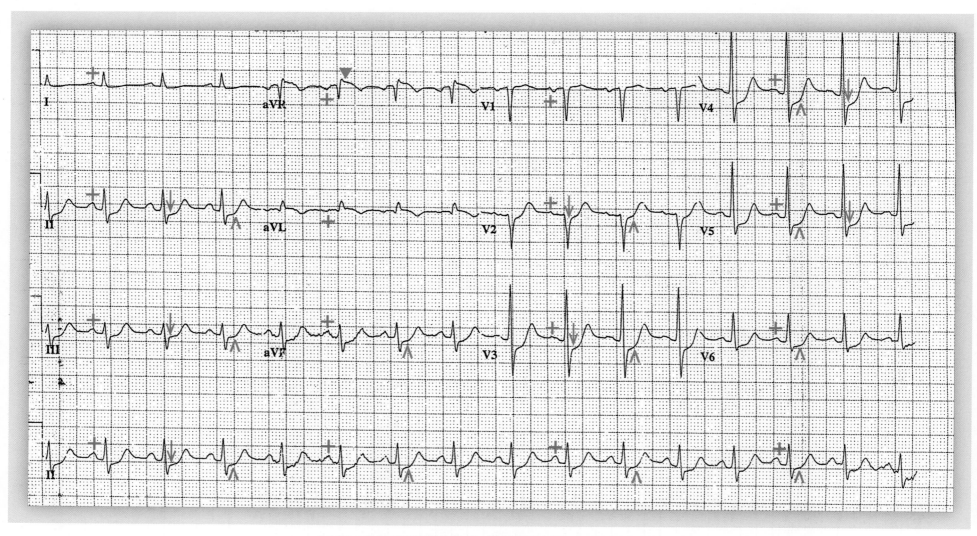

心电图 7 分析:**正常窦性心律,心内膜下缺血导致 ST 段上斜行压低。**

心电图显示，心律规则，心率 92 次／分。每个 QRS 波前都有一个 P 波（+），PR 间期恒定（0.18s）。P 波在 I、II、aVF 和 V_4～V_6 导联上为正向。因此是正常窦性心律。

QRS 波时限正常（0.08s），电轴正常，在 0° 和 +90° 之间（QRS 波在 I 和 aVF 导联上为正向）。QT/QTc 间期正常（340/420ms）。主要发现是 II、III、aVF 和 V_2～V_6 导联的 J 点压低（↓）伴 ST 段上斜型压低（∧），在 aVR 导联上 ST 段抬高（▼）（实际上该导联的 ST 段应该是压低的）。J 点和 ST 段压低提示心内膜下心肌缺血；心内膜下的心肌是血供最迟到达的区域，因此容易出现缺血。心肌缺血通常最早出现在心内膜下然后再扩散到心肌的其他地方。

J 点和 ST 段应该在基线上，但取决于 TP 段；如果 TP 段不明显，PR 段可用来确定基线。有 3 种类型的 ST 段压低（J 点和 ST 段在基线之下）提示心肌缺血：上斜型、水平型和下斜型。上斜型 ST 段压低是心肌缺血最少见的类型，因为它发生在窦性心动过速时。在这种情况下，J 点压低是心房复极导致的（P 波的 T 波）。正常情况下，P 波的 T 波发生在 QRS 期间。在窦性心动过速时（交感神经兴奋的结果）以及在 PR 间期缩短时（房室结传导增强），P 波的 T 波从 QRS 波中移出，落在 J 点上，使之下移。ST 段再返回到基线。因此，当出现上斜型 ST 段压低时，压低的程度要通过评估 J 点后 80ms 时 ST 段的压低程度来确定。此时如果 ST 段压低到基线下 1.5mm 以上则诊断为缺血。基线就是 TP 段，不过心动过速时 TP 段不好辨认；所以可用 PR 段替代。在这份心电图上，没有窦性心动过速，ST 段仍在 J 点后 80ms 压低到基线下 2mm，确认是缺血性心电图改变。

该患者的症状和心电图表现符合急性冠状动脉综合征。急性冠状动脉综合征包括不稳定型心绞痛、非 ST 段抬高型心肌梗死（NSTEMI）和 ST 段抬高型心肌梗死（STEMI）。因为心脏生物标记物阴性，所以该患者诊断为不稳定型心绞痛。他的症状最初表现为慢性稳定的劳力性心绞痛，但是恶化了，在休息时也发生心绞痛。处理不稳定型心绞痛患者的前期方法包括应用阿司匹林、吸氧、含服硝酸酯类药物以及 β- 受体阻滞剂。也要使用肝素进行抗凝，而且同时使用氯吡格雷和阿司匹林进行抗血小板治疗，能降低患者的死亡率。也推荐用高剂量的他汀类药物，不管血脂的水平如何，因为他汀类药物能够稳定不稳定斑块，而不稳定斑块会引起不稳定型心绞痛。一旦患者的症状稳定且心绞痛缓解，应行非侵入性检查（运动试验）评估是否还存在持续性缺血。如果是，应行心导管检查。■

74 岁退伍军人，主诉心绞痛。做心电图检查。

问:哪支冠状动脉可能有明显狭窄？

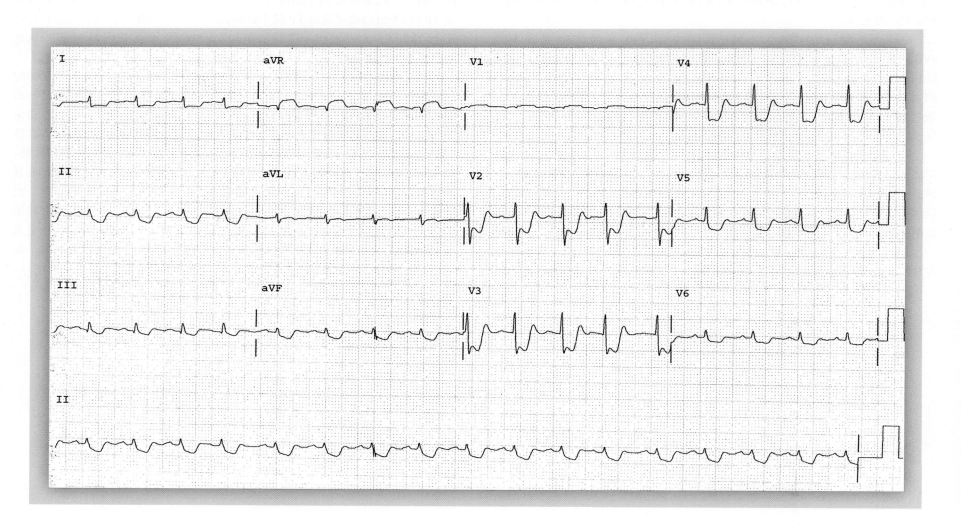

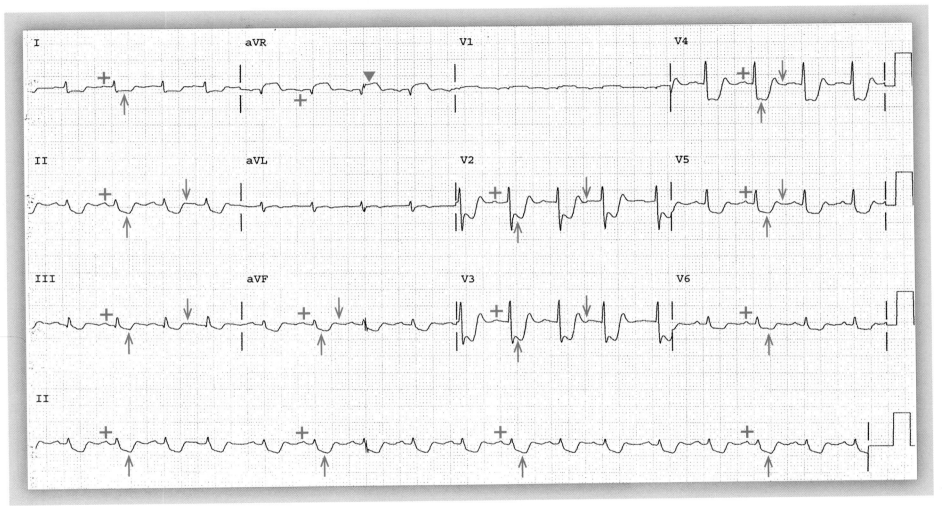

心电图 8 分析：**窦性心动过速，心内膜下缺血、导致水平 ST 段压低，低电压。**

心电图显示，心律规则，心率 110 次 / 分。每个 QRS 波前都有一个 P 波（+），PR 间期恒定（0.18s）。P 波在 Ⅰ、Ⅱ、aVF 和 V$_4$~V$_6$ 导联为正向。因是窦性心动过速。

QRS 波时限正常（0.08s），电轴正常，在 0° 和 +90° 之间（QRS 波在 Ⅰ 和 aVF 导联上为正向）。QT/QTc 间期正常（280/380ms）。QRS 波低电压 [每个肢体导联 <5mm 或（和）每个胸前导联 <10mm]。在所有的导联中上可见，ST 段广泛压低（↑）[在 aVR 导联 ST 段抬高（▼），而实际上是 ST 压低]。在 Ⅰ、V$_3$~V$_6$ 导联上 ST 段压低呈水平状，在 V$_3$ 最明显，达到基线下 5mm，即 TP 段（↓）。在 Ⅱ、Ⅲ、aVF 和 V$_2$ 导联中，ST 段下斜型压低。虽然 ST 段压低的导联通常没有提示心内膜下缺血的部位，但是在该病例中，ST 段的广泛压低提示广泛的心肌缺血，原因是多支血管病变，很可能是 3 支冠状动脉病变。■

60 岁男性患者,有高血压病,并已确诊冠状动脉病。3 年前因心绞痛右冠状动脉病和次前降支做 PCI(球囊成形术)治疗。两个月前,复发心绞痛。运动试验后基线心电图显示:Ⅰ、aVL 和 $V_4 \sim V_6$ 导联上 ST 段压低 1mm。此心电图是在恢复期 3 分钟前做的。

问:该患者有心肌缺血吗?

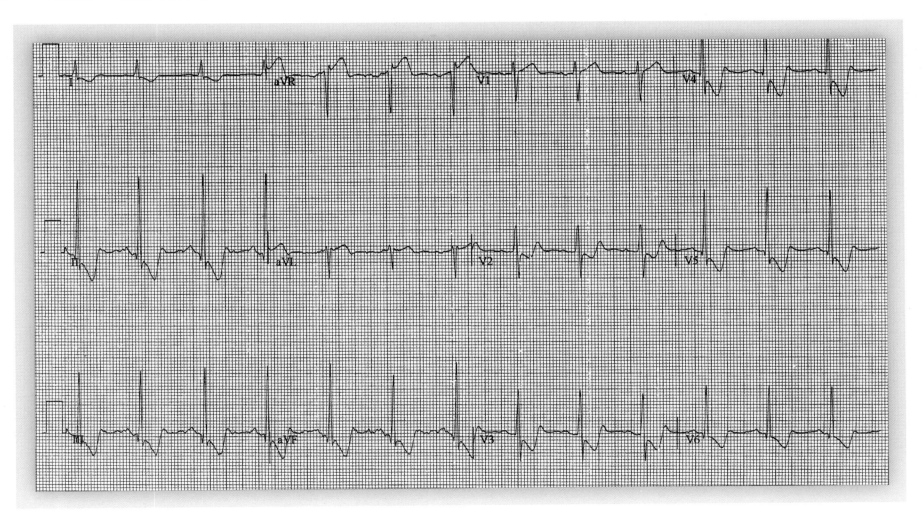

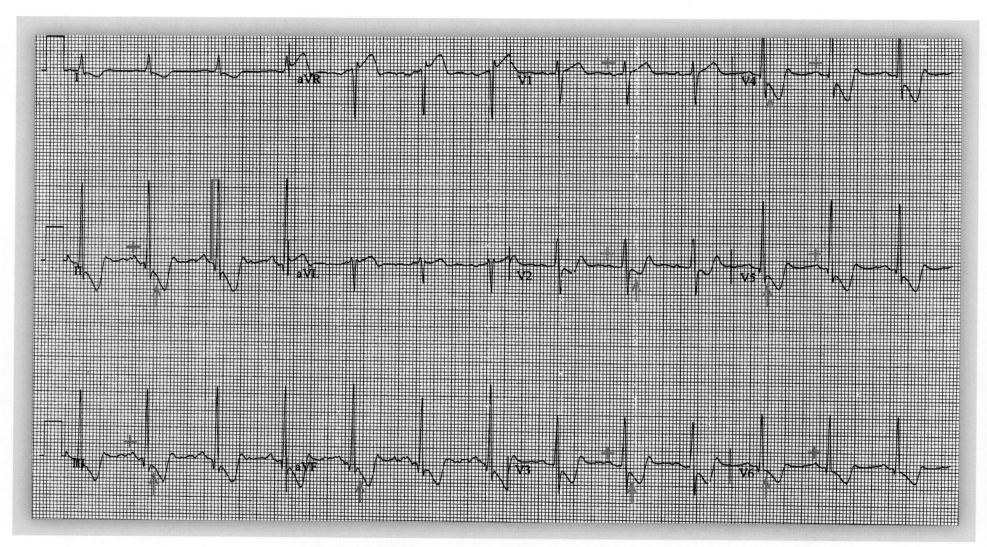

心电图 9 分析：**正常窦性心律，因为心内膜下缺血，ST 段下斜型压低。**

心电图显示,心律规则,心率 80 次／分。每个 QRS 波前都有一个 P 波(+),PR 间期恒定(0.16s)。P 波在 Ⅰ、Ⅱ、aVF 和 V$_4$~V$_6$ 导联上为正向。因此是正常的窦性心动过速。

QRS 波时限正常(0.08s),电轴正常,在 0° 和 +90° 之间(QRS 波在 Ⅰ 和 aVF 导联上为正向)。QT/QTc 间期正常(360/420ms)。心电图主要发现是 ST 段显著下斜型压低(↑)。虽然符合左心室肥大(LVH)的电压标准[即,在 Ⅱ 导联上 R 波的振幅是 25mm( ])],但是 ST 段的压低比 LVH 时常见的更明显,与基线相比也更明显(即,>1mm),达到最大水平,在基线 TP 段以下 5mm。下斜型 ST 段压低与心肌缺血明显相关,并且常常提示更严重的冠状动脉病变,尤其是变化广泛时。

但是,如果患者患有 LVH(伴有心内膜下缺血而不是冠心病)或者定期服用洋地黄,那么 ST 段压低对冠心病导致的缺血就没有诊断意义。洋地黄类药物导致的 ST 段改变与此不同,因为 J 点通常在基线上,而且 ST 段是下垂型压低(呈吊床样或勺样)。尽管如此,在基线上所见的 ST 段显著压低应提示为心肌缺血,无论是否存在 LVH 或者应用洋地黄。■

56 岁男性患者,有糖尿病,两小时前出现急性胸骨后压榨感。做心电图检查。

问:诊断是什么?

下一步该如何处理?

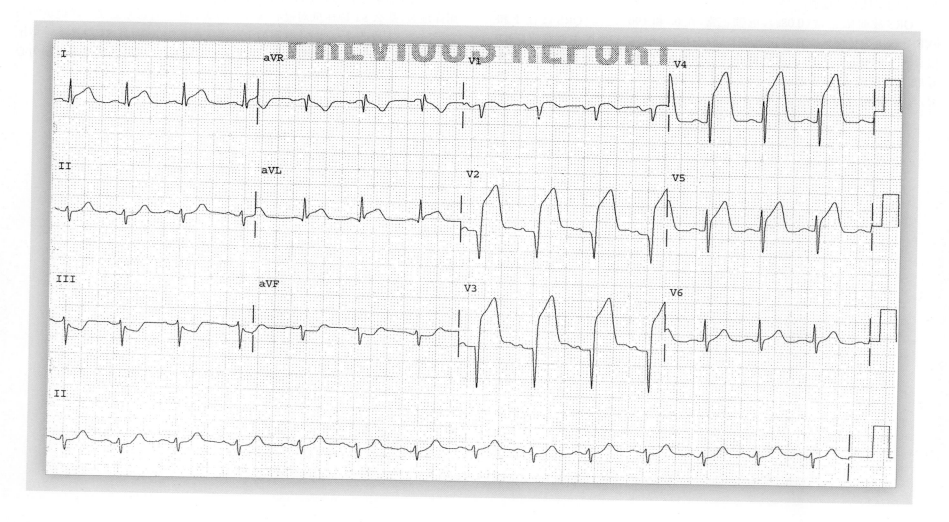

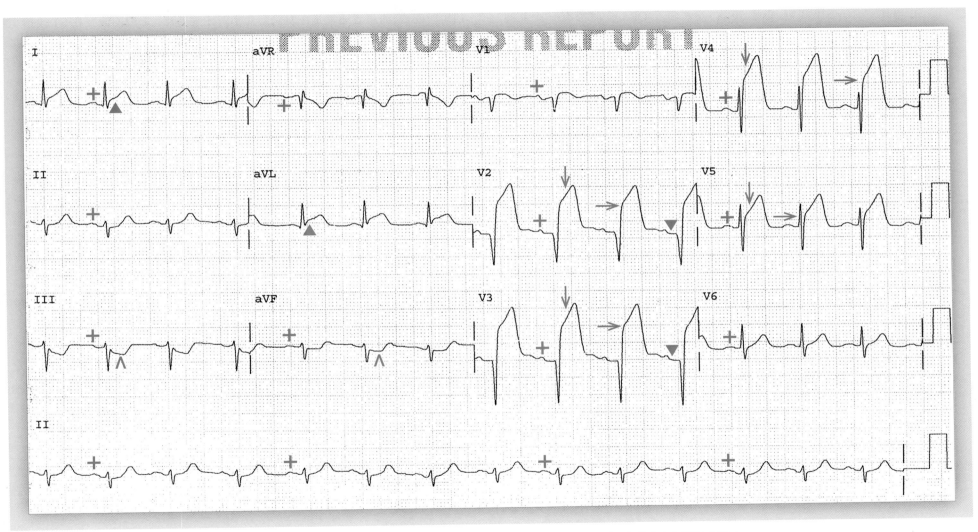

心电图 10 分析:正常窦性心律,由于急性前壁心肌梗死(MI)导致 ST 抬高,左前分支阻滞(LAFB)。

心电图显示,心律规则,心率 90 次 / 分。每个 QRS 波前都有一个 P 波(+),PR 间期恒定(0.20s)。P 波在 Ⅰ、Ⅱ、aVF 和 V₄~V₆ 导联上为正向。因此是正常的窦性心律。

QRS 波时限正常(0.08s)。电轴极度左偏,在 -30°和 -90°之间(QRS 波在 Ⅰ 导联上为正向,而在 Ⅱ、aVF 导联上为负向,是 rS 型形态)。极度左偏的电轴 [如果电轴左偏没有其他病因,尤其是下壁心肌梗死(MI)] 称之为左前分支阻滞(LAFB)。LAFB 的诊断标准包括电轴左偏伴 Ⅱ 和 aVF 导联上呈 rS 型。相反,如果是慢性下壁心肌梗死,则 Ⅱ 和 aVF 导联上呈 Qr 复合波,而不是传导异常或束支阻滞。事实上,在下壁 MI 时不能诊断为 LAFB。QT/QTc 间期正常(320/390ms)。

主要的异常是 V₂~V₅ 导联上 J 点(→)和 ST 段(↓)明显抬高(与 TP 段即基线相比),在 Ⅰ 和 aVL 导联上 ST 段抬高不明显(▲)。ST 段不再是凹面,而是凸面的形态与 T 波融合。另外,V₂~V₃ 导联上 R 波消失(▼)。这些心电图的改变即可诊断为急性心肌梗死累及左心室的心尖部和前侧壁。也累及侧壁,因为 Ⅰ 和 aVL 导联上 ST 段抬高而 Ⅲ 和 aVF 导联上 ST 段压低(∧)。在急性心肌梗死的情况下,这些 ST 段压低并不表明下壁心肌缺血,而是由于这些导联是从相反的角度看梗死区而出现的相应改变。当出现 ST 段抬高型心肌梗死(STEMI)时,应立即予心导管检查和经皮冠状动脉介入或溶栓治疗。

急性 STEMI 时,心电图显示典型的改变。在胸痛发作后最初的数分钟内,ECG 提示急性 MI 的最早出现心电图改变是超急性进展(高、尖和对称的)T 波。这种 T 波异常是由局部高血钾造成的,发生于心肌梗死后早期,是由于缺血伴钾外漏导致的膜失去完整性所致;由于梗死区没有血流而使钾滞留在梗死组织内。这种早期的心电图表现常常看不到,因为它仅出现在症状发作后的短时间内,而患者通常是在发病后几小时才来就诊。T 波的改变在 ST 段抬高之后。ST 段开始时仍保持其正常的凹面形态,但是在 MI 进展时逐渐变成凸面,与 T 波融合。在随后的几个小时到几天,ST 段持续抬高,R 波消失,Q 波开始形成。随着梗死的进展,抬高的 ST 段回落,Q 波加深,T 波发生负向。如果没有行血管再通术,抬高的 ST 段在几天后会正常化。Q 波和 T 波仍然倒置,这是一种慢性 MI。

因此,急性 MI 要通过以下的表现确诊:局部 ST 段抬高,超急性高、尖和对称的 T 波,以及从另一个方面观察同一个 ST 段改变时相应性的 ST 段压低。显示这些改变的导联可以明确急性 MI 的部位:

- 下壁心肌梗死:Ⅱ、Ⅲ 和 aVF 导联上 ST 段抬高(或者这 3 个导联中任何 2 个)。下壁 MI 常累及左心室后壁或右心室游离壁。V₁ 导联 ST 抬高而 aVR 导联 ST 段压低(实际上是抬高的)提示累及右心室,通过右侧胸前导联上所见加以明确。RV₃~RV₄(右侧导联 V₃~V₄)上 ST 抬高可证实累及右心室游离壁。
- 前壁 MI:任何 2 个相邻的胸前导联(V₁~V₆)上 ST 段抬高;
  前间隔 MI:V₁~V₂ 导联上 ST 段抬高;
  前壁 MI:V₃~V₄ 导联上 ST 段抬高;
  前侧壁 MI:V₅~V₆ 导联上 ST 段抬高。
- 侧壁 MI:Ⅰ 和 aVL 导联上 ST 段抬高。
- 后壁 MI:V₁~V₂ 导联上 ST 段压低,尤其是在下壁 MI 时,提示累及后壁,后壁受累常伴下壁心肌梗死。放在背后上的导联(V₇~V₈),即能在肩胛骨下面及后壁上的导联,可以看到 ST 段抬高,即证实后壁心肌梗死。■

67 岁男性患者,主诉胸痛,做心电图检查。

问:在 V₄~V₆、I 和 aVL 导联上所见的机制是什么?

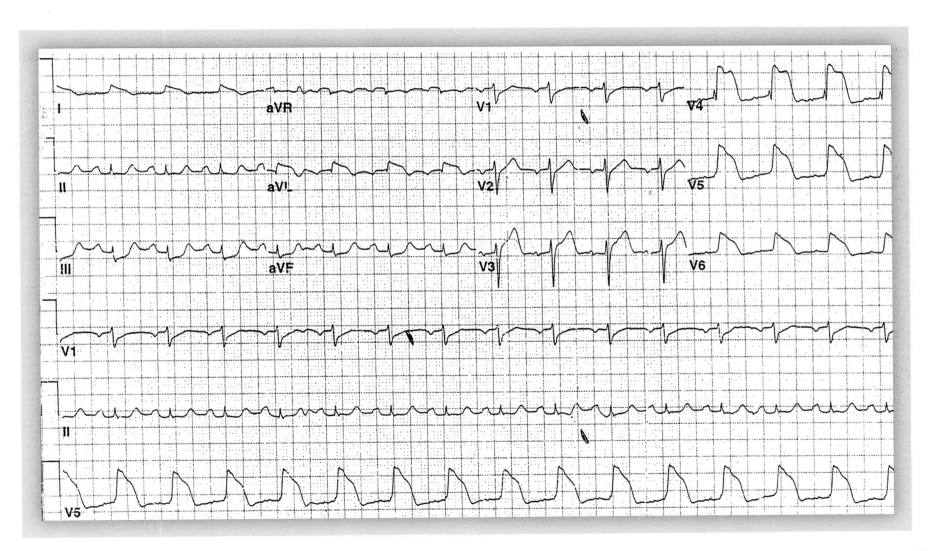

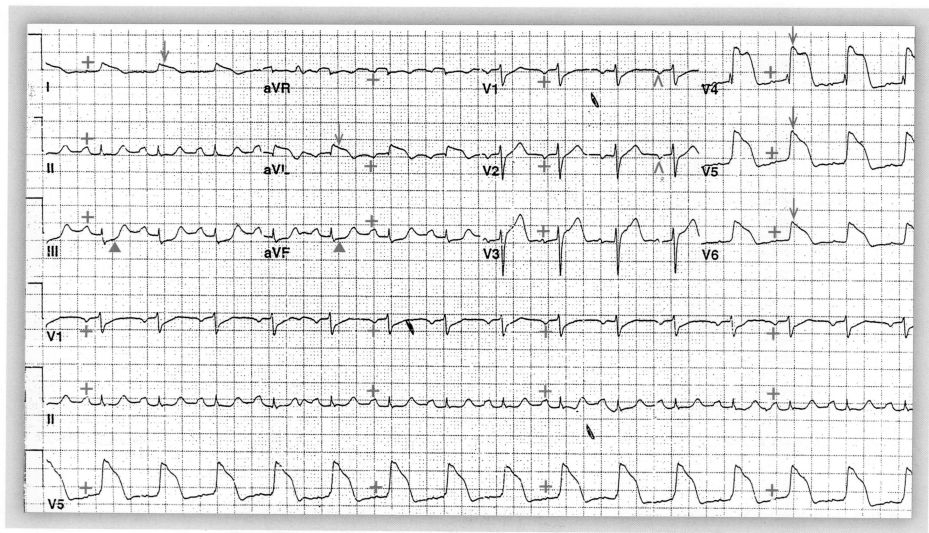

心电图 11 分析：正常窦性心律，急性侧壁和前外侧壁心肌梗死所致 ST 段抬高，左心房肥大，低电压。

这份心电图显示心律规则,心率 96 次 / 分。每个 QRS 波前均有一个 P 波(+),PR 间期恒定(0.2s)。Ⅰ、Ⅱ、aVF 和 V~4~-V~6~ 导联上 P 波为正向。因此是正常窦性心律。QRS 时限正常(0.08s),电轴正常,在 0° 和 +90° 之间(Ⅰ 和 aVF 导联上 QRS 复合波为正向)。QT/QTc 间期正常(320/400ms)。

主要发现是 V~4~-V~6~、Ⅰ 和 aVL 导联上 ST 段局部抬高,诊断为急性侧壁和前外侧壁心肌梗死。ST 段变成凸面并与 T 波融合,导致 QRS 波群像单向动作电位或损伤电流;这也叫作"墓碑样改变"。在 Ⅲ 和 aVF 导联上可见相应的 ST 段压低(▲)。另外,低电压还出现在肢体导联(每个导联上的 QRS 波均 < 5mm 和胸前导联上的 QRS 波均 < 10mm)。最后,在 V~1~ 和 V~2~ 导联上出现的宽且深的负向 P 波(∧)提示左心房肥大。

根据舒张电流理论,损伤的心肌细胞会释放离子,导致基线上相应部位心肌部分去极。因此心电图上受累及导联的起始基线电压实际上下降。心肌电活化时,由于梗死的心肌组织无电活动基线会复位至零,所以在心电图上表现为 ST 段从原来的基线处抬高。■

47 岁男性患者,患有高血压和血脂异常,现在出现急性胸骨后压榨感。起初的重要指标均正常:血压 135/85mmHg,心率 90 次 / 分。服用阿司匹林后再舌下含服硝酸甘油,患者很快发生晕厥前状态,血压降至 70mmHg,心率为 100 次 / 分,并且出现意识改变而不得不插管进行气道保护。

问:诊断是什么?
　　出现低血压的可能解释是什么?

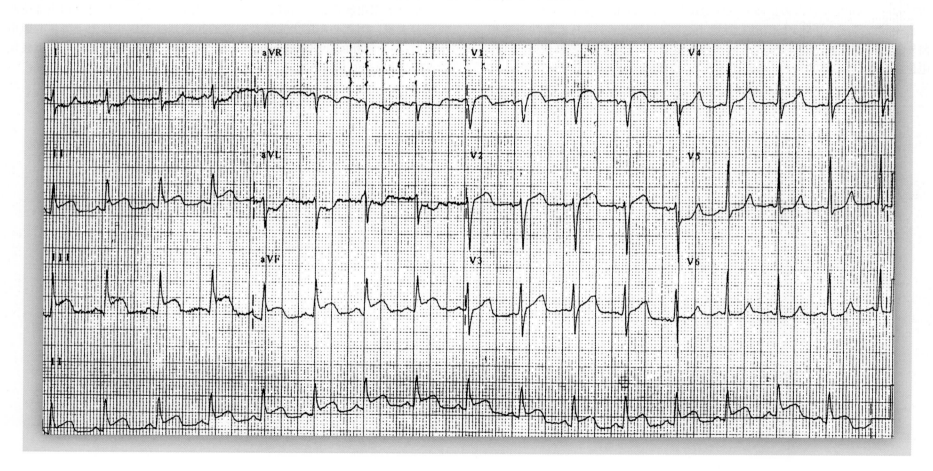

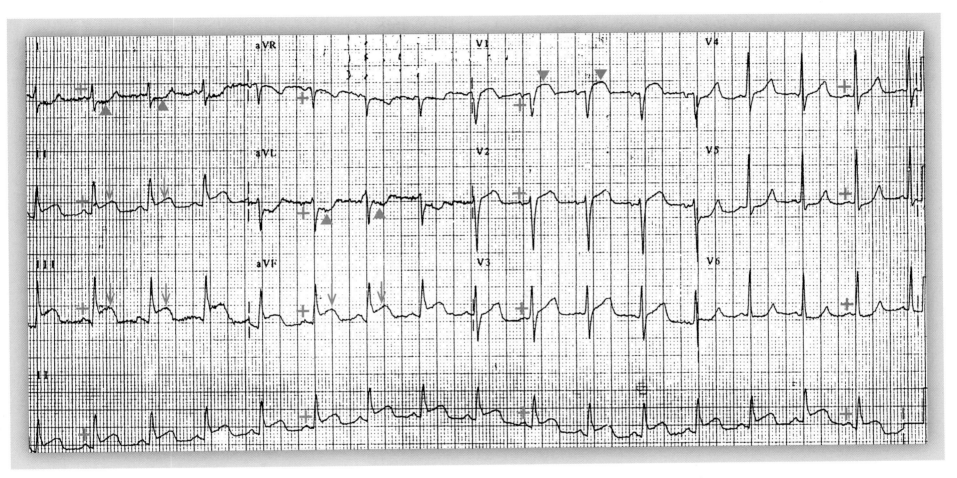

心电图 12 分析：正常窦性心律，由于急性下壁心肌梗死、右心室心肌梗死而出现 ST 段抬高。

这份心电图显示心律规则，心率 96 次 / 分。每个 QRS 波前均有一个 P 波（+），PR 间期恒定（0.14s）。Ⅰ、Ⅱ、aVF 和 V₄~V₆ 导联上 P 波为正向。因此这是正常窦性心律。QRS 时限正常（0.08s），电轴正常，在 0°和 +90°之间（Ⅰ 和 aVF 导联上 QRS 波为正向）。QT/QTc 间期正常（320/400ms）。

Ⅱ、Ⅲ、aVF 导联上 ST 段显著抬高（↓），可诊断为急性下壁心肌梗死。V₁ 导联上所见的 ST 段抬高（▼），强烈提示右心室游离壁心肌梗死需要通过右侧胸前导联所见加以确定（即，将 6 个胸前导联按左侧胸的同样位置放置于胸右侧位置）；RV₃~RV₅ 导联（右侧 V₃~V₅ 导联）出现 ST 段抬高可以确定右侧心室游离的心肌梗死。该份心电图上尚可见Ⅰ 和 aVL 导联上 ST 段压低（▲），代表相应的改变（即在第一方向上所见急性下壁心肌梗死的相应改变）。

急性冠脉综合征时的低血压是一种多病因的表现。首先，显著左心室功能不全可导致心搏出量降低从而出现血压降低。其次，急性下壁心肌梗死常常出现的迷走神经反射，（例如 Bezold-Jarisch 反应）可能起主导作用，而使患者出现心率减慢和血压降低。然而该患者并没有出现心率减慢。第三，右心室心肌梗死可导致右心室搏出量减少，以及左心室充盈不足和搏出量减少。因此，急性右心室心肌梗死患者是前负荷依赖者需补充足够的血容量以维持心脏输出。考虑至 V₁ 导联上 ST 段抬高，该患者很可能有右心室受累。对于右心室受累患者，给予减少前负荷的药物（如硝酸盐、利尿剂、吗啡）时应仔细考虑。这类患者常需要输液以维持正常血压。

由于右冠状动脉负责右心室分支的供血，急性右心室梗死最常合并有急性前间隔梗死。前间隔的梗死也可能因右心室心肌梗死引起的间隔支供血不足所致。■

74 岁女性患者，出现进行性呼吸困难。端坐呼吸，夜间阵发性呼吸困难。在过去的两个月内，该患者体重增加 15 磅（1 磅约为 0.45 千克）。否认近期和既往有胸痛病史。体检发现颈静脉压为 12cmH₂O，可闻及静脉杂音，而是双下肢重度水肿。做心电图检查。

问:该患者这些症状的最可能病因是什么？
初期治疗主要是什么？

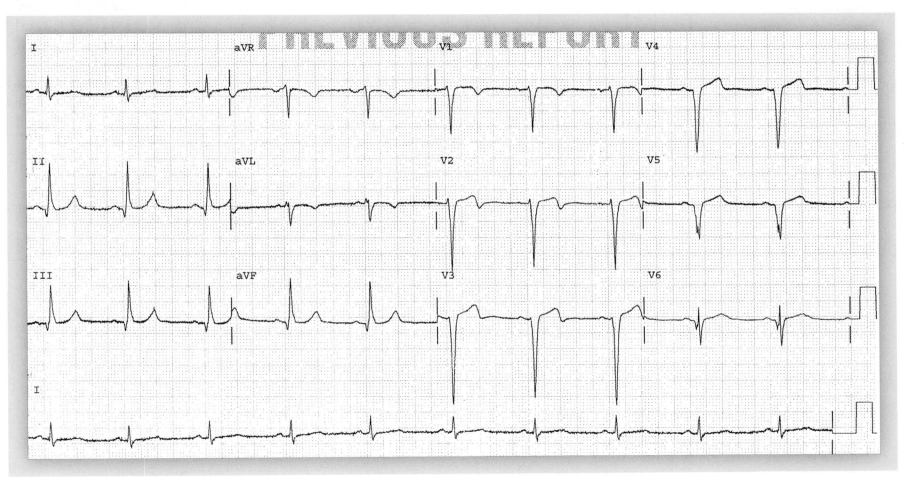

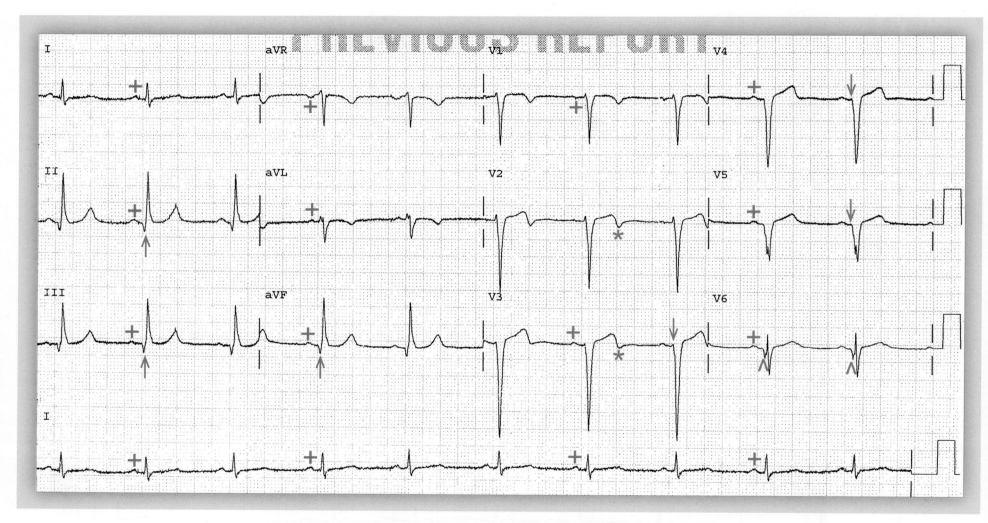

心电图 13 分析：正常窦性心律，心室间传导延迟，慢性（陈旧性）前壁心肌梗死（MI）。

心电图显示心律规则,心率 60 次 / 分。每个 QRS 波前均有一个 P 波(+),PR 间期恒定(0.16s)。Ⅰ、Ⅱ、aVF 和 V₄~V₆ 导联上的 P 波为正向。因此是正常窦性心律。

QRS 时限延长(0.12s),心室间传导延迟。QRS 电轴正常,在 0° 和 +90° 之间(Ⅰ 和 aVF 导联上 QRS 波为正向)。QT/QTc 间期正常(400/400ms)。主要的异常是 V₃~V₅ 导联上没有 R 波,从而形成一种波呈现 QS 型(↓);V₆ 导联上出现病理性 Q 波(定义为时间 > 0.04s)的复合波。存在显著病理性 Q 波提示,初始电势是从相关导联发出的,也就是说该导联下方的组织为电活动静止或是梗死。因此,该份心电图上 QS 复合波和 Q 波提示为累及左心室心尖和前外侧壁的陈旧性或慢性心肌梗死。虽然在提示心肌梗死的导联上 T 波常发生倒置,但该心电图的 V₂~V₃ 导联上 T 波为双向(*)。Ⅱ、Ⅲ 和 aVF 导联上也可见小的 Q 波(↑),但其较窄,表明是正常的间隔去极化。

该患者表现为双心室衰竭的症状,可能源于其过去曾有时发生的前壁心肌梗死。既然该患者否认此前曾有任何胸前区不适症状,说明其心肌梗死是无症状的。Q 波出现的时间或透壁性心肌梗死发生时间无法通过这份心电图确定。该患者的初期治疗包括用于体液管理的利尿以及用于减轻前负荷和后负荷的肼屈嗪和硝酸甘油或 ACE。对于射血分数减少的心衰患者,应用 β- 受体阻滞剂可显著降低死亡率。对于梗死时间超过 3 天(即冠状动脉慢性闭塞)的患者,狭窄冠脉的血运重建并不能降低其死亡率,反而会导致 Q 波型心肌梗死(如同在前降支的病变)。但是,一旦患者的心衰得到有效控制,就可以通过运动负荷实验来评估其缺血程度,并以此来评估存活心肌的缺血负荷水平,并确定其功能容量和状态。■

68 岁男性患者,因近期出现咳嗽,伴低热、气短而就诊。既往曾有过心肌梗死,但否认近期有心脏相关症状。体格检查发现有双侧支气管呼吸音。做心电图检查,胸片检查未见异常。该患者此前诊断为支气管炎并接受抗生素治疗。

问:该患者是否存在后壁心肌梗死?

在前平面(肢体导联)和水平面(胸前导联)的心室去极化电轴方向是什么?

出现这些异常表现的原因是什么?

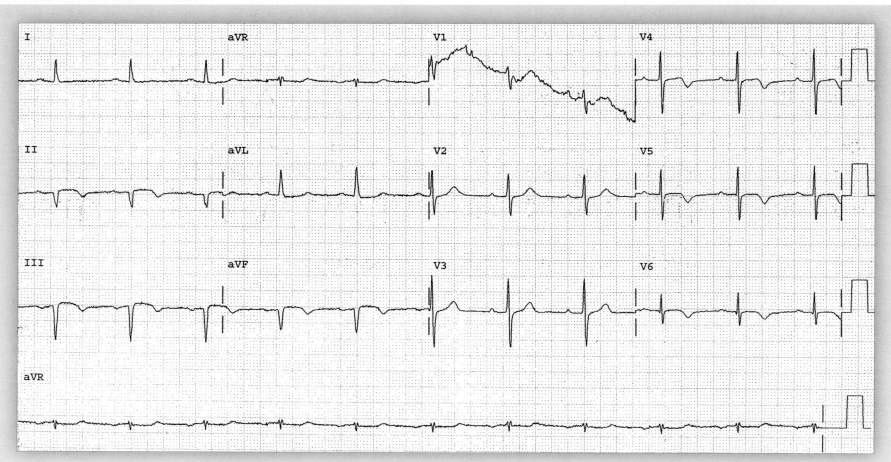

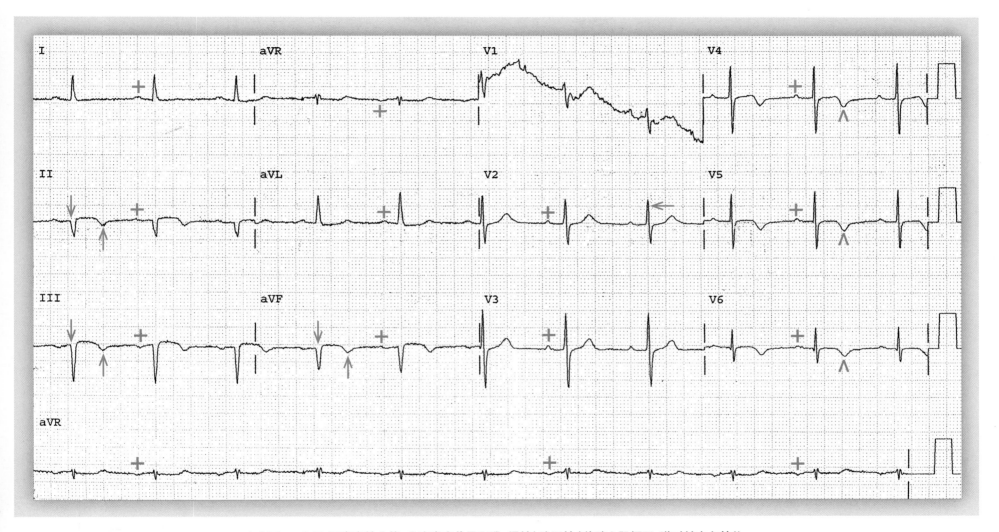

心电图 14 分析:**正常窦性心律，Ⅰ度房室传导阻滞，慢性(陈旧性)前壁心肌梗死，逆时针方向转位。**

心电图显示心律规则,心率64次/分。每个QRS波前均有一个P波(+),PR间期恒定(0.22s)。Ⅰ、Ⅱ、aVF和V₄~V₆导联上P波为正向。因此是窦性心律并Ⅰ度房室传导阻滞。

QRS时限正常(0.08s)。电轴极度左偏,在-30°和-90°之间(Ⅰ导联上QRS波为正向,Ⅱ和aVF导联上QRS波为负向)。然而,Ⅱ、Ⅲ和aVF导联QRS波呈现QS型(↓),提示初始去极电势来自下壁。此外,在这些导联上T波倒置(↑)。这些提示陈旧性或慢性下壁心肌梗死。QT/QTc间期正常(360/370ms)。

虽然Ⅰ导联上QRS波为正向而Ⅱ和aVF导联上QRS波为负向,但这并不表示传导异常(即,左前分支传导阻滞,因为此时Ⅱ、aVF导联上的QRS波应呈rS型)。在这个病例中QRS波呈QS型提示为下壁心肌梗死,因为额面电轴左偏。下壁心肌梗死时不能诊断为左前分支传导阻滞。

虽然V₂导联上出现高的R波,但V₁导联上R波的振幅并没有增大,因此这些不能表明后壁受累。反而V₂导联上高的R波(R/S＞1)却是电轴在水平面顺时针方向旋转所致。这也称为早期移行。水平面的电轴可以通过从横膈下方对心脏摄像来确定方向。右心室在前方,而左心室在左侧。当出现逆时针方向转位时,左心室电势移至前方,更早出现在胸前导联(如V₂导联),从而在该导联上出现高的R波。

此外还可见V₄~V₆导联上T波倒置(∧)。虽然在确诊冠状动脉疾病(即之前的下壁心肌梗死)的情况下,T波倒置常被解释为提示心肌缺血,但T波倒置为非特异性表现。解析T波倒置,必须结合患者的临床状态。■

患者首次就诊,并告知曾发生心肌梗死。做心电图检查。

问:是否存在心肌梗死?

如果是,哪个部位或哪些部位已梗死?

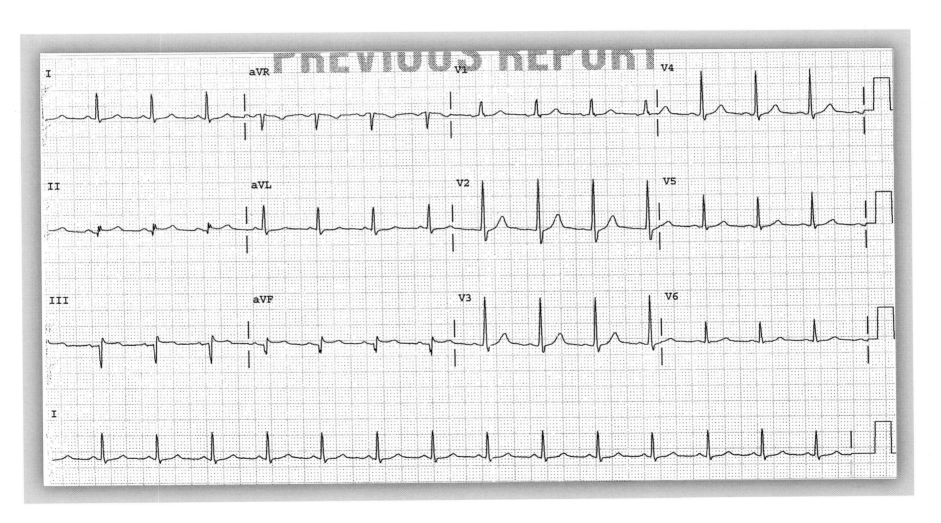

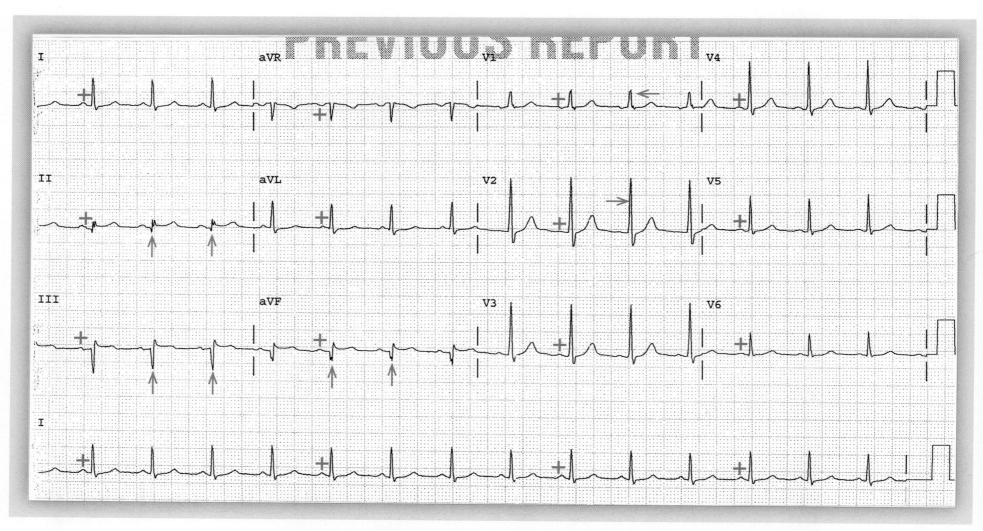

心电图 15 分析：正常窦性心律，慢性（ 陈旧性 ）下壁、后壁心肌梗死，逆时针方向转位。

这份心电图显示心律规则，心率 90 次 / 分。每个 QRS 波前均有一个 P 波（+），PR 间期恒定（0.16s）。Ⅰ、Ⅱ、aVF 和 $V_4 \sim V_6$ 导联上 P 波为正向，表明是正常窦性心律。

QRS 时限正常（0.08s），电轴左偏。但是，电轴左偏是因为 Ⅱ、Ⅲ 和 aVF 导联上有显著 Q 波（Q 波宽度 > 0.04s）（Qr 型），提示曾有陈旧性下壁心肌梗死。如果电轴左偏是传导异常引起，Ⅱ、Ⅲ 和 aVF 导联上的 QRS 波形态应表现为 rS 型。另外，V_1 导联上也有明显的 R 波（←）（R/S > 1）。如果伴有下壁心肌梗死，则提示后壁心肌梗死受累及。虽然 V_2 导联上 R 波也高（→），这在一定程度上是因为水平面上的逆时针方向电势转位或早期移行所致，表明左心室电势在胸前导联出现得早。因此认为，该患者患有下后壁心肌梗死。QT/QTc 间期正常（320/390ms）。■

72岁女性患者,因前两天呼吸困难逐渐恶化前来就诊。诉两周前出现恶心、呕吐、气短,持续约12小时后逐渐自行缓解。患者回忆胸前区曾出现过奇怪的感觉,呈胸骨下中部不适。既往有明确的糖尿病,未记录过有心脏杂音。但体格检查发现,可闻及收缩期吹风样杂音并且胸骨下缘最响。做心电图检查。

问:心电图的诊断是什么?
患者呼吸困难的原因是什么?
如何确定诊断?

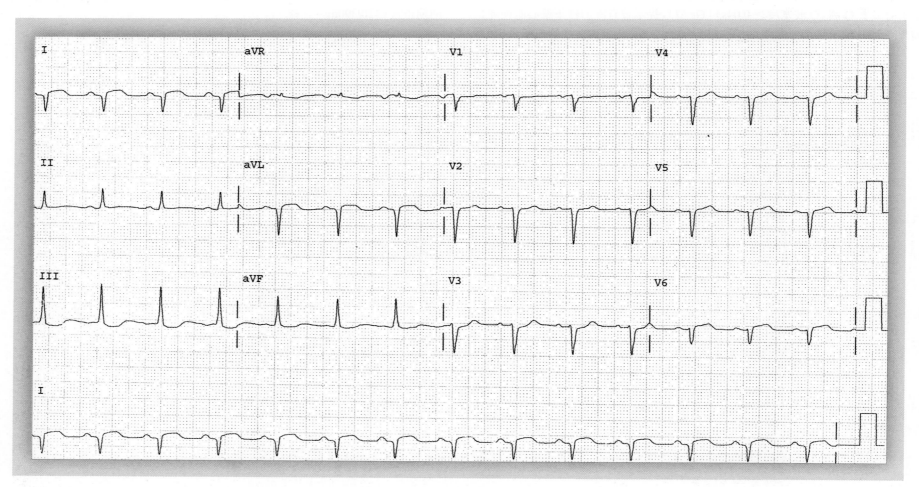

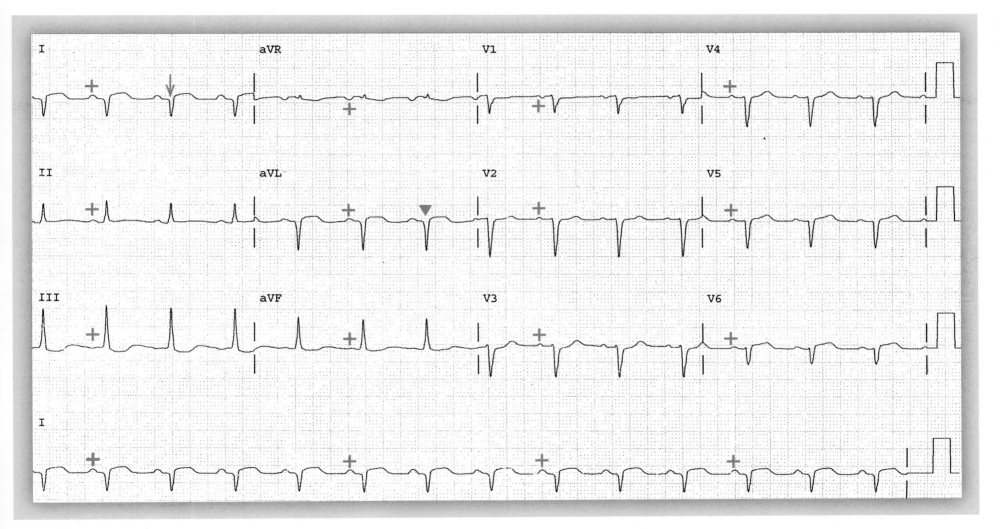

心电图 16 分析:**正常窦性心律,慢性(陈旧性)侧壁、前壁心肌梗死。**

心电图显示心律规则,心率82次/分。每个QRS波前均有一个P波（+）,PR间期恒定（0.18s）。Ⅰ、Ⅱ、aVF和V_4~V_6导联上P波为正向,提示为正常窦性心律。

QRS时限正常（0.10s）。电轴右偏,在+90°和+180°之间（Ⅰ导联上QRS为负向,aVF导联上QRS为正向）。多种情况可引起电轴右偏,包括右心室肥大（RVH）（伴有V_1导联上高的R波和肺型P波）、侧壁心肌梗死（伴有Ⅰ和aVL导联上的Q波呈现QS或Qr形态）、预激综合征（PR间期缩短和QRS波增宽,从而出现δ波）、左右导联反接（Ⅰ和aVL导联上P波为负向,aVR导联上P波和QRS波为正向）、右位心（类似于左右导联反接,同时R波在心前区导联交叉反向推进,即V_1导联上,高的R波在移向导联时逐渐降低）,或是左后分支传导阻滞（排他性诊断,当其他引起电轴右偏的情况被排除后）。

该病例中,Ⅰ导联上QRS波为负向,呈QS型（↓）而非rS型,这说明其电轴右偏是因为陈旧性或慢性侧壁心肌梗死而不是由于传导异常（如左后分支传导阻滞）。aVL导联上也有呈QS复合波（▼）,进一步证实为侧壁心肌梗死。V_1~V_6导联上未见明显的R波也提示陈旧性或慢性的前壁心肌梗死。QT/QTc间期正常（340/400ms）。

该患者曾患有侧壁和前壁大面积心肌梗死,就像其描述的两周前症状一样。患者患有糖尿病常常会掩盖心绞痛症状,因此表现为"无症状"性缺血（没有疼痛或不适）。然而,该类患者常会出现心绞痛的其他相关症状,包括恶心、呕吐、气短、出汗。因此,最好将其称之为无症状性（或无痛性）心肌缺血。

心肌梗死的机械性并发症最常出现于心肌梗死发生后5~10天形成肉芽组织时。这些并发症包括了可导致严重二尖瓣反流的二尖瓣乳头肌断裂缺损,心室游离壁破裂,以及室间隔缺损。该患者心脏杂音与室间隔缺损最相符。这可以通过心脏彩超（多普勒超声）或用心导管测定右心室血氧饱和度来确诊。室间隔缺损伴左向右分流时,右心房和右心室之间会氧气增多。患有急性室间隔缺损的绝大多数患者需要行手术封堵。■

患者气短,主诉 1 周前出现胸部不适,约 12 小时后缓解。此后逐渐出现呼吸困难及体重增加。体格检查显示胸骨左下缘闻及全收缩期杂音。做心电图检查。导管检查进一步证实存在单支冠脉病变。

问:心电图上有何异常?
该患者经历的最可能机械并发症是什么?

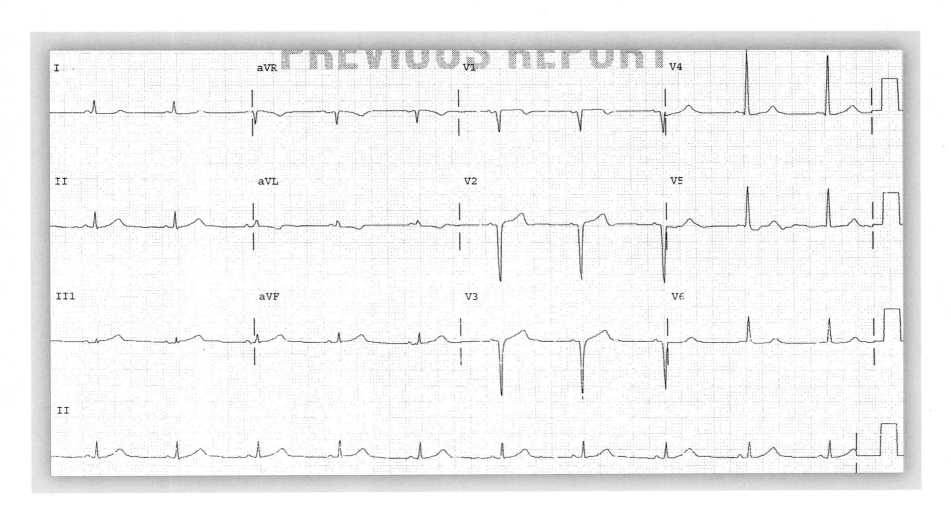

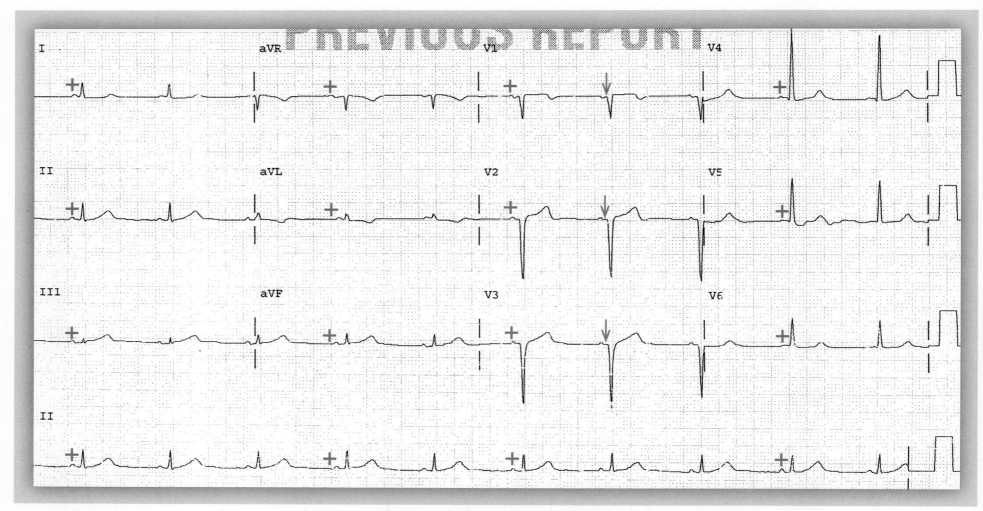

心电图 17 分析:**正常窦性心律,慢性(陈旧性)前间壁心肌梗死。**

心电图显示心律规则,心率 60 次 / 分。每个 QRS 波前均有一个 P 波(+),PR 间期恒定(0.14s)。Ⅰ、Ⅱ、aVF 和 $V_4 \sim V_6$ 导联上 P 波为正向。QRS 时限正常(0.08s),电轴正常,在 0° 和 +90° 之间(Ⅰ 和 aVF 导联上 QRS 波为正向)。QT/QTc 间期正常(440/440ms)。

主要发现是 $V_1 \sim V_3$ 导联上出现 QS 复合波(↓),可诊断为左心室前间壁心肌梗死。QS 复合波提示,所有心室电势均背离 $V_1 \sim V_3$ 导联,表明这些导联下方的心肌均出现电静止(即已梗死)。这与左冠脉前降支部位梗死相符。最

可能的诊断是机械性并发症(即室间隔顶部发生室间隔缺损)。其他机械性并发症包括后内乳头肌断裂,该肌内冠脉后降支供血。这种情况常伴有下壁心肌梗死。前外侧乳头肌断裂少见,因为该乳头肌内左前降支和左回旋支双重供血。因此,在单一血管病变时不太可能断裂。相反,室间隔缺损常发生于单支血管病变的患者,因为缺乏足够的侧支循环。心肌梗死后室间隔缺损的其他危险因素包括大面积心肌梗死和室壁瘤形成。左前降支部位的梗死导致的室间隔缺损发生于顶部。后降支梗死并发的室间隔缺损常发生于基底部。■

42 岁男性患者,无心血管病危险因素,由其妻子陪同至急诊室。其妻子诉其急性出现胸骨下段后压榨感,并且在前两周内,曾出现病毒感染症状的上呼吸道症状、发热和肌肉酸痛。体格检查发现,血压为 70mmHg,颈静脉扩张,并出现意识模糊和定向力障碍。动脉收缩压监测随呼吸波动在 65~85mmHg 之间。做心电图检查。

问:最可能的诊断是什么？
该患者是否需要转至心脏导管室？

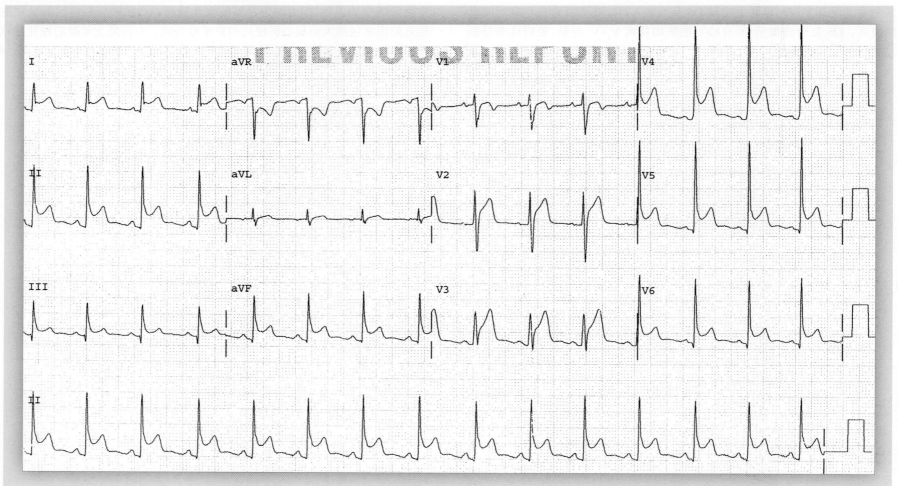

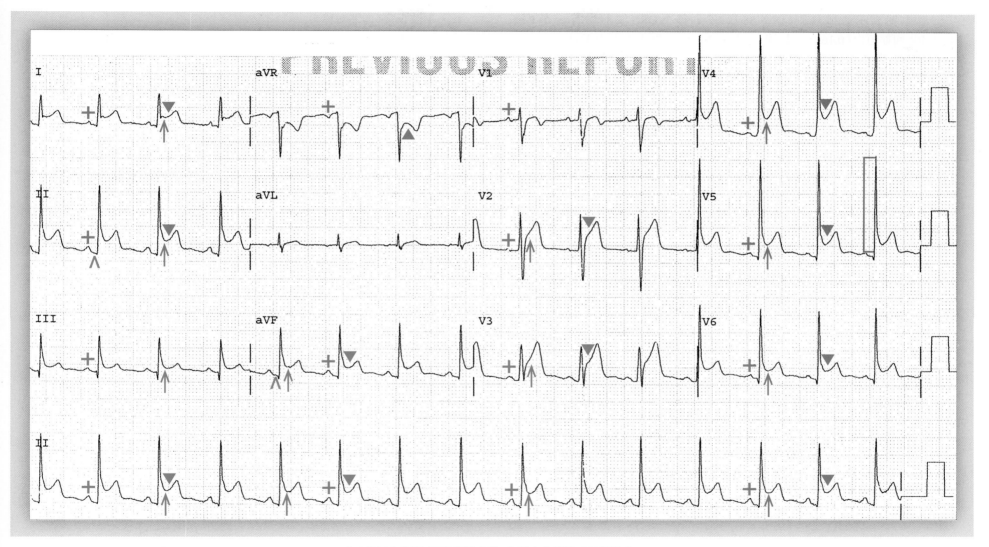

心电图 18 分析:正常窦性心律,急性心包炎致 ST 段抬高。

心电图显示心律规则,心率 88 次 / 分。每个 QRS 波前均有一个 P 波（+）,PR 间期恒定（0.16s）。Ⅰ、Ⅱ、aVF 和 V_4~V_6 导联上 P 波为正向。

QRS 时限正常（0.08s）。电轴正常,在 0° 和 +90° 之间（Ⅰ和 aVF 导联上 QRS 波为正向）。QT/QTc 间期正常（280/340ms）。除 aVF 导联外,所有导联上的 J 点均广泛分布（↑）且 ST 段抬高（▼）;aVR 导联上所见的 ST 段压低（▲）实际上是 ST 段抬高。未发现互反的 ST 段压低。J 点抬高, V_4 导联达 6mm, ST 段保持其正常的凹面形态。还可见, T 波保持其正常的不对称形态（即,上升缓慢而下降迅速）。该份心电图可诊断为心包炎,累及心外膜心包和心肌表面（即,伴有心肌炎）。虽然不一定见于心包炎,但心电图上可见Ⅱ和 aVF 导联的 PR 段压低（∧）。 V_5 导联上 R 波振幅达 28mm（[）,也提示有左心室肥大 LVH（+）。

心包炎的心电图表现包括:

- 广泛的 ST 段抬高。ST 段保持其正常的凹面形态,与其抬高程度或症状持续时间无关。没有互反的 ST 段压低。

- T 波正常（即非对称）。
- 可见 PR 段压低。
- ST 段回到等电位基线之后可能发生 T 波倒置。

心包炎的这些改变应与急性心肌梗死相鉴别。急性心肌梗死的 ST 段抬高是局限部位, ST 段的形态变为凹面向上,与 T 波融合;T 波在早期常为对称的;而且在其他导联上常可见互反的 ST 段压低。

急性心肌炎无冠脉造影的指征。然而,大量的心包渗出可导致心包压塞,从而会发生血动力学不稳定和低血压。心包压塞的体格检查表现包括颈静脉扩张、心音低顿、低血压以及奇脉,后者是指呼吸时收缩压下降超过 10mmHg。该患者确实有奇脉而且更常见压塞。这可以通过超声心动图确诊,可发现有心包大量渗出液、右心房和右心室舒张期塌陷以及左右心室相互依存。吸气时,右心室容积增加是流经三尖瓣的血量增加,而左心室容积减小是流经二尖瓣的血量减少。呼气时,表现正好相反。如果确认已出现大量心包积液和心包压塞,则需将患者紧急转至心脏导管室进行心包渗出液引流。■

40 岁男性患者,因为左侧胸痛和左肩痛至急诊室就诊。该患者诉几天前提重物可能"过度劳累"。其唯一的病史是高血压,并服用噻嗪类。体格检查发现,除血压高(170/90mmHg)以外其他均正常。做心电图检查。

问:最可能的诊断是什么?

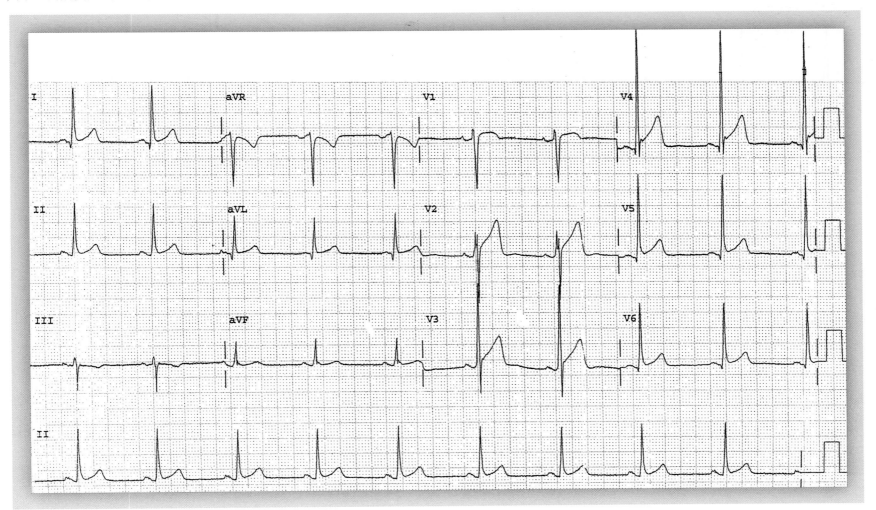

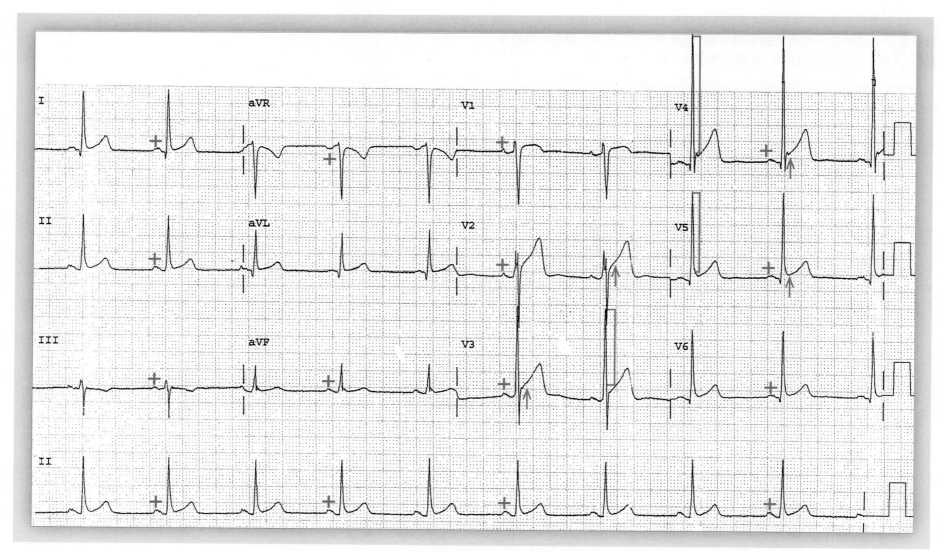

心电图 19 分析：**窦性心动过缓，左心室肥大，早期复极。**

心电图显示心律规则，心率 54 次 / 分。每个 QRS 波前均有一个 P 波（+），PR 间期恒定（0.16s）。I、II、aVF 和 V$_4$~V$_6$ 导联上 P 波为正向。因此这是窦性心动过缓。

QRS 时限正常（0.08s），电轴正常，在 0° 和 +90° 之间（I 和 aVF 导联上 QRS 波为正向）。QT/QTc 间期正常（400/380ms）。V$_3$~V$_5$ 导联上的 R 波振幅明显增高（]）（V$_4$ 导联上高达 40mm），这是左心室肥大的特征表现。但是，必须考虑患者体型，没有肺部疾患、消瘦的年轻者，这可能是正常的 QRS 振幅。还可见 J 点和 ST 段抬高（↑），尤其是 V$_2$~V$_5$ 导联。结合 QRS 波振幅可将其称之为早期复极。虽然可见于没有左心室肥大的年轻患者，但更常见于左心室肥大者的胸前导联。这属于正常变异，但当 ST 段出现显著改变且患者出现胸痛时，也可将其诊断为早期急性心肌梗死。然而，如果有不对称的 T 波而且缺乏互反的 ST 段压低，则未必能确诊为急性心肌梗死。■

无症状的 30 岁女性患者常规心电图检查。

问:该份心电图是心肌缺血吗？

QT 间期多少？

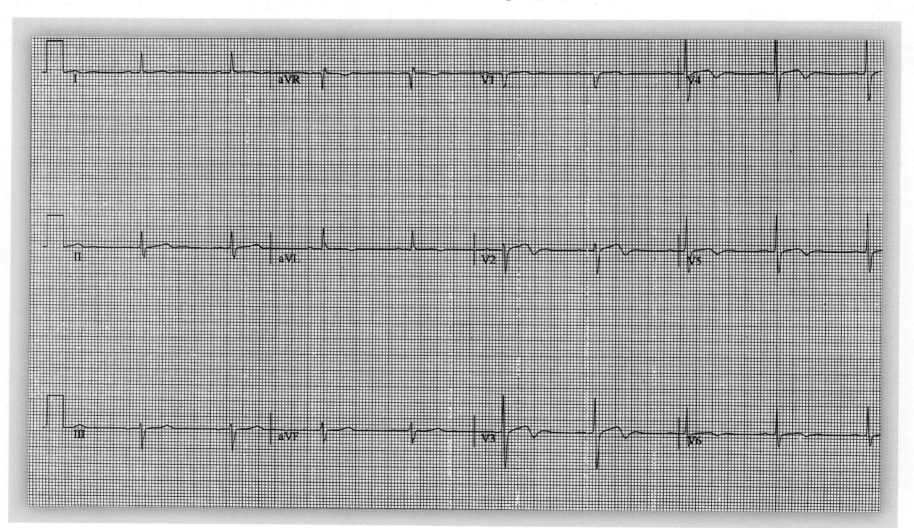

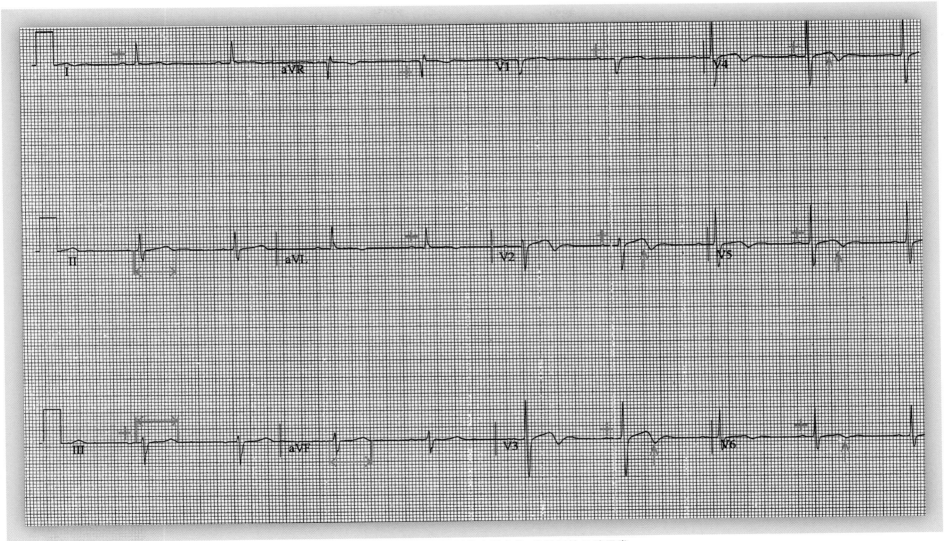

心电图 20 分析: **窦性心动过缓,电轴左偏,非特异性 T 波异常。**

心电图显示心律规则，心率 54 次 / 分。每个 QRS 波前均有一个 P 波（+），PR 间期恒定（0.16s）。Ⅰ、Ⅱ、aVF 和 V₄~V₆ 导联上 P 波为正向。因此这是窦性心动过缓。

QRS 电轴在 0° 和 -30° 之间（Ⅰ 和 Ⅱ 导联上 QRS 为正向，aVF 导联上 QRS 为负向），提示电轴左偏。尽管肢体导联上 QRS 波电压低，但尚未达到低电压的诊断标准（即每个导联上 QRS 振幅均 < 5mm）。V₂~V₆ 导联上 T 波为正负双向（↑），因此，这是非特异性 T 波异常。虽然没有特别重要的影响，但这些异常确实会影响 QT 间期的准确测量，此时应在 T 波相对正常且 T 波终点确切可辨认的导联上测量 QT 间期。对该病例，最适合的导联是 Ⅱ、Ⅲ 或 aVF 导联。QT 间期（↔）是 440ms，心率校正后的 QT 间期是 420ms。需注意的是，对无症状者，T 波倒置或双向 T 波是正常变异。然而，还必须考虑病理性病因，包括冠状动脉病、肥厚性心肌病、进展性心包炎和电解质异常。解释 T 波异常需结合患者的临床表现。临床上没有心肌缺血的表现，T 波的改变缺乏特异性。∎

52 岁女性患者，以偶有心悸为主诉来诊所就诊。做心电图检查。

问：出现这些症状最有可能的病因是什么？

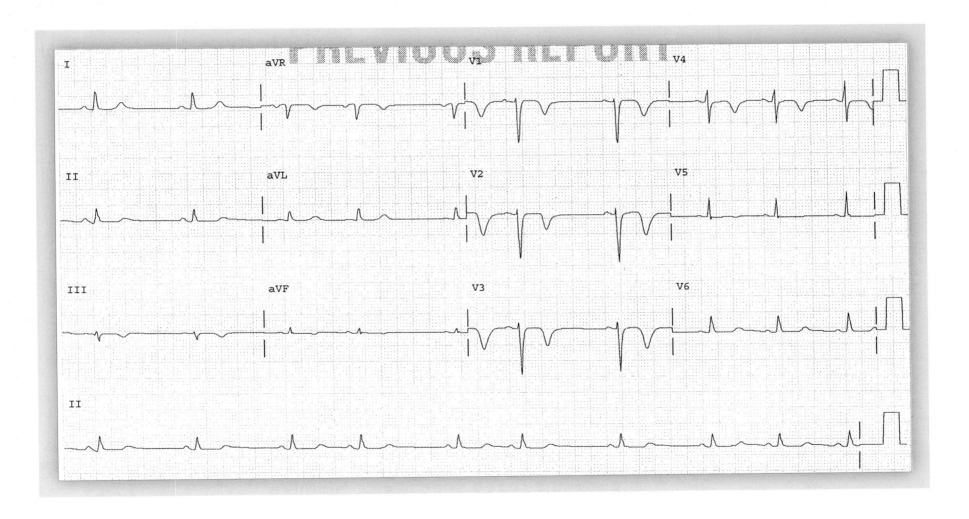

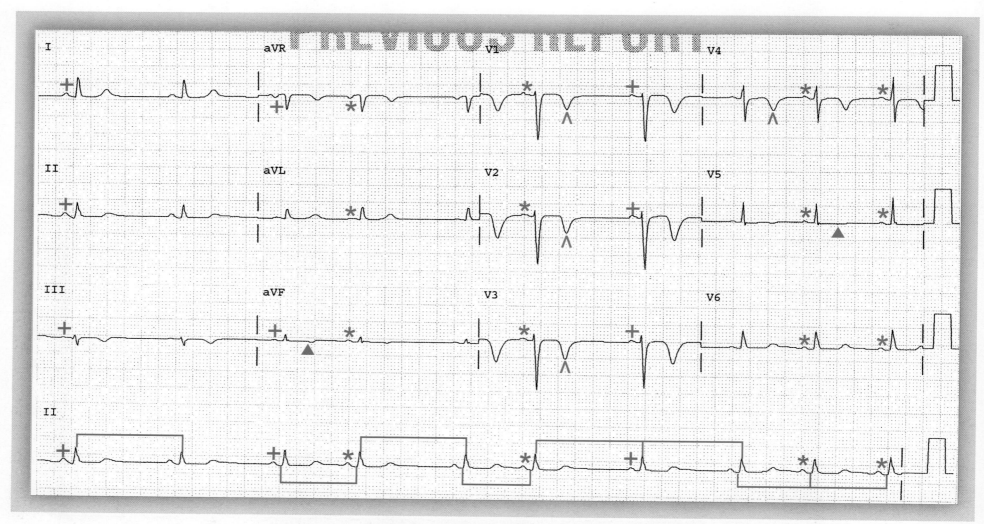

心电图 21 分析：**窦性心动过缓，房性期前收缩，非特异性 T 波变化，心电轴顺时针旋转。**

心电图显示了有规律的非正常心律节律，心率 50 次 / 分。这种节律来源于 QRS 波的提早出现（第 4、第 6、第 9 和第 10）。QRS 波持续时间是正常的（0.08s），心电轴正常，在 0° 和 +90° 之间。QT/QTc 间期正常（480/440ms），肢体导联低电压（每个导联 <5mm）。QRS 波前有 P 波（+），PR 间期稳定（0.16s）。P 波在Ⅰ、Ⅱ、aVF 和 V_4~V_6 导联上为正向。因此是窦性心动过缓。

然而，如图所示，因为有间歇的 P 波（*）过早出现和短 RR 间期的 QRS 波群（第 4、第 6、第 9 和第 10 波群）心律异常。虽然异常，但有一个固定的模式伴有相同的 RR 间期（ ⊔ ）和长间期（ ⊓ ）。因此说是规律的非正常心律。在 QRS 波群前有一个 P 波（*），与窦性 P 波的形态相比稍有不同。在 aVF 和 V_1~V_6 导联上最明显。因此 P 波和 QRS 波群提早出现成为房性期前收缩，因为 P 波形态与窦性 P 波非常相似，它们的初始位置离窦房结很近。

房性期前收缩可以引起心悸的症状。心悸不是期前收缩的结果，但是可以引起变量的停顿（长 RR 间期）和心室舒张时间的延长造成持续的心室充盈。因此随着下一次窦性收缩和心室收缩增强了收缩和心搏量（通过惊人的效应）引起心悸的感觉（后期外收缩增强作用）。对于这个患者可以通过长期的监视器综合分析她心律失常的症状，例如频发的房性期前收缩或者由期前收缩引起的心律失常，例如房性心动过速、心房扑动、心房颤动。

另外，可以在 V_1~V_4 导联上见到不对称 T 波倒置（^），在 aVF 和 V_5 导联 T 波平坦（▲）。在缺乏临床病史或其他心电图变化的情况下，这些 T 波倒置没有特异性。

最后，V_1~V_3 导联有一个低的 R 波递增，V_5 导联看到后过渡（R/S>1）。表明了心电轴的顺时针旋转。随着顺时针旋转，左心室的力向后转移，可以在横向心窝处的导联上观察到。低 R 波递增在女性也可以是由于力的衰弱，可能是因为乳腺组织。■

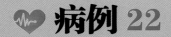
问:下面哪项是这个患者最不可能的疾病？

A. 未经治疗的高血压   C. 关键的主动脉狭窄

B. 严重的二尖瓣反流   D. 肥厚性心肌病

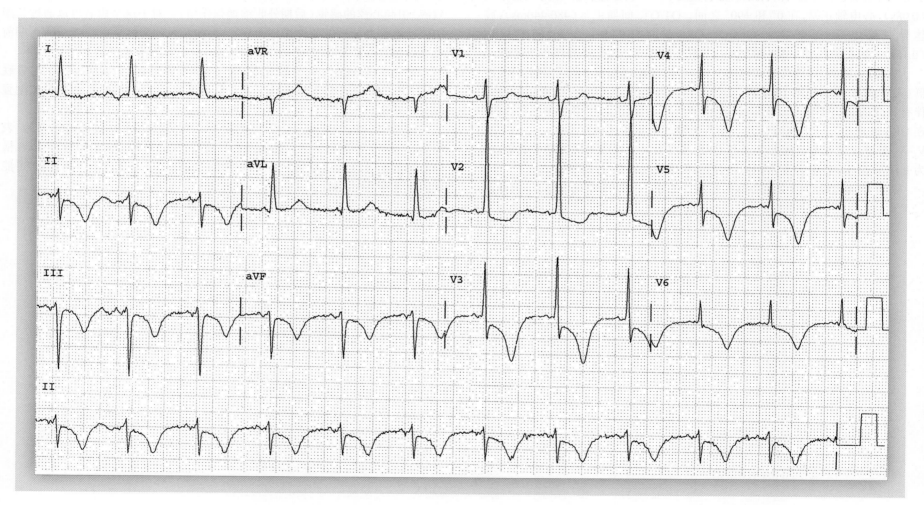

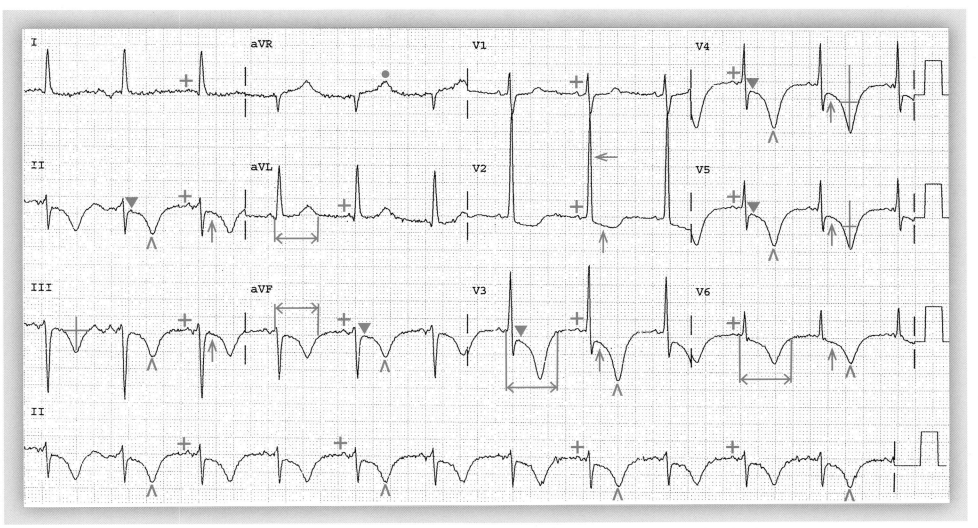

心电图 22 分析:正常的窦性心律,左前分支传导阻滞,心电轴逆时针旋转,由于心内膜下缺血导致的 ST 段压低。

心电图显示了心率68次/分，正常心律。每个QRS波群之前有一个P波（+），且PR间期稳定（0.16s），在Ⅰ、Ⅱ、aVF和V₄~V₆导联P波向上，因此这是正常的窦性心律。

QRS波群持续时间正常（0.10s），心电轴极端左偏。在-30°和-90°之间（QRS波群在Ⅰ、Ⅱ导联上为正向，在aVF导联上为负向）。因为波群在Ⅱ导联和aVF导联上有rS形态，心电轴左偏不是由于下壁心肌梗死（会有QS或者Qr形态），而是由于左前分支传导阻滞，属于传导异常。另外，在V₂导联上有高R波（←），是早期过渡和心电轴逆时针旋转的结果，左心室的力向前转移尤其是在早期的心前区导联（V₂的高R波）。

然而，QRS波群在V₂导联上振幅增加（R波=30mm），表明左心室的肥厚（LVH）。QT/QTc间期延长（↔）（520/550ms）。

然而，主要的发现是Ⅱ、Ⅲ、aVF和V₃~V₆导联上弥漫性、对称性的T波倒置（∧）。在aVR导联上T波为正向（●）实际上是T波倒置。另外，有J点的下降（▼）和ST段的压低（↑）。这种对称性的T波翻转和QT间期延长一样反映了弥漫性心内膜下的缺血，很可能是LVH的结果。心内膜下缺血的出现可能引起QT间期延长。最常见的引起LVH的原因包括未经控制的高血压、主动脉狭窄和肥厚性心肌病。二尖瓣回流导致的左心室扩张通常引起ST段和T波的异常，但是不包括LVH的压力增强。■

一个 46 岁男性多囊肾患者,新出现的左臂功能减弱和头痛,心电图检查如下。

问:这些异常发现的最有可能的病因是什么？

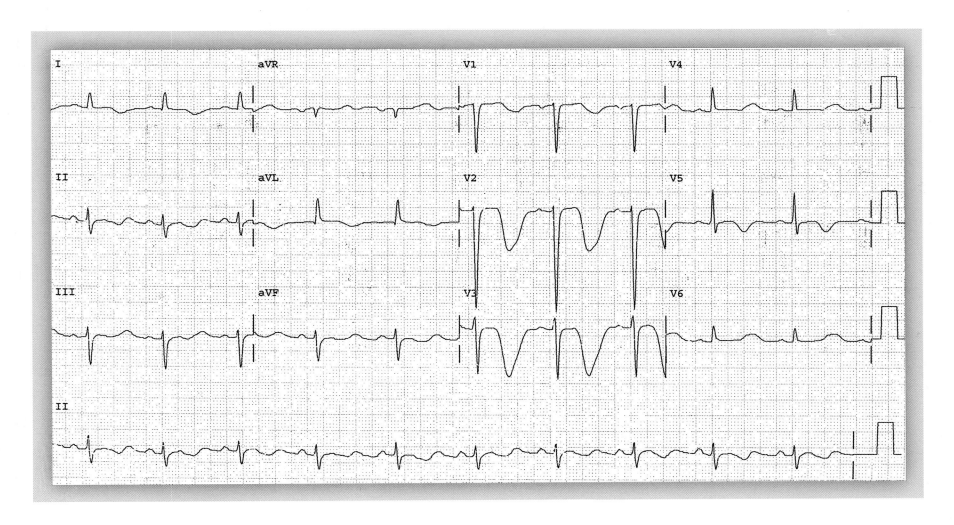

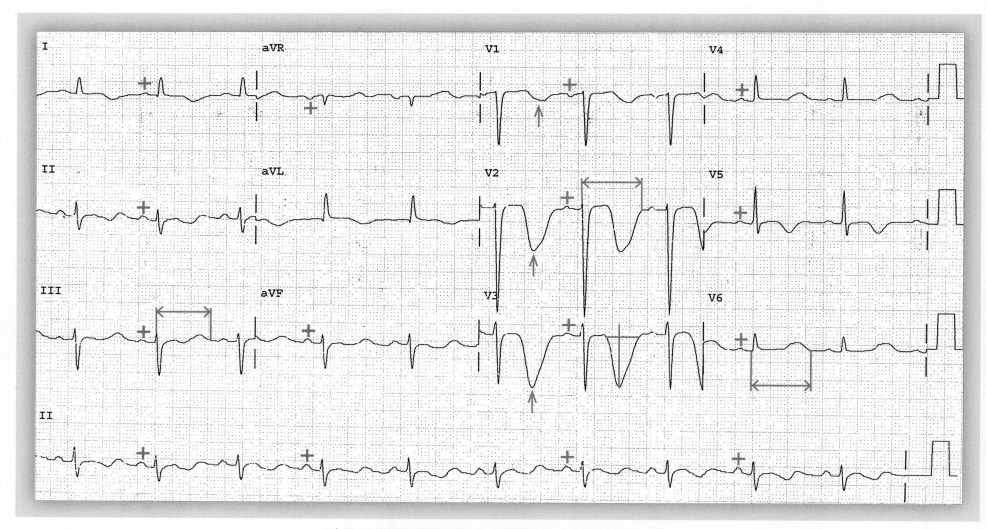

心电图 23 分析：正常的窦性心律，心电轴左偏，大脑性 T 波，QT 延长。

　　心电图呈现正常心律,心率 62 次 / 分。每个 QRS 波群之前有一个 P 波(+),PR 间期稳定(0.16s)。P 波在导联 Ⅰ、Ⅱ、aVF 和 V_4~V_6 上为正向。因此这是一个正常的窦性心律。心电轴左偏,QRS 波群在 Ⅰ 导联上为正向,在 aVF 导联上为负向,在 Ⅱ 导联上是等电位的,表明电轴是 -30°。主要的发现是在 V_1~V_3 导联上存在显著的深 T 波(↑)。T 波不对称,上行波较陡,下行波较缓(正常 T 波形态的倒置)。也表明 QT/QTc 间期的延长(620/630ms)(↔)。这种模式常在大脑内的疾病出现,例如蛛网膜下隙出血或脑内出血,这时的 T 波称为大脑性 T 波。QT 间期延长是自主神经失调的结果。5%~10% 的多囊性肾病的患者会伴有脑动脉瘤。■

57 岁女性患者，有长期的间歇性头晕，近期因晕厥而就诊急诊科室。发病前没有明显的前期症状。在患者头晕的情况下做了一个心电图检查。

问：最有可能的诊断是什么？
应该如何治疗这个患者。

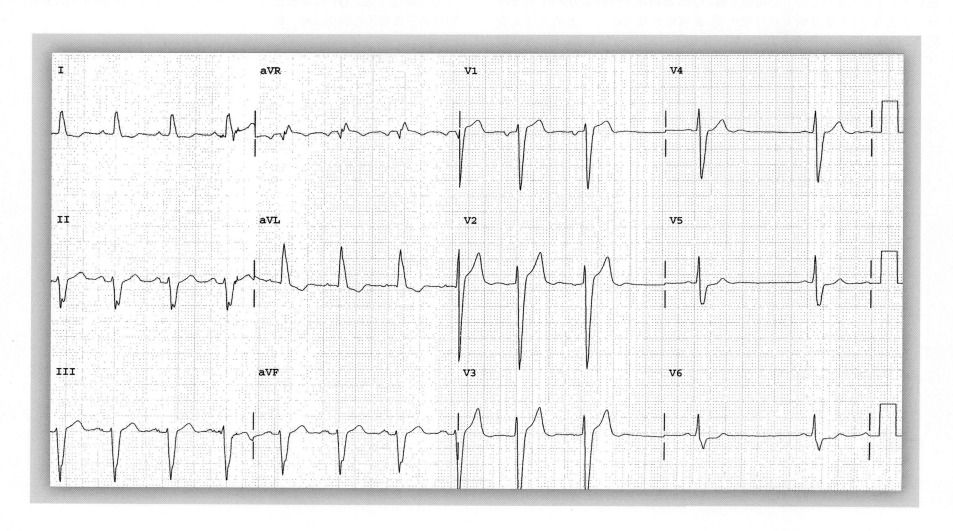

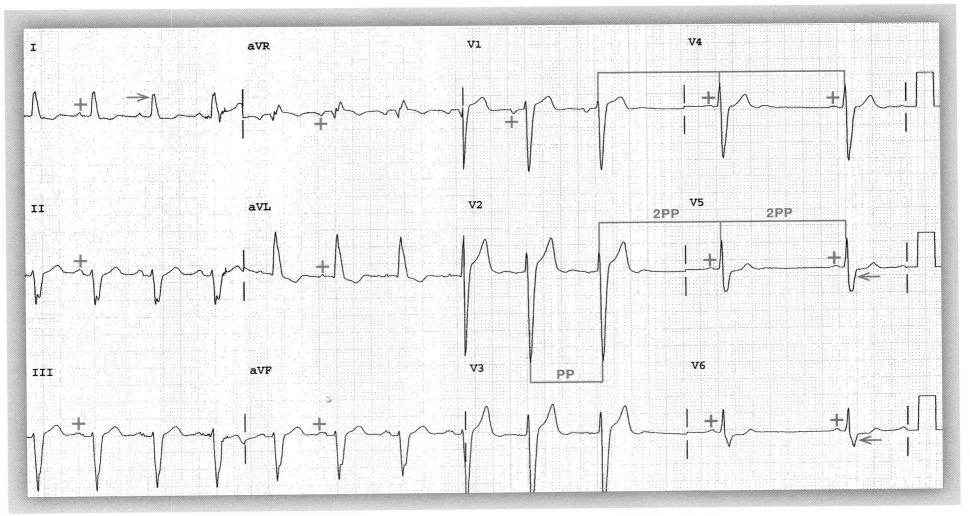

心电图 24 分析：正常窦性心律，心室内传导延迟（IVCD），左前分支传导阻滞，窦房结输出阻滞。

心电图结果显示在心率为 84 次 / 分的规律的不规则心律。QRS 波群前有一个正向的 P 波（+），PR 间期稳定（0.18s）。在 Ⅰ、Ⅱ、aVF 导联和 V_4~V_6 导联上 P 波是正向的。所以是正常的窦性心律。虽然 QRS 波群变宽（0.14s），但是没有特殊的波形出现 [Ⅰ 导联上出现高而宽的 R 波（→），这说明左束支阻滞，而且 V_5~V_6 导联上出现 S 波增宽而有切迹（←），时限增大，说明有右束支阻滞]。所以，这被认为是心室内传导延迟（IVCD）。

束支阻滞和心室内传导延迟是有很大不同的。在束支阻滞中，心室的活动不再依赖于这种正常的传导途径而是依赖一条非正常的脉冲传导途径而直接激活心肌。因此，这种异常现象导致心室活动不被理解。相反，在心室内传导延迟是一种通过正常的希-浦系统的传导速度变慢。尽管心室的激活仍旧需要通过正常的传导途径，但是异常的激活途径也是可以形成的。在这个病例中，心电轴左偏（-30° 和 -90° 之间），并且在 Ⅰ 导联上有正向的 QRS 波群，在 Ⅱ 导联和 aVF 导联上出现了负向的 QRS 波群。这说明是左前分支的阻滞合并心室内传导延迟，但是如果有左束支阻滞就不能这样诊断。QT/QTC 间期虽有延长（400/470ms），但却是由于 QRS 间期的延长（340/400ms）所致，所以是正常的。

这种心律是规律的不规则心律，因为其在第 10、第 11 和第 12 个 QRS 波群中间出现了两个长的 RR 间期（⌐）。这种长的 RR 间期是由于心率突然降到 42 次 / 分。没有证据可以说明在这个间期有出现非传导的 P 波，这叫窦性停搏。这种窦房结异常可能是异常脉冲波形成或者异常脉冲波扩散的表现。在这个病例中，在间歇周围的 PP 间期等于正常的 PP 间期的两倍（⌐），所以窦房结输出阻滞。这种窦房结不能及时地发出激动，不能把信号传播到窦房结以外的部位，也不能激动心房，因此 P 波缺失。尽管上一个窦房结的心律不受影响，但是下一个窦房结不能及时地激动，也不能够激活心房，从而保证了 PP 间期的规律性。

窦房结停搏的另一个原因是窦房结阻滞。在这种情况下，窦房结不能产生脉冲波。因此，异常 PP 间期与正常的 PP 间期没有关系。这种间歇时间会大于两倍的 PP 间期，这就意味着潜在的窦房结功能紊乱，叫作病态窦房结综合征（SSS）。

这种窦房结阻滞一般是短暂的，所以一般不用任何治疗。但是，如果是持续性的窦性停搏，就会出现一定的病症，治疗用阿托品、异丙肾上腺素或者一个临时的起搏器。在缺乏可逆的病因（例如药物作用），这种有病症的窦性停搏是启用永久起搏器的一个一级使用指标。如果这是一个偶然发现的有病症的患者，那就不是使用起搏器的指标。但是，窦房结功能紊乱，心率 < 40 次 / 分那就是启用永久性起搏器的二级指标。■

74 岁男性患者,已知有冠状动脉疾病和医院确诊的心房颤动和室性心动过速。另外,他有服用阿司匹林、β- 受体阻滞剂、他汀类药物的用药史,指定用药有控制心率的维拉帕米。第二天,诉出现了间歇性的头晕,在他出现病症的时候做了以下的心电图。

问:导致头晕的最主要原因是什么?

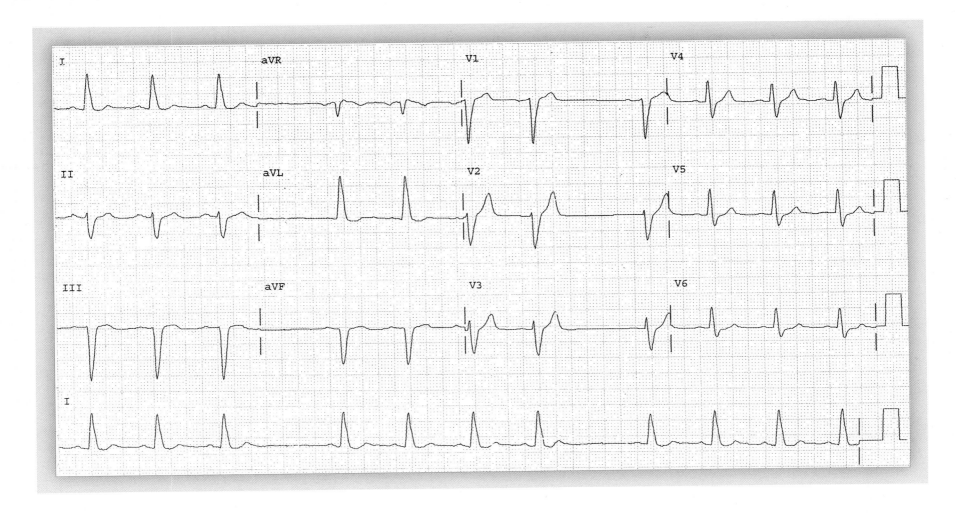

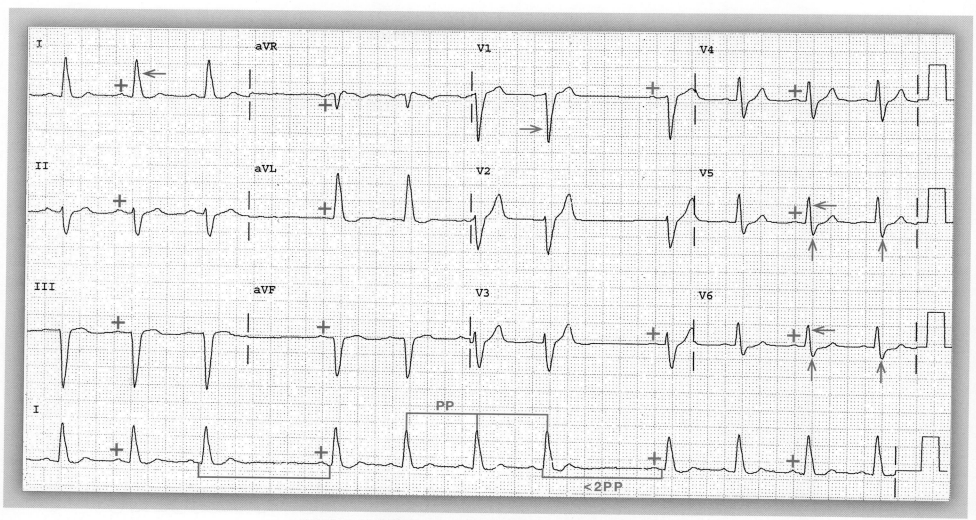

心电图 25 分析:**正常窦性心律,心室内传导延迟,左前分支阻滞,窦房结阻滞。**

这个心电图显示是一个在心率为 76 次 / 分的不规律的心律。在 QRS 波群前出现了一个正向的 P 波（+），同时一个很稳定的 PR 间期（0.2s），在Ⅰ、Ⅱ、VF 导联和 V_4~V_6 导联上 P 波是正向的。所以这是一个正常的窦性心律。

心电轴极端左偏（-30° 和 -90° 之间），在Ⅰ导联上 QRS 波群是正向的，在Ⅱ导联和 aVF 导联上是负向的。QRS 波群变宽（0.16s），同时在Ⅰ、V_5~V_6 导联上出现了一个高而宽的 R 波（←），在 V_1 导联上出现了一个增宽的 QS 波群（→），没有其他改变。这就是左束支传导阻滞（LBBB）的特点。但是，在 V_5~V_6 导联上有一个增宽且有切迹的 S 波（↑），这就暗示他有右束支阻滞。Left-to-right 的力量在 LBBB 中没有发现。所以这是一种心室内传导延迟（IVCD）。在这种情况下，正常传导途径的传导速度会减慢，但在左束支上没有阻碍。IVCD 传导是通过正常的传导途径，只是传导很慢。因此，可以诊断为左心室的异常。在左束支阻滞的情况下，左心室激活不是通过正常的传导途径，而是直接激活心肌，这样看左心室异常这个诊断不是很可靠。虽然 LBBB 没有诊断，但是心电轴左偏却是一个左前分支阻滞（LAFB）的表现。如果存在 LBBB，那么 LAFB 的诊断也是不准确的，因为两支都会被影响。QT/

QTc 间期（360/410ms）间期是正常的。

这种不规则的心律由于两个间歇间的心房激动或者 P 波的缺损（⎵）。这就是窦性间歇。这个间歇的 PP 间期和正常的 PP 间期没有关系（⎤）。这种 PP 间期是不能修复的。这就是窦房结阻滞，它是由于窦房结不能正常起搏，但是可以在一段时间后恢复造成的。这就是潜在的窦房结功能紊乱的早期预兆。

而导致这个患者心律失常的最主要原因可能是大量用药。β- 受体阻滞剂和钙通道阻滞剂联合使用可能导致与窦房结或者房室结相关的严重的心动过缓。在这种情况下，这些结点会被抑制。但是，要让这些结点重新工作，这就是安装永久性起搏器的一级指标，如果停搏时间持续，且出现相应的病症，最后会出现病态窦房结综合征。

需要注意的是，局部缺血不是窦房结异常的原因。窦房结和房室结发出的潜在的激动是依赖钙离子的流动，并且钙离子的流动不需要钙泵。所以窦房结和房室结激动不受局部缺血的影响。■

62 岁男性患者,常规体检,无心脏病史,心电图报告作为部分评估。　　　　　　问:该患者是否患有前壁心肌梗死?

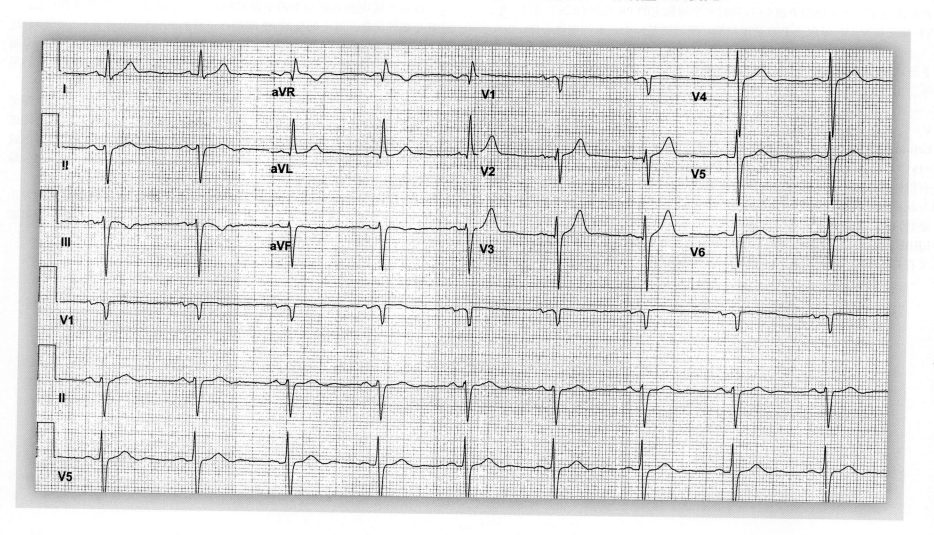

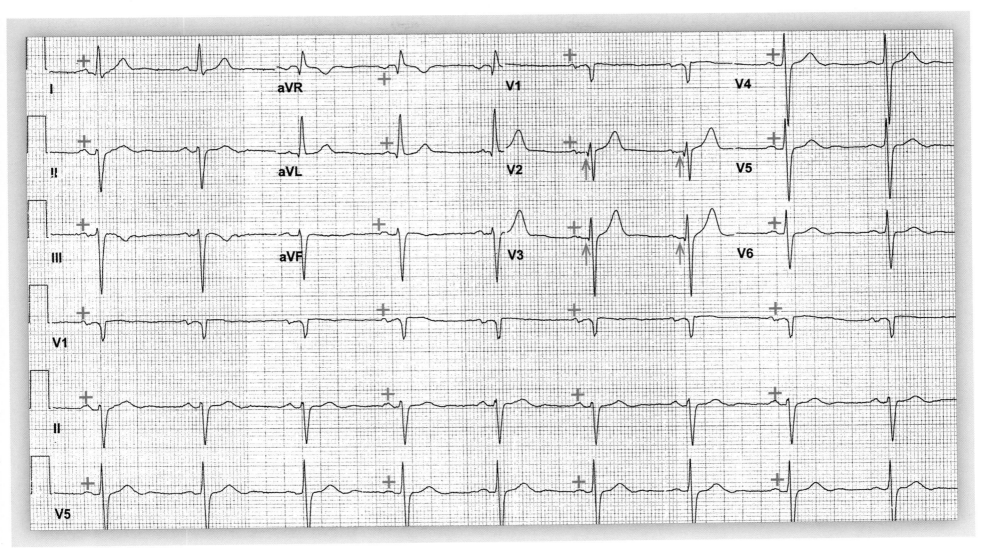

心电图 26 分析：窦性心动过缓，心室内传导延迟（IVCD），左前分支传导阻滞（LAFB）。

该心电图显示一个有规律的心律,心率为 56 次 / 分。在每一个 QRS 波群前面都有一个 P 波(+),PR 间期稳定(0.18s)。P 波在 Ⅰ、Ⅱ、aVF 导联和 V₄~V₆ 导联正向。因此,这是窦性心动过缓。

QRS 波群持续时间延长(0.12s)。没有左右束支传导阻滞的典型特征。因此,这是一个心室内传导延迟(IVCD)。QT/QTc 间隔正常(400/350ms)。电轴极度左偏,在 -30° 和 -90° 之间(QRS 波群 Ⅰ 导联正向,Ⅱ 和 aVF 导联负向,呈现 rS 形态)。这叫左前分支阻滞(LAFB),或者叫半支阻滞。左束支是分布在左心室的,分成一个小束(中等的分支支配心室内隔膜)和两个主束,左前和左后束。左前束分布于左心室的底部,左后束遍布左心室的下部。存在左前分支阻滞(LAFB)的情况下,要通过左后束激活左心室,这种激活的方向是偏上和偏左的,导致电轴严重左偏。左心室激活没有明显的延迟,因此束支传导阻滞不会导致 IVCD(如,QRS 持续时间正常),如果 QRS 波群变宽,通常也会出现 IVCD。

区分由于 LAFB 造成的极端左轴,QRS 波群在导联 Ⅱ 和 aVF 出现 rS 形态和下壁心肌梗死,这种情况下 QRS 波群呈现 Qr 的形态。

在 V₂~V₃ 导联出现小的 Q 波(↑)。尽管表明任何前 Q 波呈现心肌梗死,这种小的前 Q 波表明左束中隔分支阻滞。这意味着发展为一个完全的左束支传导阻滞,患者更有可能有左前分支阻滞。

左前分支阻滞通常是先天的传导疾病引起的,导致纤维化或者束钙纤维化。这有可能是由缺血性心脏病伴随先前的梗死和传导系统的纤维化、先天性的心肌症伴随心肌弥漫性纤维化、高血压、或者是改变希－浦系统的药物引起的。左前分支阻滞有可能是永久性的、间歇性的或者心律相关的。■

一个 64 岁患者的常规体检。

问:患者反常的 QRS 轴最有可能的病因是什么？

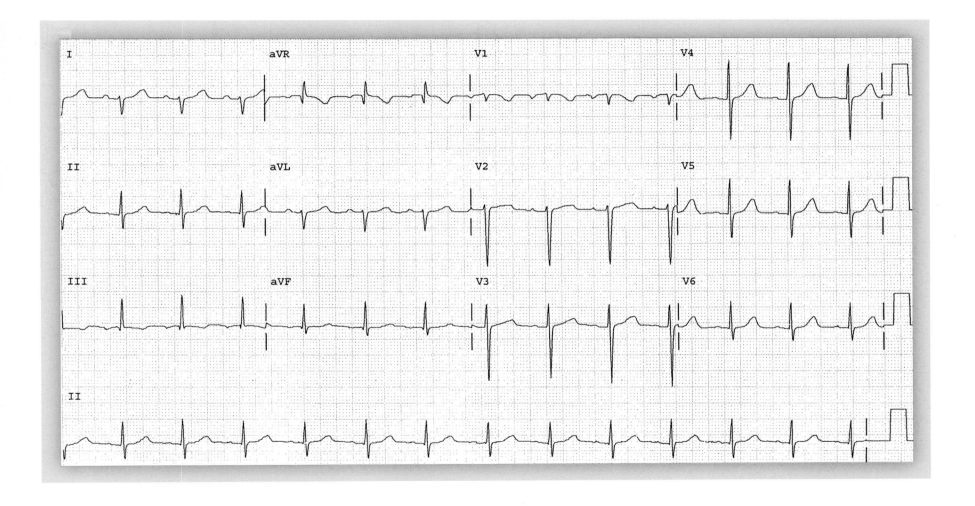

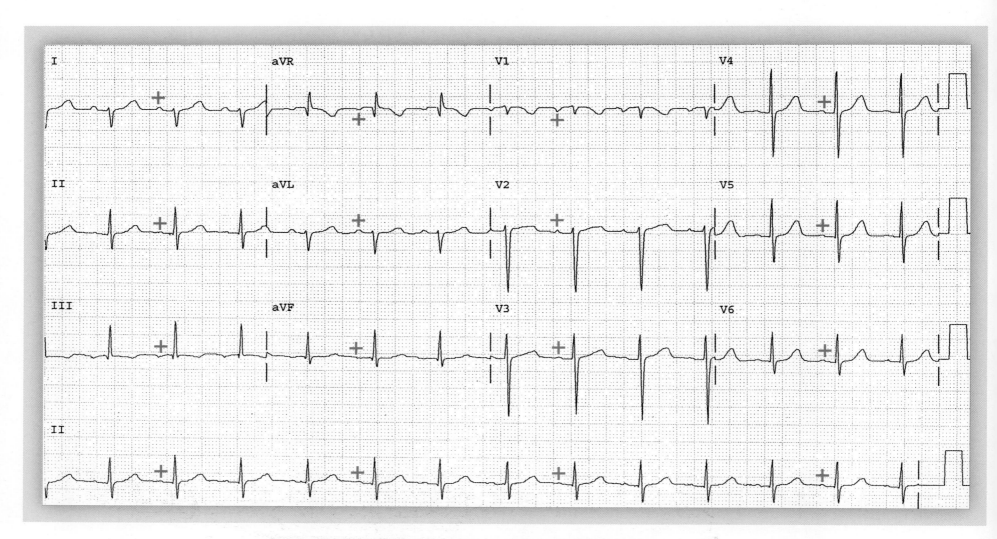

心电图 27 分析：正常窦性心律，左后分支阻滞导致电轴右偏。

心电图显示心律规则,心率 82 次 / 分,QRS 波群前有 P 波(+),PR 间期稳定(0.20s)。P 波在 I 、II 、aVF 和 V₄~V₆ 导联上为正向。因此,是一个正常的窦性心律。

QRS 波群持续时间正常(0.08s),QT/QTc 间隔正常(380/440ms)。电轴向右偏,在 +90 和 +180° 之前(QRS 波群 I 导联上为负向,aVF 导联上为正向)。QRS 波群 I 导联上呈现 rS 形态。

电轴右偏转通常是反常的,可能由于:

- 右心室肥大(RVH),这种情况下,在 V₁ 导联上有一个高的 R 波,通常有右心房肥大伴随肺性 P 波的证据,这种证据是有高、窄和尖的 P 波。
- 右到左臂导联转换,这种情况下 P 波在 I 导联和 aVL 导联上倒置。
- 右位心,证据是 P 波在 I 和 aVL 导联上倒置,同时在心口有逆转的非线性波(有一个高的 R 波在 V₁ 导联,从 V₁~V₆ 导联逐渐变短)。
- 阵发性心搏过速,这种 δ 波导致短的 PR 间期和宽的 QRS 波群。最初的 Q 波在 I 和 aVL 导联上(QS 波群)和非 rS 导联上导致电轴右偏。这是伪侧梗死。
- 左后分支阻滞(LPFB),最初的 QRS 振幅形成 I 导联和 R 波(rS 波群)。LPFB 的诊断是基于其他导致电轴有偏转的因素已排除。

心电图的电轴右偏是因为左后分支阻滞(I 和 aVL 导联上 rS 波群),这里没有其他的特征表明导致电轴右偏(肾血管性高血压、右位心、右到左导联转换、侧壁心肌衰竭梗死、阵发性心搏过速)。尽管左后分支阻滞普遍性比较小,导致 LPFB 的原因和左前分支阻滞是一样的,包括先天传导系统疾病、高血压、缺血性心脏病、或者原发性心肌症。

一名 26 岁因为体育运动导致踝关节骨折的
患者，做常规心电图检查发现一个异常。

问:是否需要做进一步心脏检查？

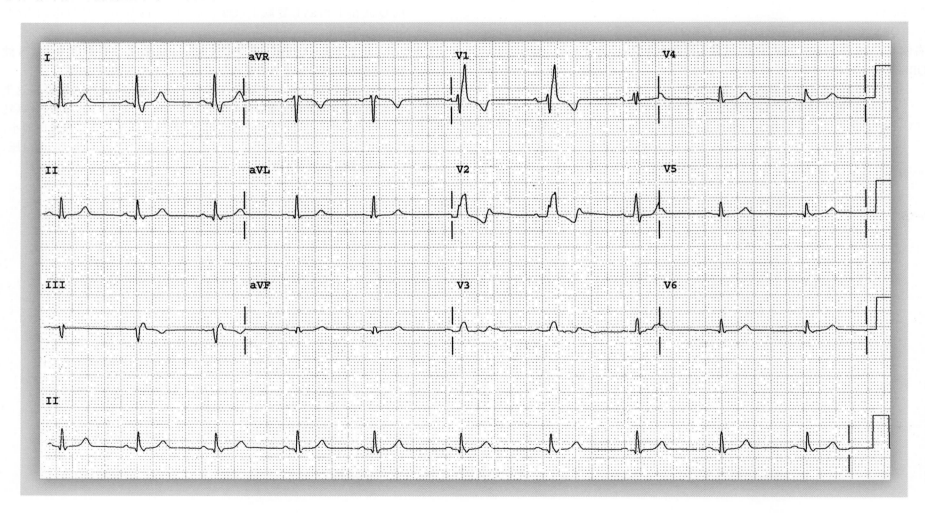

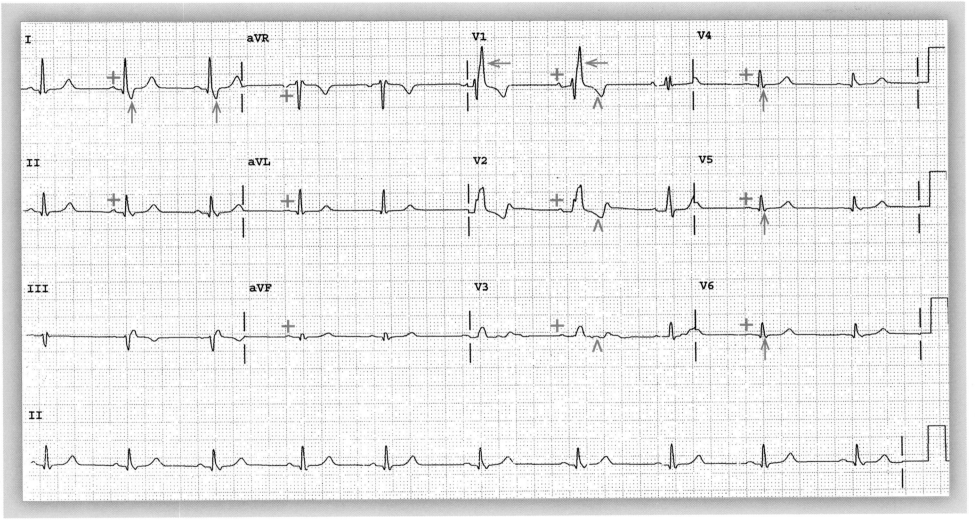

心电图 28 分析:正常窦性心律,右束支传导阻滞(RBBB)。

心电图显示心律规则，心率为 60 次 / 分。在每个 QRS 波群前面都有一个 P 波（+），PR 间期稳定（0.18s）。在 Ⅰ、Ⅱ、aVF 导联和 V_4~V_6 导联上 P 波为正向。因此是一个正常窦性心律。

QRS 波群期间增加（0.14s）。在导联 V_1 有个 RSR' 波群，并且 R'（←）变宽变高了。一个更宽的 S 波（↑）末端好像出现在导联 Ⅰ 上；尽管在这个心电图中不那么明显，在导联 V_5~V_6（↑）上 S 波明显变宽。这是典型的右束支传导阻滞，在右心房出现延迟性激活。在导联 V_1~V_3 的 ST-T 波出现与右束支传导阻滞相关的异常（∧）。QRS 波群在 0° 和+90° 之间有一个正常的轴（在 Ⅰ 和 aVF 导联上的 QRS 波群为正向）。当 QRS 期间延长（420/430ms 和 360/370ms）QT/QTc 间期正常。

右束支传导阻滞的诊断基于以下方面：

- 由于右心室的延迟性激活导致 QRS 期间 ≥ 0.12s。
  右心室的激活来自左束和左心室，且直接通过心肌。因此 QRS 波群的终端力量直接从左传向右。

- 终端力量直接从左传向右导致的结果就是 QRS 波群在 V_1 导联上出现第二个 R 波（RSR' 型），伴随着在 V_1~V_2 导联出现一个宽的末端 R 波（R'），在 Ⅰ 和 V_5~V_6 导联上出现宽的末端 S 波。广阔的终端波形是由于长时间的右心室激活，其冲动的传导是直接通过心室肌，而不是正常的希－浦系统。

- 右心室复极化异常，在导联 V_1~V_3 能看到第 2 个 ST-T 波的改变。

- 当右心室激活出现异常，右心室肥大不能被确切的诊断。

- 左心室激活正常。因此，QRS 波群开始部分是正常的，左心室的异常（左心室肥大、梗死、局部缺血和心包炎）能被诊断。

右束支传导阻滞可见于健康的个体和一些病理情况，如特发性传导系统疾病（Lev 或 Lenègre）、伴随陈旧性心肌梗死的缺血性心脏疾病、心肌炎、高血压、心肌病、急性右心室压升高（如肺栓塞）和慢性右心室压升高（如肺心病）或左向右分流（如房中隔缺损）。■

1 名 75 岁的患者因为急腹症来到急诊科,可能是急性胆囊炎。在进入手术室之前做了心电图检查,发现异常。

问:还有进一步的检查可表明优先选择外科手术吗?

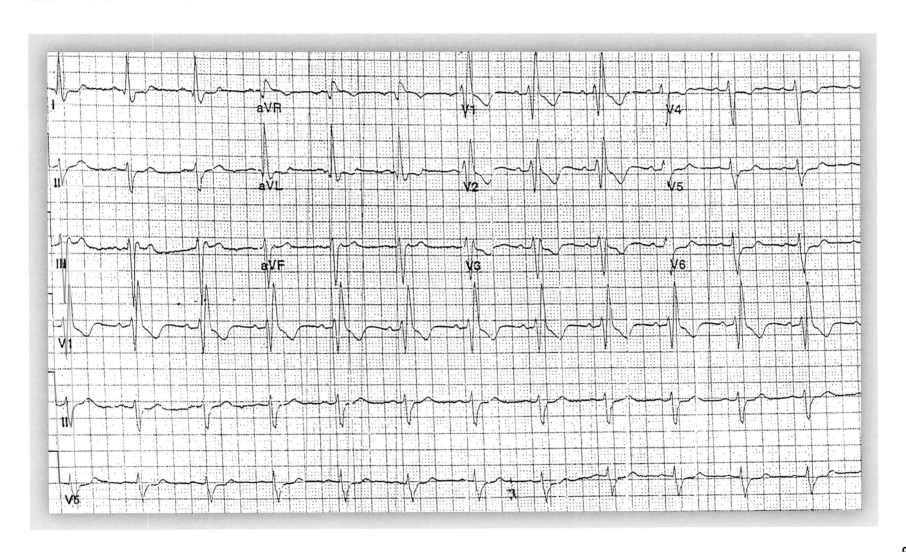

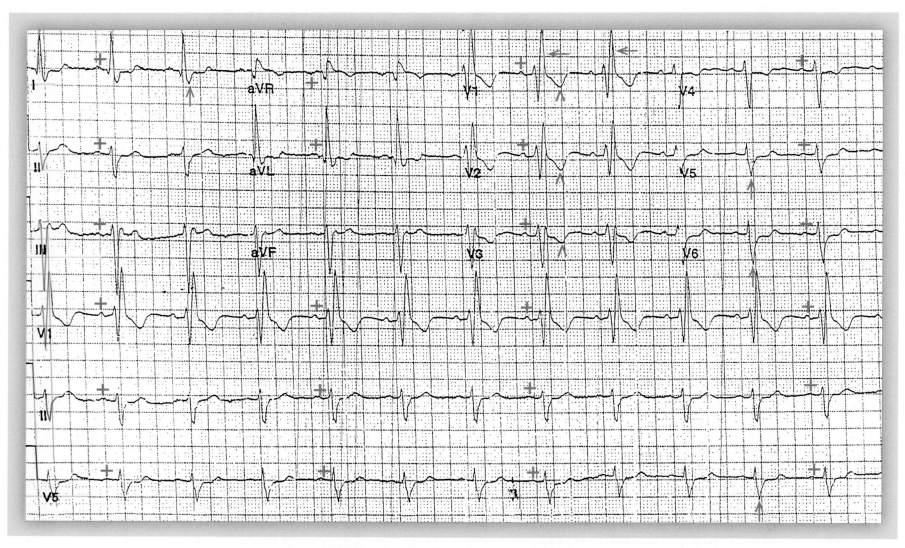

心电图 29 分析:**正常的窦性心律,右束支传导阻滞(RBBB),左前支传导阻滞(LAFB),双束支传导阻滞。**

心电图显示心律规则,心率 74 次 / 分。每个 QRS 波群之前有一个 P 波(+),PR 间期稳定(0.16s)。P 波在 I、II、aVF 和 V_4~V_6 导联上为正向,因此这是正常的窦性心律。

QRS 波群持续时间增加(0.16s),形态显示出典型的右束支传导阻滞(RBBB)模式,在 V_1~V_2 导联上有 RSR' 波(←),在 I、aVL 和 V_5~V_6 导联上出现宽的终端 S 波(↑)。可以在 V_1~V_3 导联上见到与 RBBB 相关的 T 波异常(∧)。此外电轴左偏,在 -30° 和 -90° 之间(QRS 波群在 I 导联上为正向,在 II 和 aVF 导联上为负向并伴有 rS 形态)。极度的电轴左偏不是下壁心肌梗死的结果,下壁心肌梗死的 QRS 波群会呈现 QS 或者 Qr 形态。这里的 QRS 波群是 rS 的形态,表面极度的电轴左偏是左前束支传导阻滞(LAFB)的结果。

因此在 3 个主要束支里有 2 个传导阻滞(右束支和左前支)。这被称为双支传导阻滞。QT/QTc 间期正常,伴随 QRS 波群持续时间延长(400/480ms).

双束支传导阻滞的出现使我们担心正要经历手术的患者,因为进一步的传导问题可能发展为完全的心脏阻滞。然而又没有证据表明这一定会发生,双束支传导阻滞并不是暂时在手术前起搏或者永久在手术后起搏的指标。起搏将用于有证据表明已经影响到左后束支出现症状的患者(三束支传导阻滞的疾病),例如交替左束支分支传导阻滞和 RBBB、RBBB 和交替 LAB、左后束支传导阻滞、莫氏 II 型阻滞或伴有室性逸搏心律的间歇性完全心脏传导阻滞。∎

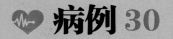

下面的心电图来自 1 名存在心肌梗死患者。这个患者 6 个月前的心电图完全正常。

问：这个患者心肌梗死最可能的位置在哪？

患者存在新发的心电传导异常，预后会怎么样？

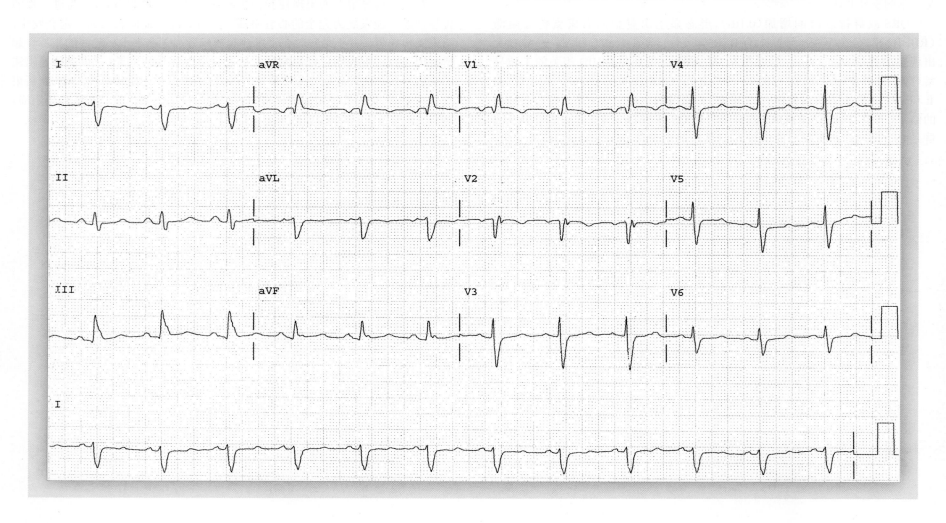

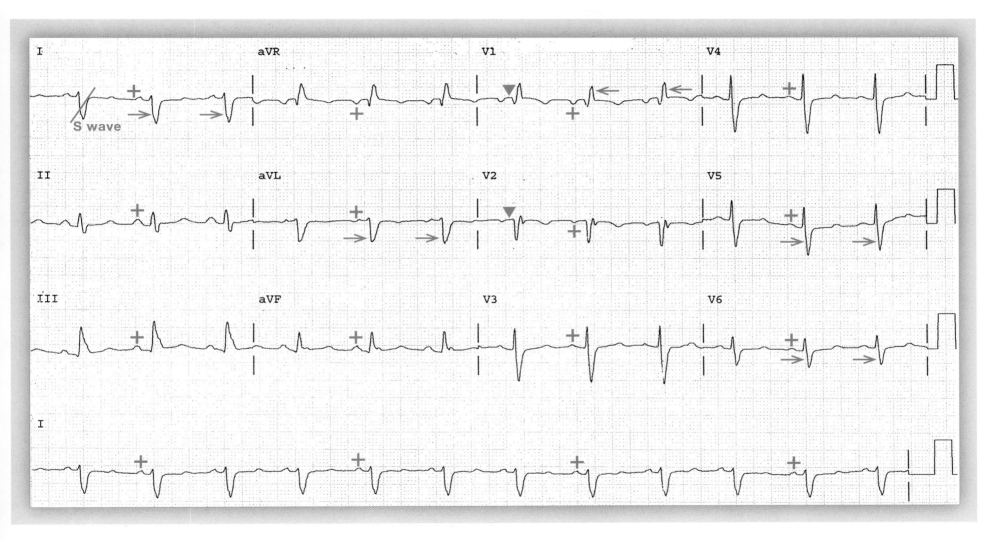

心电图 30 分析:正常窦性心律,右束支传导阻滞(RBBB),电轴右偏是由于左后分支传导阻滞(LPFB),双分支传导阻滞,旧前间壁心肌梗死(MI)。

心电图显示心律规则,心率为72次/分。在每个QRS波群前面都有个P波(+),PR间期稳定(0.16s)。在Ⅰ、Ⅱ、aVF和V₄~V₆导联上P波为正向。因此是一个正常窦性心律。

QRS波群期间增加(0.16s),有一个右束支传导阻滞(RBBB)形态。在导联V₁(←)上有个宽的R波或qR波群,在导联Ⅰ、aVL和V₅~V₆上有一个宽的S波(→)。在+90°和+180°之间的轴心向右偏移(在导联aVF上,QRS波群为正向,在Ⅰ导联上QRS波群为负向)。在Ⅰ导联上出现宽的S波末端是由RBBB引起,所以重要的是,在测定轴中不包括该波形,因为这代表了右心室去极化。只有位于QRS第一个0.08s才被认为是轴。然而,即使忽略末端S波,在导联Ⅰ上的QRS波群仍为负向,因此轴的确向右偏移了。不存在任何其他的心电图特征对轴向右偏移做出解释(右心室肥大、右向左肢导联变换、单侧梗死、右心位、wolff-parkinson现象),这是左后分支传导阻滞(LPFB)的一个结果。一个RBBB和LPFB的存在被定义为双束支传导阻塞,与第29个病例讨论的相似。这里Q波同样位于导联V₁~V₂(▼)上,这与旧前间壁心肌梗死一致。

由于其解剖位置,孤立的LPFB(半支阻滞)不常见,因此是最不寻常的束行传导疾病;左后支经常在后壁或下后壁内铺开,被疾病的发生影响的可能性很小。此外,还有来自左前支下行动脉中隔分支和后分支下行动脉AV节点分支的双重血液供应。其也是存在特发性病因(如Lev's或Lenègre's)或者存在与心肌症、高血压、心肌炎或广泛的冠状动脉和心肌梗死相关。当孤立的LPFB出现在冠状动脉疾病和早先出现过的心肌梗死情况下,一般都意味着有更多广泛的疾病。与RBBB和左前分支传导阻滞相比,LPFB和RBBB的存在与出现完全性心脏传导阻滞风险的可能性增加25%~75%。在急性心肌梗死情况下出现LPFB时,患者死亡率增加,主要作为更广泛冠状动脉疾病存在的结果。■

24 岁男性患者,大学入学前常规体检,平素无心脏病及心血管相关症状。 问:该心电图中 QRS 波是否异常?

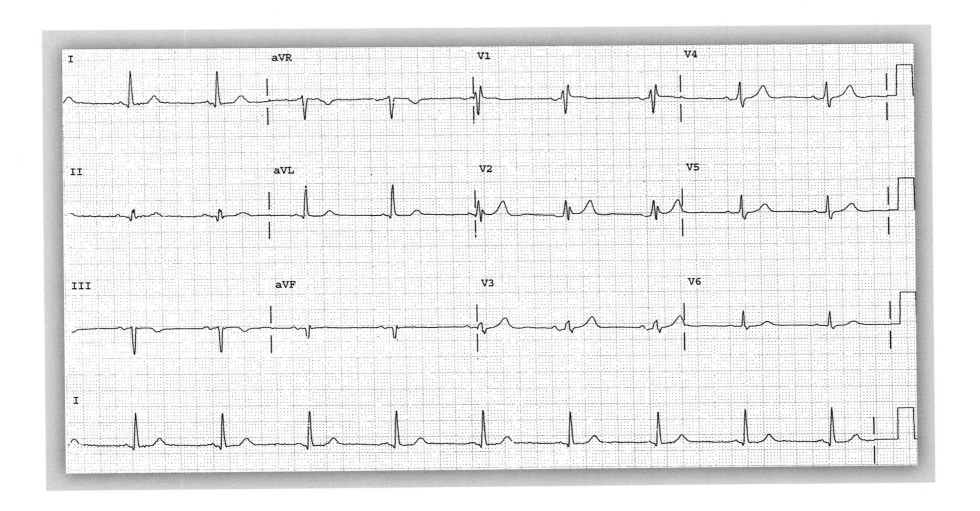

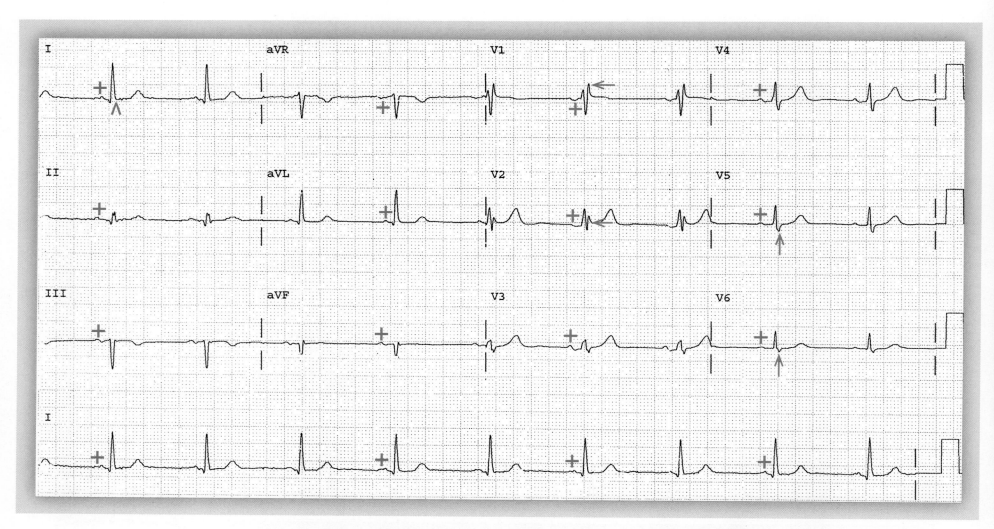

心电图 31 分析：窦性心动过缓，电轴左偏，右心室室内传导延迟（IVCD）（不完全性右束支传导阻滞）。

心电图显示心律规则,心率为 54 次 / 分。每个 QRS 波前面均有一个 P 波(+),PR 间期稳定(0.16s)。P 波在 I、II、aVF 和 V₄~V₆ 导联上为正向。

QRS 波时限异常(0.10s),且存在生理性电轴左偏 0° 和 -30° 之间(aVF 导联上 QRS 波为负向,且 I、II 导联上 QRS 波为正向)。QT/QTc 间期正常(400/380ms)。尽管 QRS 波时限正常,但在 V₁~V₂ 导联上存在 RSR'(←),因此,该 QRS 波形态酷似完全性右束支传导阻滞(RBBB),但该 QRS 波时限并没有延长,且 I 导联(∧)上 S 波不宽,V₅~V₆ 导联(↑)上 S 波的时限正常。当

QRS 波的宽度长于 0.10s 但短于 0.12s 时,如出现以上心电图表现,尽管最好称之为右心室室内传导延迟(IVCD),但通常倾向于称之为不完全性右束支传导阻滞。由于通过束支传导(如:右束支)是全或无现象,不完全传导实际上是室内传导延迟。当 QRS 波的宽度异常(如:≤ 0.10s),RSR' 形态是一种正常变异,提示轻度的右心室内传导延迟。这种被称为"嵴"的图形表示右心室室上嵴激动延迟。■

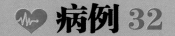
66 岁的老年患者,诊所常规检查的心电图。该患者自觉身体状况良好,无任何不适症状,但是血压高达 170/100 mmHg。

问:该患者需要完善哪些检查?

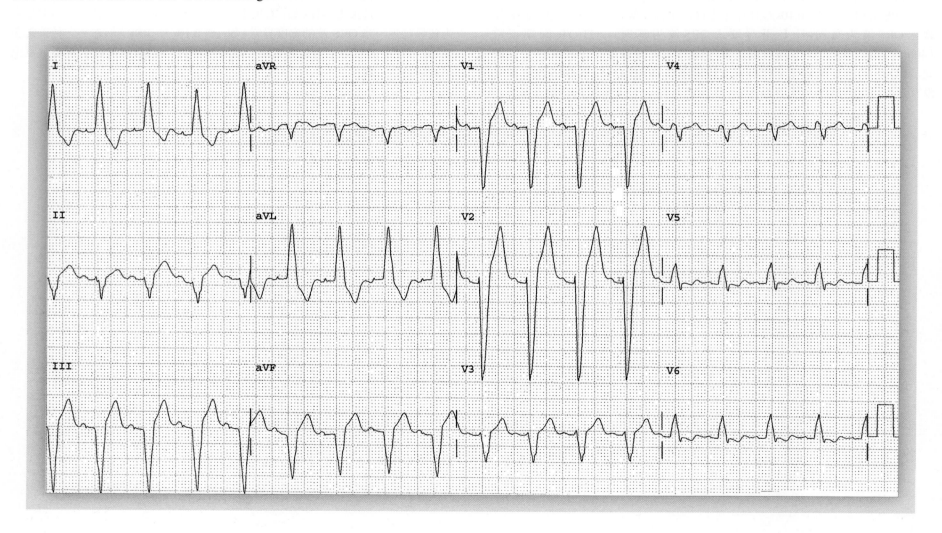

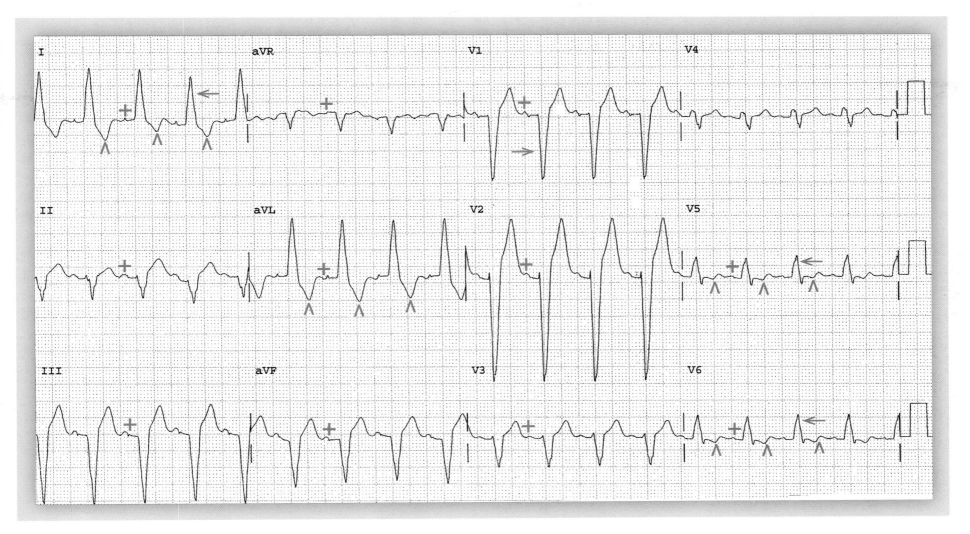

心电图 32 分析:窦性心动过速,左束支传导阻滞(LBBB)。

心电图显示心律规则,心率为 100 次 / 分。每个 QRS 波前面均有一个 P 波(+),PR 间期稳定(0.20s)。P 波在导联 I、II、aVF 和 V_4~V_6 上为正向。因此该心电图提示窦性心动过速。

心电图中 QRS 波时限延长至 0.16s。QT/QTc 间期延长(400/520ms),但因为将延长的 QRS 波(320/410ms)计算在内,所以仍属正常。导联 I 和 V_5~V_6(←)上出现宽的 R 波,并且在导联 V_1 上出现宽而深的 QS 波(→)。这是典型的左束支传导阻滞(LBBB)的图形。电轴显著左偏,在 -30° 和 -90° 之间(导联 I 上正向的 QRS 波和导联 II、aVF 上负向的 QRS 波)。然而,由于左束支包括左前分支和左后分支,将显著电轴左偏称之为左前分支阻滞是不恰当的。导联 I、aVL 和 V_5~V_6(∧)上 ST-T 改变对诊断左束支传导阻滞是第 2 位的。

左束支传导阻滞(LBBB)的特点如下:

- 由于左心室激动延迟导致 QRS 波时限 ≥ 0.12s。
- 左心室的激动来源于右束支和右心室起源,并直接通过心肌传导。因此,心室去极直接从右向左,通过心室肌,而不是希 - 浦系统,形成速度缓慢的激动和冲动。由此在导联 I、aVL 和 V_5~V_6 上产生了宽且高的 R 波,在导联 V_1~V_2 上产生宽且深的 QS 波。QS 波在整个心前区导联都存在的现象也不罕见(如:导联 V_1~V_6)。
- 由于室间隔是由一支小的来源于左束支的室间隔支神经支配,室间隔去极不能在心电图上体现出来,因此,在导联 I、aVL 或 V_5~V_6 上无 Q 波,在导联 V_1 上无 R 波。
- 所有去极方向均由右向左。无直接的从左向右的去极,因此,导联 I 和 V_6 上无明显的终末 S 波。
- 由于去极化的异常,复极化也是异常的(如:广泛的 ST-T 改变)。
- 电轴正常或左偏。由于左前分支和左后分支均受累及,电轴偏转与束支的阻滞无直接相关,而是与左心室异常的激动顺序有关,因为激动顺序直接通过左心室肌传导,而不是通过希 - 浦系统。电轴右偏未发现。
- 由于左心室肌激动异常,且激动并非通过希 - 浦系统,左心室异常容易被忽略 [如:左心室电轴(LVH)、心肌梗死、缺血、心包炎和心肌炎]。

左束支传导阻滞在非心脏疾病的年轻患者中不常见。由于老年患者常伴有心脏病,故其在老年患者中较常见。然而,左束支传导阻滞并不意味着即时的心肌缺血,常见于既往曾出现过心肌梗死(主要是室间隔)的缺血性心肌病。由于左束支传导阻滞可以导致 ST-T 改变,因此,存在左束支传导阻滞的情况下,即时的缺血不能直接依赖体表心电图来判断。如图所示,存在左束支传导阻滞的情况下,陈旧性心肌梗死的诊断并不可靠。左束支传导阻滞常见于特发性传导系统疾病(Lev 氏病与 Lenègre 病)以及左心室肥大、左心室瘢痕或纤维化、心肌病、心肌的浸润过程、主动脉瓣心内膜炎、风湿热和心脏外科术后。即使该患者无症状,仍需进一步完善超声心动图以评估升高的血压所导致的结构性心脏病,尤其是左心室肥大。■

47 岁男性患者,既往特发性扩张型心肌病,严重二尖瓣关闭不全和低射血分数。目前存在充血性心力衰竭。

问:该份心电图中传导异常如何归类？

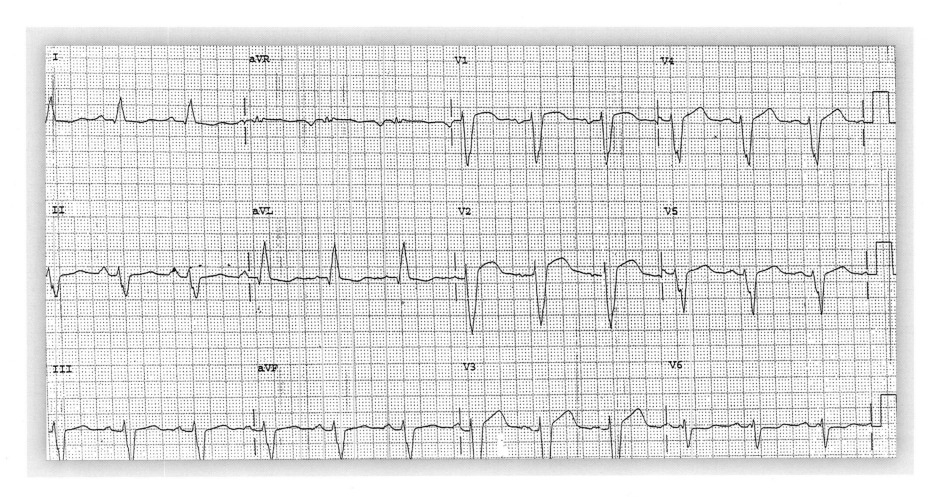

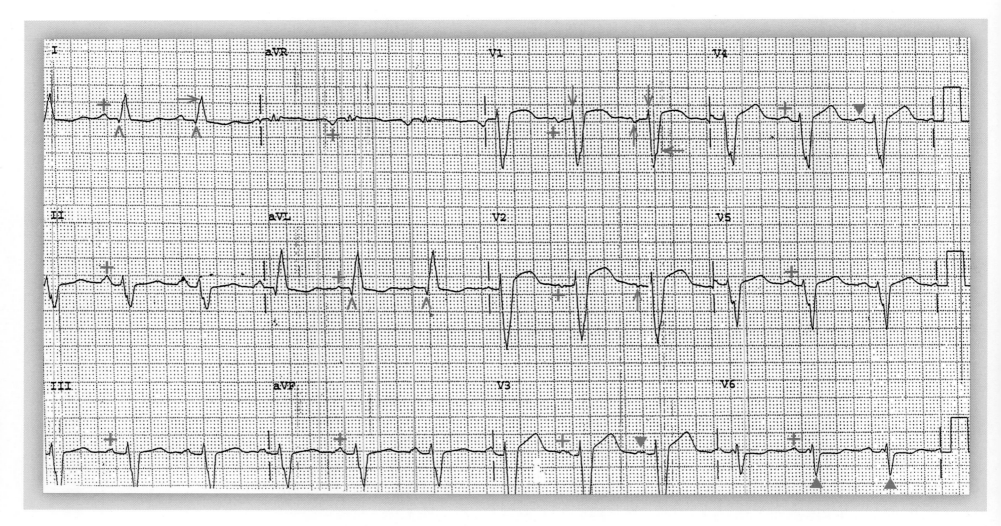

心电图 33 分析:正常窦性心律,Ⅰ度房室传导阻滞,左前分支传导阻滞,心室内传导延迟(IVCD)。

心电图显示心律规则,心率为 68 次 / 分。每个 QRS 波前面均有一个 P 波(+),PR 间期稳定(0.24s)。P 波在导联Ⅰ、Ⅱ、aVF 和 V₄~V₆ 上为正向。因此该心电图提示正常窦性心律,Ⅰ度房室传导阻滞。P 波较宽,且在导联 V₁ 和 V₂(↑)上呈现明显的双向性,在导联 V₃~V₄(▼)上可见切迹,这些特点与左心房增大一致。

心电图中 QRS 波时限延长(0.16s),电轴显著左偏,在 -30°和 -90°之间(导联Ⅰ上正向的 QRS 波和导联Ⅱ、aVF 上负向的 QRS 波)。尽管导联Ⅰ可见宽的 R 波(→),导联 V₁ 上可见深的 S 波(←),类似左束支传导阻滞的图形,但在导联Ⅰ和 aVL 上可见室间隔 Q 波(∧),且在导联 V₁ 上可见明显的室间隔 R 波(↓)。由于室间隔支激活间隔部是起源于左束支,间隔去极方向与左束支传导阻滞不一致。另外,导联 V₆(▲)上可见终末 S 波,提示最终的去极方向为左向右。左束支传导阻滞时,所有去极方向均为右向左,不应该存在

左向右方向的现象,这是因为右心室传导延迟所致。因此,该心电图并非左束支传导阻滞,而更倾向于心室内传导延迟(IVCD)。这种类似左束支传导阻滞的时限较宽的 QRS 波常见于严重的扩张型心肌病患者。QRS 波的宽度与左心室射血分数相关,QRS 波越宽,左心室射血分数越低。QT/QTc 间期延长(480/510ms),但在校正延长的 QRS 波时限后为正常范围(400/430ms)。

左束支传导阻滞时,左心室激活异常,冲动的传导不是通过正常的希-浦系统,而是通过心室肌直接传导,因此,左心室的异常不能有效地明确诊断。由于宽的 QRS 波不是左束支传导阻滞所致,左心室的激活是通过正常的希-浦系统,但被延长或减缓,常常是因为末端浦肯野系统弥漫且严重的纤维化。因此,左心室心肌异常,如心肌梗死、缺血、炎症(如心包炎)和肥厚均可诊断。另外,左前分支或左后分支阻滞导致的电轴偏移也可分辨出。该份心电图中,电轴显著左偏(-30°以上),为左前分支传导阻滞。■

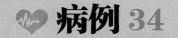

80岁女性患者,急性左髋关节骨折。否认既往心脏病史。外科手术前常规心电图检查结果如下,进一步的心脏专科意见是什么？

问:该患者既往是否患过心肌梗死(MI)?

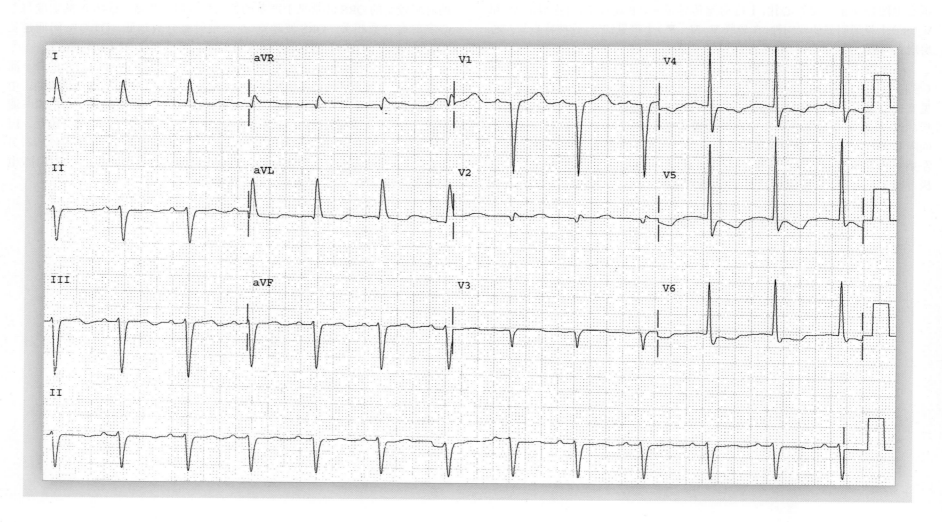

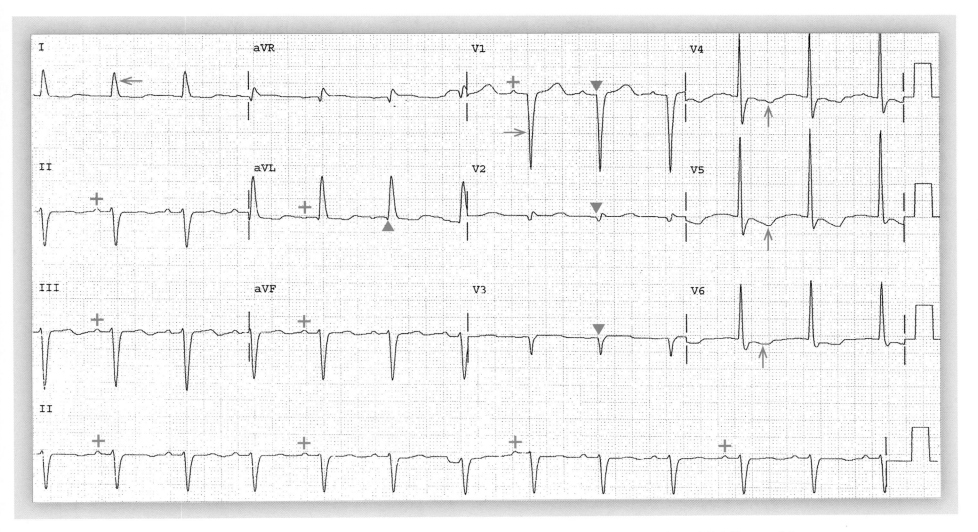

心电图 34 分析: 正常窦性心律, 心室内传导延迟(IVCD), 左前分支传导阻滞, 陈旧性前间壁心肌梗死, 非特异性 ST-T 改变。

心电图显示心律规则,心率为 74 次 / 分。每个 QRS 波前面均有一个 P 波(+),PR 间期稳定(0.20s)。P 波在导联 I、II、aVF 和 V_4~V_6 上为正向。因此该心电图提示正常窦性心律。

心电图中 QRS 波时限略短于 0.12s,电轴显著左偏,在 -30° 和 -90° 之间(导联 I 上 QRS 波为正向,导联 II、aVF 上 QRS 波和 rS 波为负向)。尽管校正了延长的 QRS 波时限,QT/QTc 间期仍然轻度延长(校正前:440/490ms;校正后:410/450ms)。尽管 QRS 波类似左束支传导阻滞 [导联 I 和 V_5~V_6(←)上单向的 R 波,导联 V_1 上深的 S 波(→)],但 QRS 波时限低于 0.12s,因此定位为左束支传导阻滞(如:≥ 0.12s)的条件不足。另外,导联 aVL 上可见小的室间隔 Q 波(▲),该现象常被称为不完全性左束支传导阻滞。然而,冲动传导通过束支呈现"全"或"无",因此,不完全性传导实际上是心室内传导延迟

(IVCD)。这点区别非常重要,因为在 IVCD 时,左心室异常(如心肌梗死、缺血和心肌肥厚),在心电图上可以识别出,而在左束支传导阻滞时,不易被识别。IVCD 是由于传导在通过左心室末端浦肯野纤维时速度减慢,因此,尽管冲动传导减慢,却仍然是通过正常的希 - 浦系统。在左束支传导阻滞,左心室激活不是通过正常的希 - 浦系统,而是直接通过左心室心肌传导(即:另一通路)。

由于该心电图不是左束支传导阻滞,显著电轴左偏提示存在左前分支阻滞。另外,导联 V_1~V_3 上初始的 QRS 波去极方向是 Q 波(▼),这可诊断为前间壁心肌梗死(MI)。当然,导联 V_4~V_6 上存在非特异性 ST-T 改变(↑)。由于该患者目前无任何症状,外科手术前进一步的心脏评估不是必须的。然而,超声心动图有助于确认陈旧性的前间壁心肌梗死并评价左心室功能。■

56 岁男性患者,二叶主动脉瓣并主动脉瓣狭窄外科瓣膜置换术后。术后无明显不适,心电图如下图所示。

问:该心电图的主要异常是什么?
如何明确诊断?

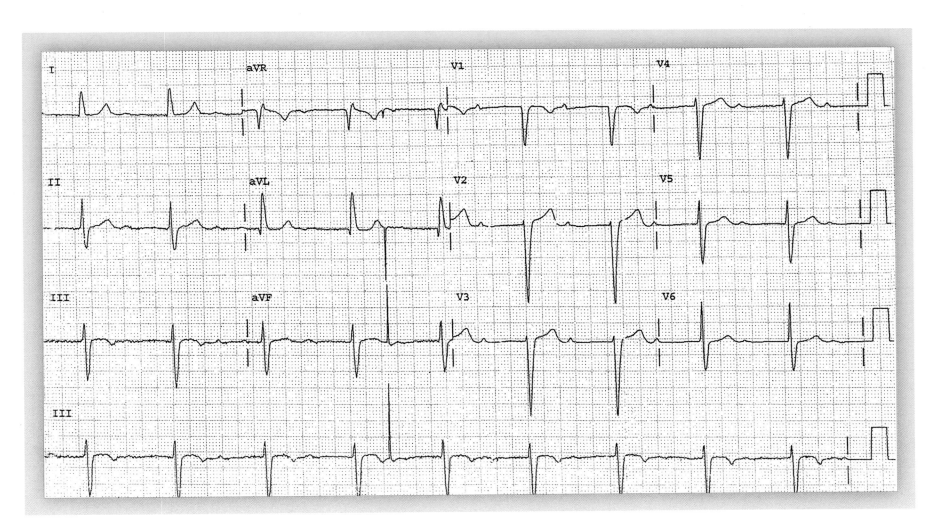

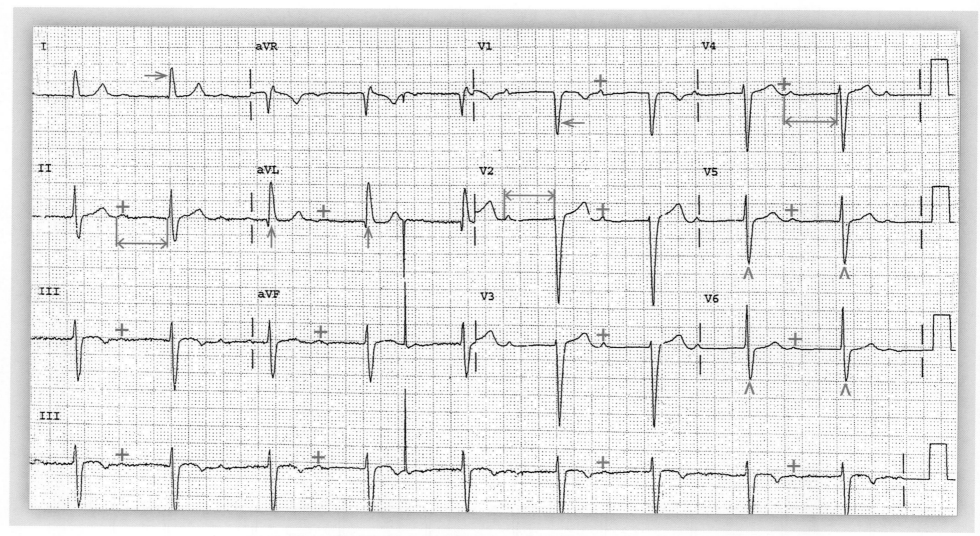

心电图 35 分析：**窦性心动过缓，Ⅰ度房室传导阻滞，心室内传导延迟，电轴左偏，顺时针方向转位。**

心电图显示心律规则,心率为 56 次 / 分。每个 QRS 波前面均有一个 P 波 (+),PR 间期稳定(0.58s)(↔)。P 波在导联 I、II、aVF 和 V₄~V₆ 上为正向。因此该心电图提示窦性心动过缓,I 度房室传导阻滞(PR 间期 > 0.20s)。

心电图中 QRS 波时限为 0.12s。然而未见明显的图形提示左束支或右束支传导阻滞。导联 V₁ 上可见 QS 波(←),导联 I 上可见宽的 R 波(→),导联 V₅~V₆ 上可见宽的 S 波(∧),另外导联 aVL 上可见室间隔 Q 波(↑)。由于室间隔支激活间隔部是起源于左束支,间隔去极方向与左束支传导阻滞不一致。另外,所有去极均从右向左,无从左向右的,导联 V₅~V₆ 上未见终末 S 波。因此,这是非特异性的心室内传导延迟。QT/QTc 间期正常(400/390ms,校正延长的 QRS 波时限后为 360/350ms)。电轴左偏,在 0° 和 -30° 之间(导联 I 和 II 上 QRS 波为正向,导联 aVF 上 QRS 波为负向)。导联 V₁~V₃ 上 R 波上升不良且晚跃迁(如:导联 V₆ 上 R/S>1),提示顺时针方向转位。逆时针方向转位时,左心室的去极方向更向后,更容易出现在心前区外侧(左侧)导联上。

该心电图上,PR 间期极长(主要是 PR 段)至 0.58s,提示为 I 度房室传导阻滞。这可能与房室结或希 - 浦系统传导减慢有关。由于冲动传导实际上未被阻滞,因此,定义房室传导延长更合适。

PR 间期包括 P 波(心房内传导时间)和 PR 间期(通过房室结和希 - 浦系统的传导时间)。因此,它代表了心房和心室间的房室传导的时间。PR 间期为 P 波的开始至 QRS 波的起始部的距离(Q 波或 R 波)。正常的 PR 间期为 0.14~0.20s。PR 间期可随心率变化:窦性心动过缓时,迷走张力增高或交感神经冲动减少,冲动传导通过房室结时减慢,PR 间期延长;窦性心动过速时,交感神经张力增高,冲动传导通过房室结时加快,PR 间期缩短。无论 PR 间期长短如何,与每一个 QRS 波是恒定的。

由于主动脉瓣接近房室环和房室结,主动脉瓣外科手术后常出现 I 度房室传导阻滞。起搏器不是必须的,除非存在高度房室传导阻滞和完全性心脏阻滞。随访时如出现 PR 间期进行性延长或高度房室传导阻滞,提示可能在一定的临床条件下出现了主动脉瓣的心内膜炎。■

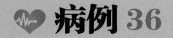

22 岁大学生患者,因阵发性胸闷和头晕就诊急诊科。一段时间前,从康涅狄格州徒步旅行归来后,她左腿出现了红斑和圆形红疹。在过去的数周里,皮疹逐步布满了腿部。曾有疲劳和肌肉酸痛,但无发热。心电图检查时该患者无不适症状。

问:该心电图的主要异常是什么?
　　总体诊断是什么?

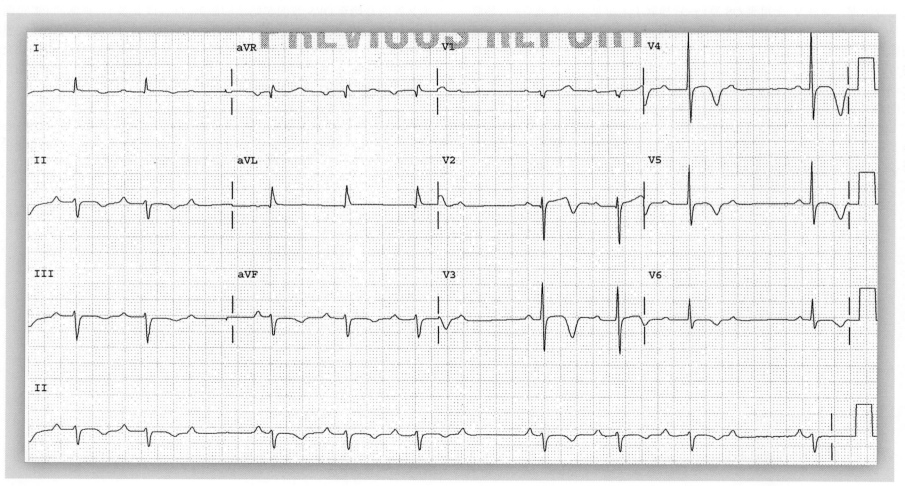

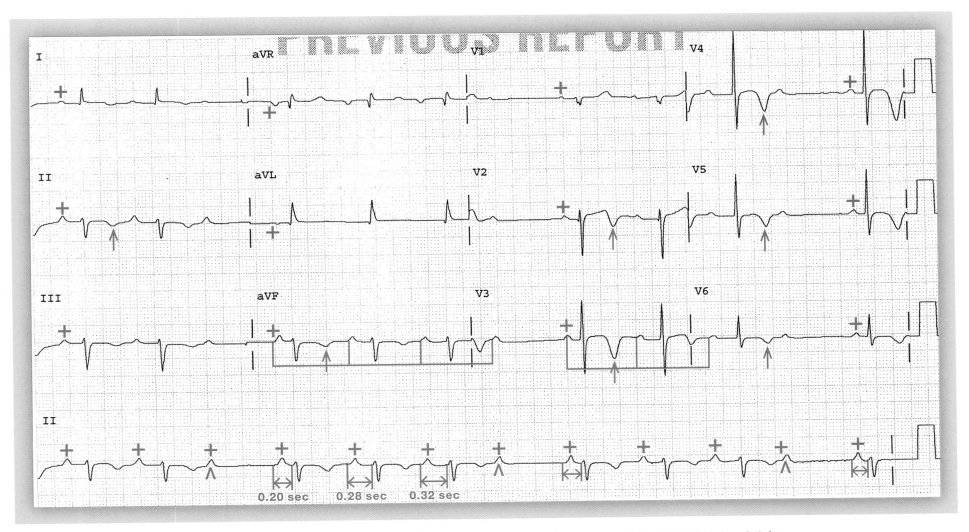

心电图 36 分析:正常窦性心律,Ⅱ度房室传导阻滞(莫氏Ⅰ型或温克巴斯),左前分支传导阻滞,非特异性 T 波改变。

心电图显示心律不规则，但心律模式固定，起始一个最短的 RR 间期，然后 3 个较长的 RR 间期，周而复始。因此该心律是有规律性的不规律。通过规律性的 P 波（+）可知，潜在的窦性心率是 70 次 / 分。PP 间期全程规律（⊔）。P 波在导联 I、II、aVF 和 V₄~V₆ 上为正向，提示来源于窦房结。PR 间期不是恒定的。基准 PR 间期是 RR 间期暂停后的 PR 间期。因此，基准 PR 间期（↔）是 0.20s，第二个 PR 间期延长至 0.28s，第三个 PR 间期是 0.32s。第四个 P 波（∧）未下传（即：P 波后面未跟随 QRS 波）。该 PR 间期延长模式周而复始。另外，RR 间期轻度缩短，从 0.92s~0.84s。这代表着 II 度房室传导阻滞，莫氏 I 型或温克巴斯现象。该图为 4：3 温克巴斯。

由于间断 P 波未下传导致 RR 间期的中断，称为 II 度房室传导阻滞。窦性心律或 PP 间期固定。I 度房室传导阻滞也可能存在。

温克巴斯导致的 II 度房室传导阻滞为一个未下传的 P 波之前存在逐渐延长的 PR 间期。在该未下传的 P 波（∧）之后，传导恢复，PR 间期回归其基线水平。因此，P 波总比 QRS 波多一个，温克巴斯表现为 3：2、4：3、5：4 等。阻滞模式可以是稳定的模式（即：总是 3：2、4：3 等）或不稳定的模式（即：在 4：3 和 3：2 交替等）。每个周期中，PR 间期的长度的增加经常逐渐减少，第一个间期增加最多，随后增加程度逐渐减少，正如该病例中所见一样（PR 间期从 0.20s 增长至 0.28s，再至 0.32s）。因此，RR 间期缩短，正如图中所见的第一个和第二个 RR 间期（即：0.92s 和 0.84s）。但是，RR 间期也可能并不缩短，它不是诊断温克巴斯的必备条件。

莫氏 I 型 II 度房室传导阻滞由包括房室结在内的传导异常导致的。来源于房室结的这种传导异常由钙电流调节，通过房室结的传导速度可能并不是恒定的（即：不是全或无），可因房室结病变、自主神经张力的改变、可影响房室结的药物如地高辛、钙通道阻滞剂（尤其是维拉帕米或地尔硫卓）、或 β- 受体阻滞剂而改变。因此，房室结出现递减传导（即：随心率增加传导通过房室结减慢），由此出现冲动传导通过房室结逐渐减慢的温克巴斯模式。

莫氏 I 型房室传导阻滞一般不严重。如果患者无症状，并不需要进一步的治疗。但是，如果心动过缓导致不适症状且患者未服用房室结阻滞剂，那么起搏器可推荐用于症状性心动过缓。如果发展成完全的心脏阻滞，逸搏心律将起源房室结（即：节或交界性心律），该心律通常稳定。除非逸搏心律慢和（或）导致症状，并不需要紧急植入临时心脏起搏器。

该份心电图中可见正常的 QRS 波时限（0.08s）和显著的电轴左偏，在 -30° 和 -90° 之间（导联 I 上 QRS 波为正向，导联 II 和 aVF 上 QRS 波为负向和 rS 图形）。显著电轴左偏可伴随前间壁心肌梗死，这与导联 II 和 aVF 上深的起始 Q 波有关。当导联 II 和 aVF 上 QRS 波未提示前间壁心肌梗死而是 rS 图形时，电轴左偏的原因是左前分支传导阻滞。该心电图中存在广泛非特异性的 T 波倒置（↑）。QT/QTc 间期轻度延长（420/450ms）。

该患者从康涅狄格州徒步旅行归来后出现了疲劳、肌痛和房室传导阻滞。这些症状，以及进展的典型游走性红斑，均支持莱姆病的诊断。她患有症状性房室结温克巴斯现象，这与阵发性的胸闷有关，高度房室传导阻滞是头晕的病因。持续心电监测将有助于发现更严重的传导病变，如果存在，则需要临时起搏治疗。与莱姆病有关的房室结传导异常是短暂和可恢复的，尽管这恢复时间不定。

92 岁女性患者,慢性高血压,正接受阿替洛尔治疗,过去数天有明显的晕厥先兆性头晕。患者自述,过去的 3 天,她解水样便伴恶心,因此食欲缺乏。否认发热、盗汗及便血。体检提示:血压 90/45 mmHg,颈静脉压力为 5 cm H_2O,黏膜干燥,有规律性的不规则心跳,腹软,肠鸣音活跃。心电图检查如图所示。

问:该心电图的主要异常是什么?
　　头晕的主要病因是什么?

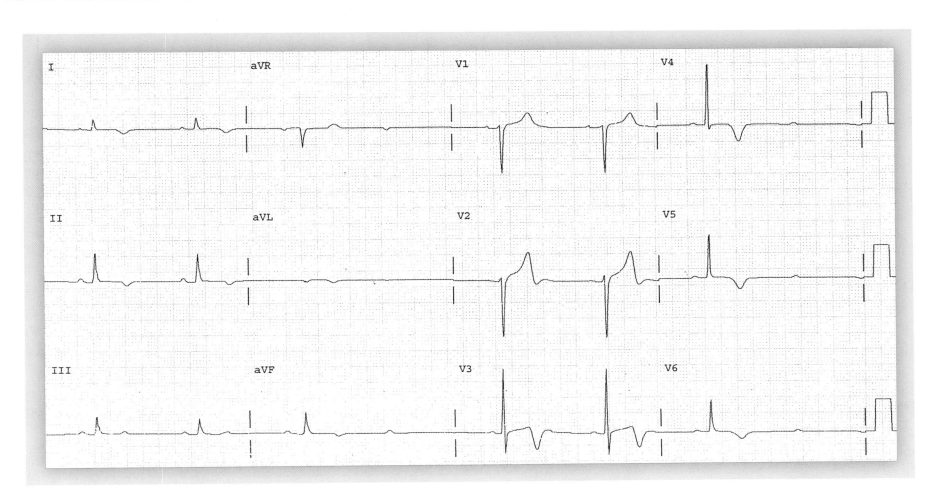

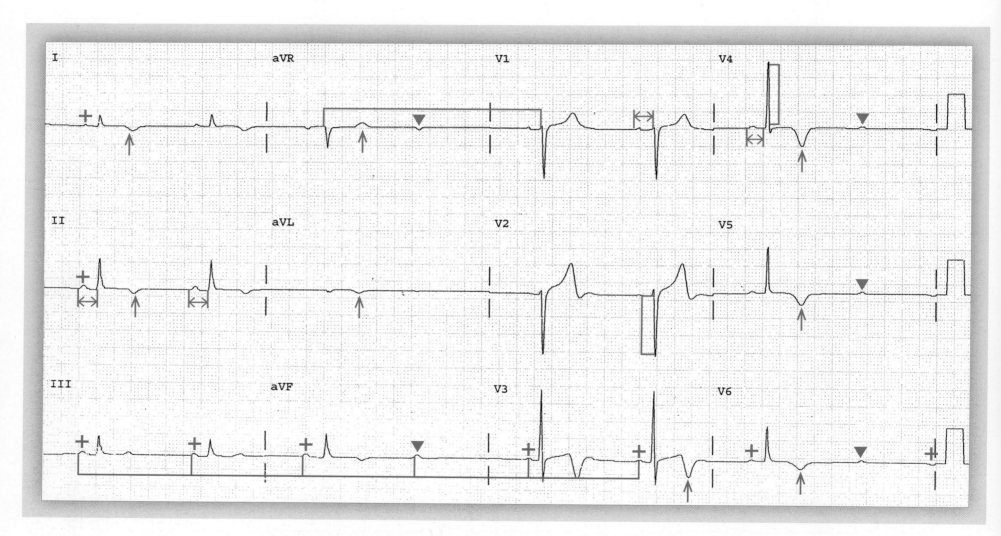

心电图 37 分析：**窦性心动过缓，Ⅱ度房室传导阻滞（莫氏Ⅱ型），左心室肥大，非特异性 ST-T 改变。**

心电图提示 P 波（+）规律出现，间期稳定（ ⌣ ），心率为 48 次 / 分。P 波在导联 Ⅰ、Ⅱ、aVF 和 $V_4\sim V_6$ 上为正向，因此为窦性心动过缓。然而，心室率却不规律，偶可见单个的 P 波（▼）未下传导致间断出现长 RR 间期（ ⌐ ）。因此，该心律为规律性的不规律。固定的 PR 间期为 0.20s（↔）。每 4 个 P 波（▼）缺少一个下传的 QRS 波，因此，其代表着Ⅱ度房室传导阻滞（即：间断未下传的 P 波导致 RR 间期的暂停）。这种每次下传时 PR 间期是恒定的定义为莫氏Ⅱ型房室传导阻滞。QRS 波时限正常（0.08s），电轴正常，在 0° 和 +90° 之间（导联 Ⅰ 和 aVF 上 QRS 波为正向）。QT/QTc 间期正常（460/410ms）。

通过希－浦系统的传导失败导致莫氏Ⅱ型Ⅱ度房室传导阻滞。希－浦系统传导速度快，主要受钠电流调节，呈现"全"或"无"现象（即：传导冲动或不传导冲动），未曾发现递减传导现象。莫氏Ⅱ型房室传导阻滞时，希－浦系间歇性下传冲动失败，但当冲动下传时，下传的频率是恒定的，表现为稳定的 PR 间期。

莫氏Ⅱ型较莫氏Ⅰ型Ⅱ度房室传导阻滞严重，其病变累及了房室结。这是因为，一旦发展成完全性心脏传导阻滞，逸搏心律可能是室性的，存在不稳定性和不可预测性。相反，完全心脏传导阻滞合并莫氏Ⅰ型时，其交界性逸搏心律是稳定的。因此，莫氏Ⅱ型Ⅱ度房室传导阻滞时，如有症状提示心动过缓或有一过性的完全性心脏阻滞，是起搏治疗的适应证。

该心电图也提示临界的左心室肥大 [导联 V_2 的深 S 波（ [）+ 导联 V_4 的高 R 波（ [）=36mm]，而且存在广泛的 T 波异常（↑）。

该患者病史和体格检查均明显提示重度脱水，并且可能导致急性肾前性肾功能不全。尽管血肌酐和尿素氮未提供，对于平素高血压患者而言，低血压可引起肾血流减少，并导致潜在肾功能不全。低血压可能引起反射性心动过速，但该患者服用了阿替洛尔，因此该效应减弱。由于阿替洛尔主要经过肾代谢，该患者心动过缓很可能是因为肾进展性肾功能不全导致循环中阿替洛尔浓度高的缘故。

然而，β-受体阻滞剂不影响通过希－浦系统的传导，因此，应寻找其他导致莫氏Ⅱ型的病因。可能是由其他与肾功能不全相关的代谢异常影响了希－浦系统的传导。代谢异常可诱导希－浦系统潜在的病变。尽管脱水和低血压可引起先兆晕厥和头晕，但莫氏Ⅱ型以及随之的完全性心脏传导阻滞也可能导致该症状。该状态下出现完全性心脏传导阻滞可导致室性逸搏心律，因此，在纠正脱水、代谢异常和肾功能不全后，持续的心电监测有助于评价是否存在持续性的传导异常。

49 岁男性患者,既往糖尿病和高血压。胸骨后压榨感 6 小时就诊急诊科。心电图提示下壁ST 段抬高。该患者接受了急诊冠脉介入诊疗,并于右冠脉远端置入一枚支架。术后患者心电图提示 ST 段回落至正常,且患者胸痛缓解。第二天早晨,该患者无明显不适。常规心电图详见下图。

问:如何解释心电图中的心律紊乱?

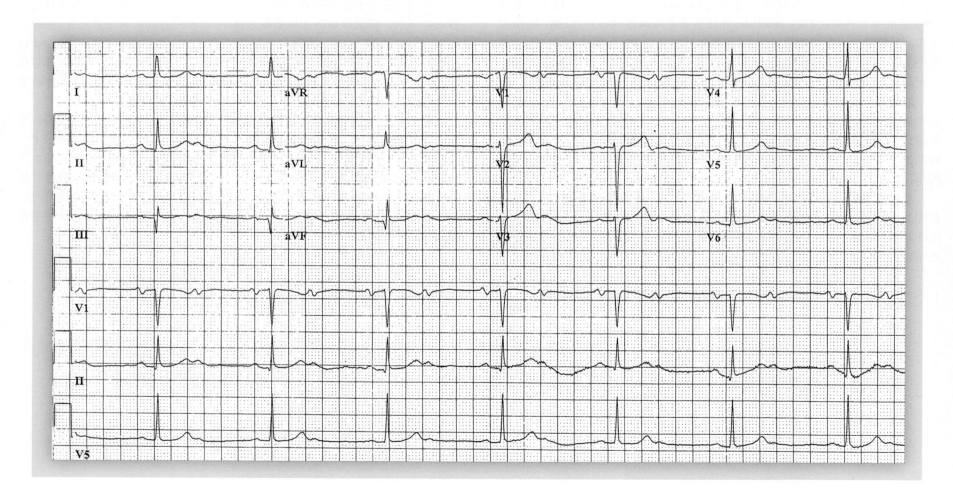

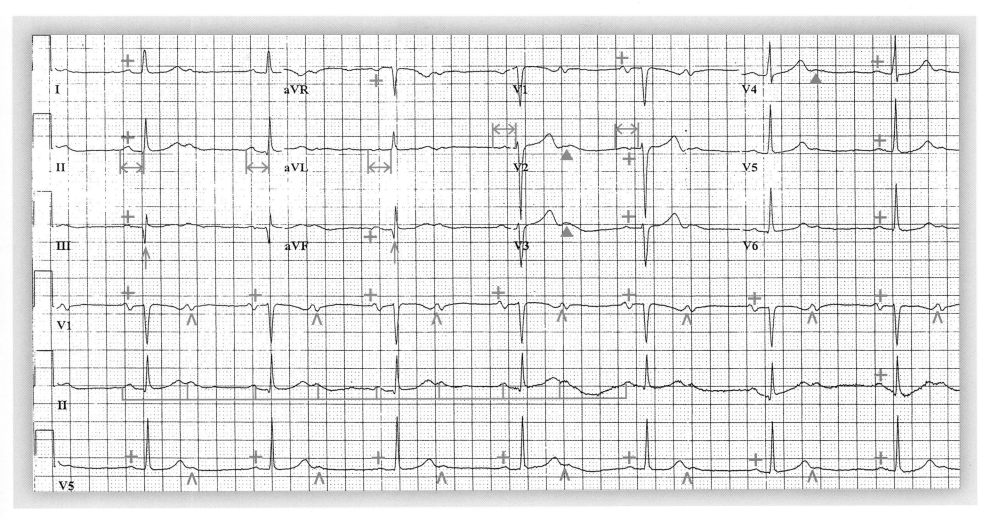

心电图 38 分析:**正常窦性心律，Ⅱ度房室传导阻滞（2∶1 房室传导或阻滞），顺时针方向转位，陈旧性下壁心肌梗死（MI）。**

心电图显现出潜在的规律性心室率 45 次 / 分。每个 QRS 波前均有一个 P 波（+）。P 波在导联 Ⅰ、Ⅱ、aVF 和 V₄~V₆ 上为正向，因此为窦性心律。在每 2 个 QRS 波之间，第 2 个 P 正点出现但未下传（∧），因此，稳定的正常窦性心律（⌣）为 90 次 / 分。下传的 P 波有固定的 PR 间期为 0.20s（↔）。

QRS 波时限正常（0.08 秒），电轴正常，在 0° 和 +90° 之间（导联 Ⅰ 和 aVF 上 QRS 波正向）。QT/QTc 间期正常（420/360ms）。R 波上升不良，这是由于水平面内（从横隔方向观察心脏影像）电轴的顺时针方向转位所致。由于顺时针方向转位，在心前区导联，左心室去极化延迟（更向左）。此外，导联 Ⅲ 和 aVF 上可见 Q 波形成（↑），这是下壁心肌梗死的特点。在导联 V₂~V₄ 上可见 U 波（▲），这是正常现象。

因此，该心电图提示 Ⅱ 度房室传导阻滞并 2：1 房室传导。但不能称之为莫氏 Ⅰ 型并 2：1 房室传导或房室阻滞，或莫氏 Ⅱ 型并 2：1 下传。

在急性心肌梗死这种紧急状态下，包括莫氏 Ⅱ 型房室传导阻滞在内的短暂的心律异常意味着存在发展为完全性心脏传导阻滞的高风险。因此，在临床上，区分莫氏 Ⅰ 型和莫氏 Ⅱ 型尤为重要。下壁心肌梗死时，由于迷走张力增高或房室交界区的炎症和（或）水肿，常导致一过性的房室结传导异常。该患者存在下壁心肌梗死，可假设该心律失常为莫氏 Ⅰ 型且可自行恢复。在前壁心肌梗死情况下，间隔和希 - 浦系统常永久性受损，并出现莫氏 Ⅱ 型阻滞，并且由于其传导系统的永久性受损，存在完全性心脏阻滞和出现室性逸搏心律的风险。

但是，明确该心律失常分类的唯一方法就是在监测中观察其发展趋势。因此，如果出现典型的莫氏 Ⅰ 型或完全性心脏传导阻滞并交界性逸搏心律，则该 2：1 房室传导阻滞应考虑为莫氏 Ⅰ 型；如果随后出现莫氏 Ⅱ 型或发展成为完全性心脏传导阻滞并室性逸搏心律，则该 2：1 房室传导阻滞为莫氏 Ⅱ 型。∎

1 名 18 岁奥林匹克田径运动员,在参加即将到来的比赛前完善全面的医学检查。她无不适症状,既往无明显的疾病史,体格检查完全正常。心电图如下图所示。

问:如何解释心电图中的心律失常?

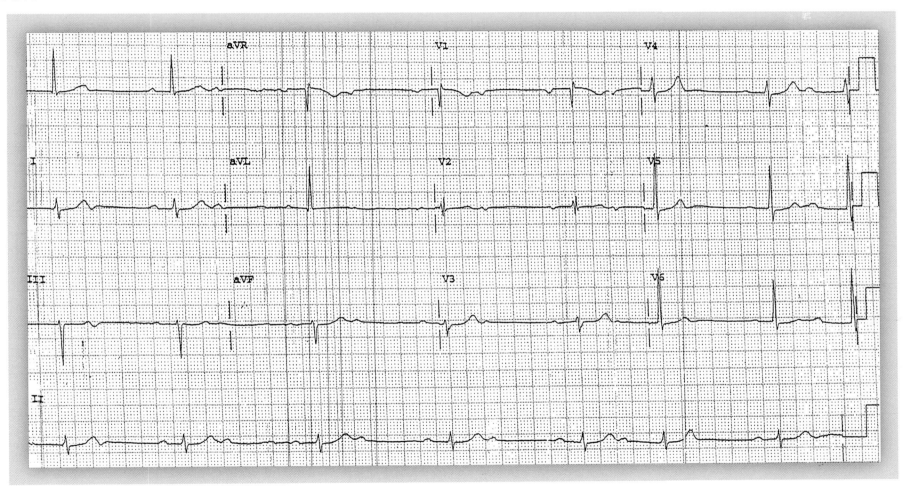

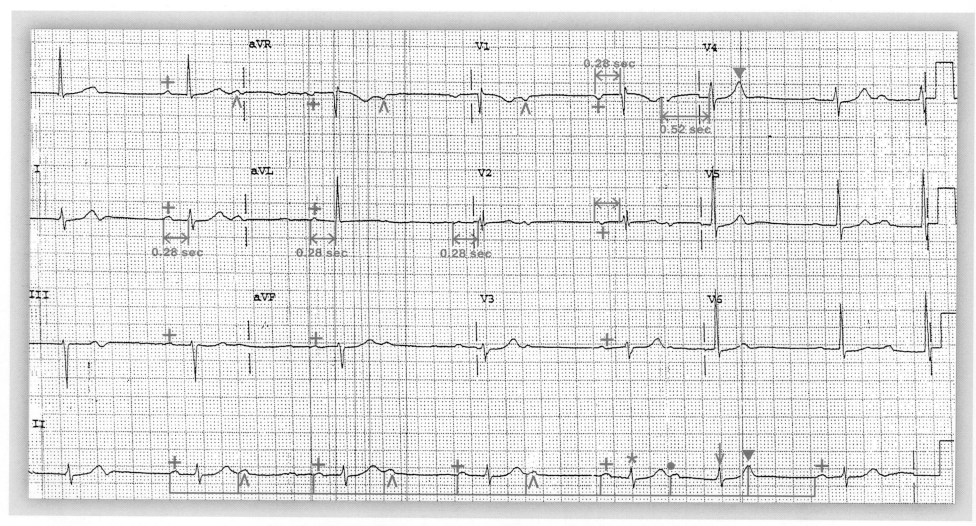

心电图 39 分析:正常窦性心律,电轴左偏,Ⅰ度房室传导阻滞,Ⅱ度房室传导阻滞(莫氏Ⅰ型)。

该心率（36 次 / 分）初始稳定且 RR 间期固定。每个 QRS 波前均有一个 P 波（+），PR 间期固定（↔）（0.28s）。在每个 QRS 波（∧）之后，第 2 个 P 波准时出现但未下传。PP 间期固定（⌐⌐），频率为 72 次 / 分。P 波在导联 I、II、aVF 和 V$_4$~V$_6$ 上为正向，因此为潜在的窦性心律。QRS 波时限正常（0.08s），电轴左偏，在 0° 和 -30° 之间（导联 I 和 II 上 QRS 为正向，导联 aVF 上 QRS 波为负向）。QT/QTc 间期正常（400/310ms）。

因此，该心电图的最初部分为 II 度房室传导阻滞并 2：1 下传或 2：1 阻滞 [即：每隔一个 P 波未下传（∧）]。基础 PR 间期固定但延长至 0.28s，提示也存在 I 度房室传导阻滞（延长的房室下传）。在该心电图的后部分（第 5 个和第 6 个 QRS 波），QRS 波的形态有所改变。第 5 个 QRS 波（*）为正常下传的图形，其 PR 间期为基础的 PR 间期，即 0.28s。然而，第 6 个 QRS 波（↓）前存在正常时间出现的 P 波（●），但该 QRS 波并无脱落，而是较脱落的 QRS 波早

出现，PR 间期长至 0.52s。在第 6 个 QRS 波之后，出现了未下传的 P 波（▼），该 P 波可通过测量 PP 间期明确定义，且落在了第 6 个 QRS 波之后的 T 波上（▼），改变了 T 波的形态。因此，该患者存在短暂的 II 度房室传导阻滞并莫氏 I 型和 3：2 下传。因此，该情况下的 2：1 房室传导阻滞提示温克巴斯现象（莫氏 I 型），而不是莫氏 II 型。

莫氏 I 型为房室结传导问题，出现在年轻的运动员身上主要为高迷走神经张力所致。高迷走神经张力可以减少通过房室结传导的频率，并导致传导递减至较低的心率，以致出现莫氏 I 型。高迷走神经张力也可出现在夜间睡眠时，因此莫氏 I 型在夜间睡眠时并非罕见。其他导致莫氏 I 型的可以是房室结阻滞药物或内在房室结病变。该传导异常无需任何额外的治疗，常在交感神经张力升高和迷走神经张力降低时缓解，比如运动。■

17 岁男高中生,运动耐量逐步下降就诊。他自述,过去 6 个月中,他无法保持既往的田径运动耐量。他记得出生时被告知存在慢心率,但当时无须治疗。心脏彩超未提示结构性心脏病。心电图如下图所示。

问:如何解释该心电图中的心律失常?

该心电图最可能的潜在分类是什么?

下一步的治疗方案是什么?

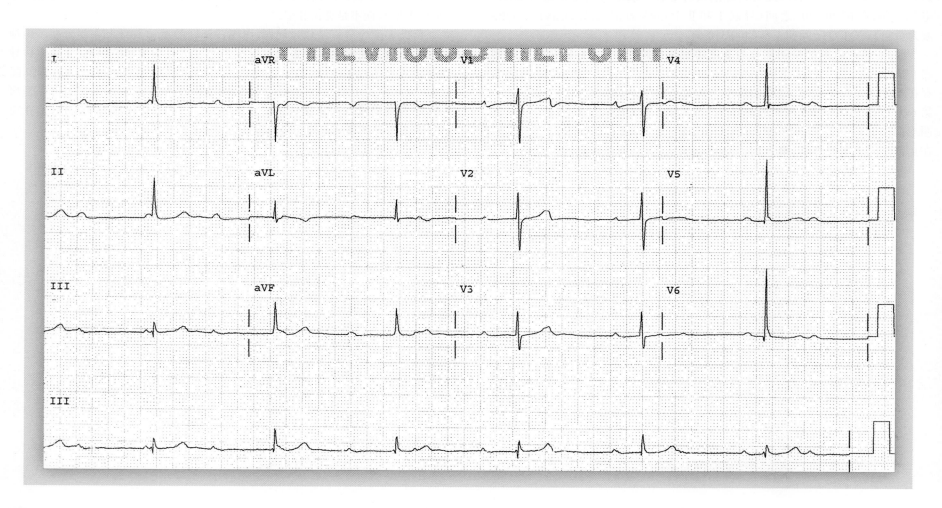

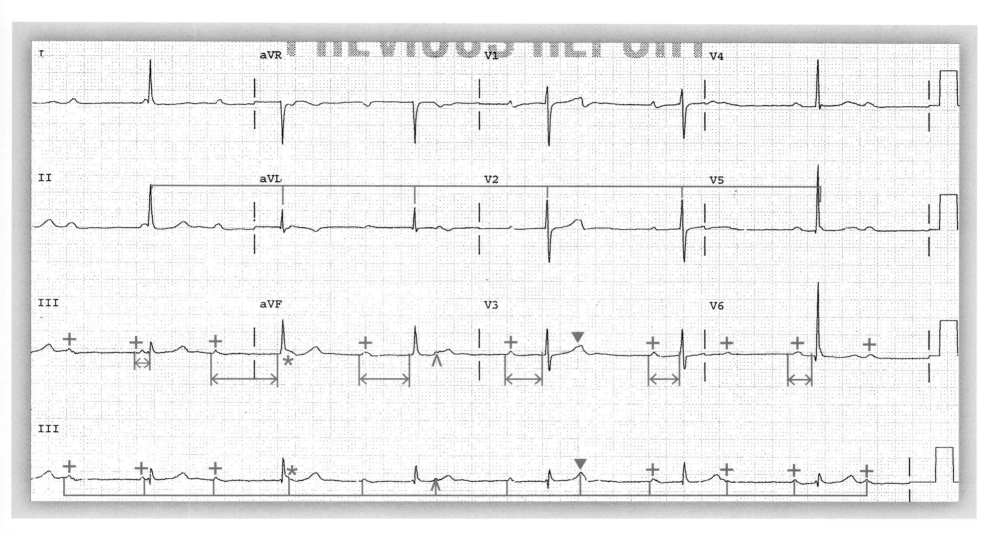

心电图 40 分析：正常窦性心律，完全性心脏传导阻滞（Ⅲ度房室传导阻滞），交界区逸搏心律。

心电图提示潜在的规律的心房率72次/分（￺）（PP间期规律）。P波（+）在导联Ⅰ、Ⅱ、aVF和V_4~V_6上为正向。有些P波由于在QRS波的后面（*），在ST段（∧）或在T波（▼）上，因此并不是很显著。所以该心律为正常的窦性心律。QRS波时限正常（0.08s），形态也正常，电轴正常，在0°和+90°之间（导联Ⅰ和aVF上QRS波为正向）。

然而，心室率为40次/分，RR间期恒定（￺）。QT/QTc间期正常（460/380ms）。另外，PR间期（↔）不定，且无规律可循（即：P波和QRS波之间无相关性），提示房室分离，心房率独立于心室率，且较心室率快。这些均为Ⅲ度或完全性房室传导阻滞的特点。QRS波较窄且形态正常，因此，该逸搏心律为交界区心律，提示传导阻滞的位置为房室结。逸搏心律的来源不是取决于它的心率，而是QRS波的形态，在该心电图中，QRS波形态正常。交界区逸搏心律一般是可预测性的，可以耐受的，且比室性逸搏心律稳定。

该患者出生时即存在慢心率，且年轻时期就出现完全性心脏传导阻滞，其最可能的病因为新生儿狼疮。新生儿狼疮是一种免疫性疾病，母源抗体（抗Ro和抗La抗体）经胎盘转移所致，且抗体可沉积于心脏组织并破坏房室结。新生儿狼疮是大多数先天性完全性心脏传导阻滞的病因。因为无明显症状，该病常漏诊。部分新生儿狼疮直至晚年才导致患者完全性心脏传导阻滞，因此常在童年时出现一些心律失常的症状。安置心脏起搏器的主要指征包括症状性心动过缓、显著的运动不耐受、心动过缓相关性心衰、左心室收缩型心衰，或者宽QRS波逸搏心律。∎

56 岁男性患者,现病史:冠状动脉疾病,缺血性心脏病,射血分数 25%,因昏厥就急诊。目前患者感觉脚步轻浮。体检发现患者心脏心律失常。心电图证实了这一诊断。

问:什么是心律失常?

　　体检结果如何证实该诊断?

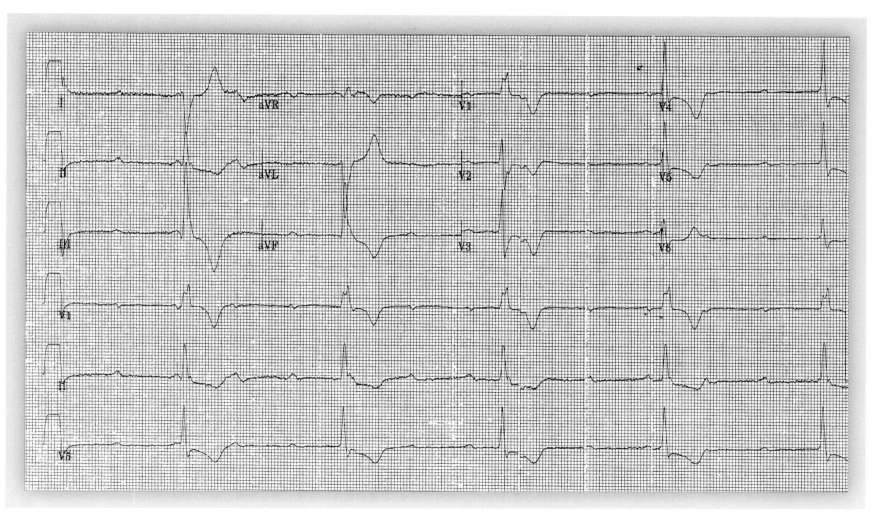

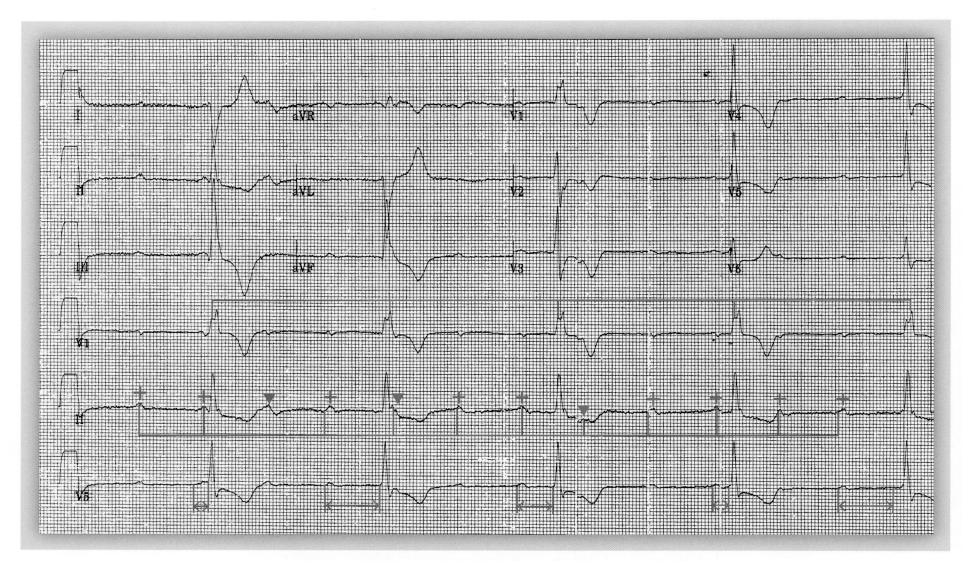

心电图 41 分析：**正常窦性心律，完全性心脏传导阻滞（Ⅲ度房室传导阻滞），室性逸搏心律。**

心电图显示心率 80 次 / 分时 P 波（+）。部分 P 波与 ST 段或 T 波（▼）融合，但并不明显。PP 间期恒定（⊔）。P 波在 I、II、aVF、V_4~V_6 导联上均为正向，因此是正常的窦性心律。心室率（RR 间期）也是正常的（⊓），但频率只有 30 次 / 分。P 波和 QRS 波之间没有固定的联系 [PR 间期是变化的（↔）]，说明房室分离。心房率快于心室率，证实出现了 III 度或者是完全的房室阻滞。

QRS 波群增宽（0.16s），形态异常，没有右或左束支传导阻滞的典型形态，因此，逸搏心律起源于心室，完全传导阻滞发生在希 - 浦系统。因为左右心房的心室激动都不是起源于希 - 浦系统，且 QRS 波群为室性，故无法诊断心室心肌层异常。导致这种心律异常的最常见病因有缺血性心脏病（尤其是有心肌梗死既往史）、严重的心肌病、先天性传导系统疾病（如特发性双束支纤维化）。

主要体检结果提示完全性房室传导阻滞，除心动过缓症状外，还可见颈静脉巨大 A 波，心音变异，血压波动，证实心室和心房是独立收缩的。颈静脉巨大 A 波指的是放大的不规则 A 波，是由于三尖瓣关闭，右心房连续收缩时导致的颈动脉搏动。当 P 波（心房激动）和 QRS 波群（心室激动）同时出现时会导致这种现象。完全性房室传导阻滞时，P 波频率大于 QRS 波群，因此颈静脉巨大 A 波和正常 A 波是相互穿插出现的。第一心音强弱是由主动脉瓣叶（二尖瓣、三尖瓣）随着心室收缩前的张开幅度决定的。主动脉瓣叶张开幅度大时（即伴随着短暂的 PR 间期）第一心音增强，反之，主动脉瓣叶振动幅度小（即伴随较长的 PR 间期，在此期间瓣叶回拢），第一心音减弱。当房室传导完全阻滞时，P 波和 QRS 波群的频率相对变化，因此心室收缩前二尖瓣叶和三尖瓣叶张开幅度不一，导致第一心音强弱变化。而伴随左心房收缩，心室充盈量的变化引起了每搏输出量的变化，进而导致了血压的变异。■

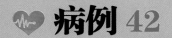
75 岁女性患者,症状:间歇性脚步轻浮,呼吸困难。行心电图检查。无既往病史,没有服用药物。超声心动图提示二尖瓣环及室间隔严重钙化。

问:该患者心电图什么是心律失常?
该异常的解剖结构位于何处?

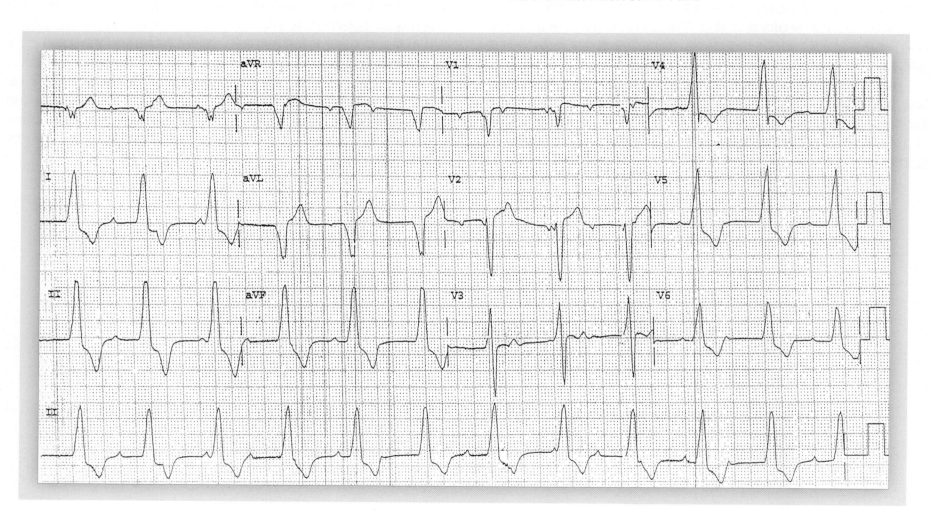

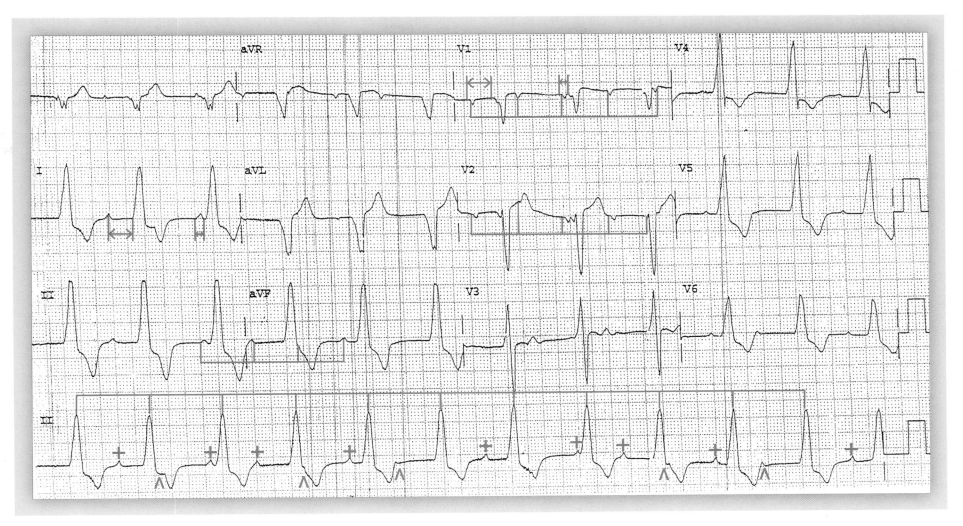

心电图 42 分析：窦性心动过速，完全性房室传导阻滞（Ⅲ度房室传导阻滞），室性逸搏心律。

心电图显示 P 波（+）正常，PP 间期稳定（⊔），频率 120 次 / 分。通过比较两次连续的 P 波，并观察 P 波是否准时出现（即两个 P 波出现间隔固定），对于计算窦性心律是很重要的。P 波有时和 QRS 波群同时出现，因此并不明显，但是 P 波之间的间隔应该是固定的，可通过 Ⅱ 导联清晰地辨别。P 波在 Ⅰ、Ⅱ、aVF、V₄~V₆ 导联上为正向，说明是窦性心动过速。心室率稳定显示 75 次 / 分，RR 间期（⊓）恒定。PR 间期呈现变化的（↔），所以 P 波和 QRS 波群之间没有联系，说明房室分离。心房率快于心室率，证实出现了 Ⅲ 度或者是完全的房室传导阻滞。

QRS 波群增宽（0.14s），形态异常，非左或右束支传导阻滞。此时即便心室率是 75 次 / 分，快于预计的室性逸搏点，但仍存在室性逸搏。完全性传导阻滞的逸搏产生原因由 QRS 波群形态决定，而非心室率。在本病例中，交感激活导致了心室率比预计得快，窦性心律 120 次 / 分也验证了该判断。由于逸搏起源于心室，说明房室传导阻滞发生在希－浦系统内。该患者无心脏病史，因此最可能的病因是特发性双束支纤维化（Lev's Lenègre 病），即左心结构的纤维化及钙化，可见二尖瓣环和心室间隔，这也是通常导致房室传导系统阻滞的原因。■

72 岁男性患者,心电图如图所示,由于进行了择期胆囊切除术目前正住在恢复室,生命体征正常。

**问:该诊断结论是什么？
如何制订诊疗方案？**

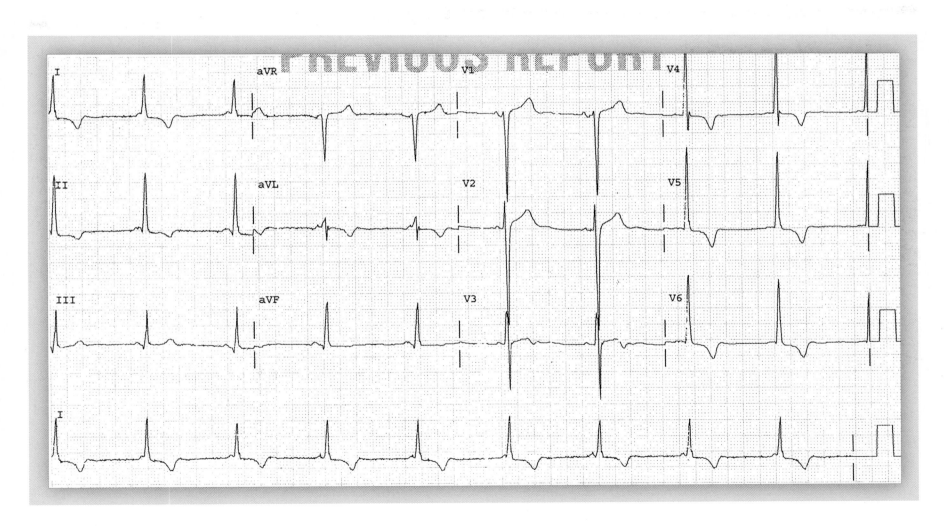

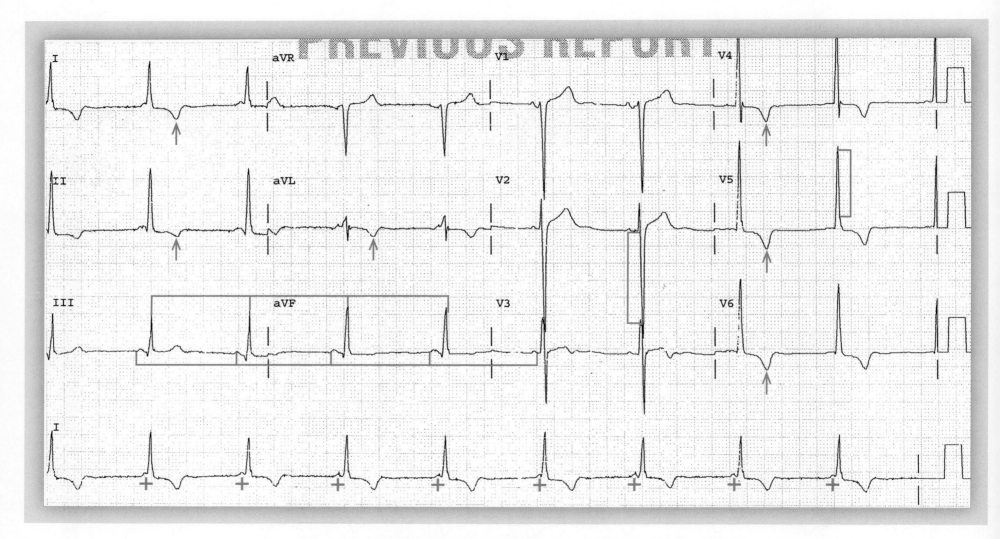

心电图 43 分析：**正常窦性心律，等位节律分离，交界性心律，左心室肥大，ST-T 波异常。**

心电图显示心室率稳定,为 54 次 / 分。QRS 波持续时间正常(0.09s),电轴正常,在 0° 和 +90° 之间(QRS 波在 Ⅰ、aVF 导联上为正向)。QT/QTc 间期正常(400/380ms)。QRS 波出现前均可见 P 波(+),频率 54 次 / 分。P 波在 Ⅰ、Ⅱ、aVF、V_4~V_6 导联上为正向,因此是窦性 P 波。然而,PR 间期短而不稳定,说明出现了房室传导阻滞。心房率 [PP 间期为(⊔)型] 和心室率 [RR 间期为(⊓)型] 一致。当心房率快于心室率时,可见 Ⅲ 度传导阻滞或完全传导阻滞。相反,房室传导阻滞的情况下,心室率快于心房率,说明病因是加速的异位病灶(交界性或室性)。但是,当心房心室率一致时,无法诊断房室传导阻滞的病因,这被称为等位节律分离。

假设这是加速的交界区心律,任何加速窦性心律的治疗(如阿托品给药)可以重建正常的传导,因为心率加快可超速驱动病灶,引起稳定 PR 间期内的窦性夺获及窦性心律。相反,完全传导阻滞时,心率加快不会导致窦性夺获,无法改善传导阻滞,此时心房率快于心室率。麻醉术后可见等位节律分离,通常自行缓解。只要患者病情稳定,除了避免使用任何结性阻滞剂,无需特殊治疗。

本心电图 V_2 导联([ )上出现了深 S 波,V_5 导联( ])上出现了高 R 波,振幅加起来共 55mm,符合左心室肥大的标准之一(即 V_1~V_2 导联上 S 波深度 +V_5~V_6 导联上 R 波振幅 ≥ 35mm)。同时,在 Ⅰ、Ⅱ、aVL、V_4~V_6 导联上可观察到 ST-T 波(↑)异常。这些都与左心室肥大相关,也可能预示慢性心内膜下缺血的发生。■

21 岁大学生患者,因间歇性心悸就诊,无其他症状,体检结果显示正常。心电图如图所示。

问:该心电图有什么异常?
患者心悸最可能的病因是什么?

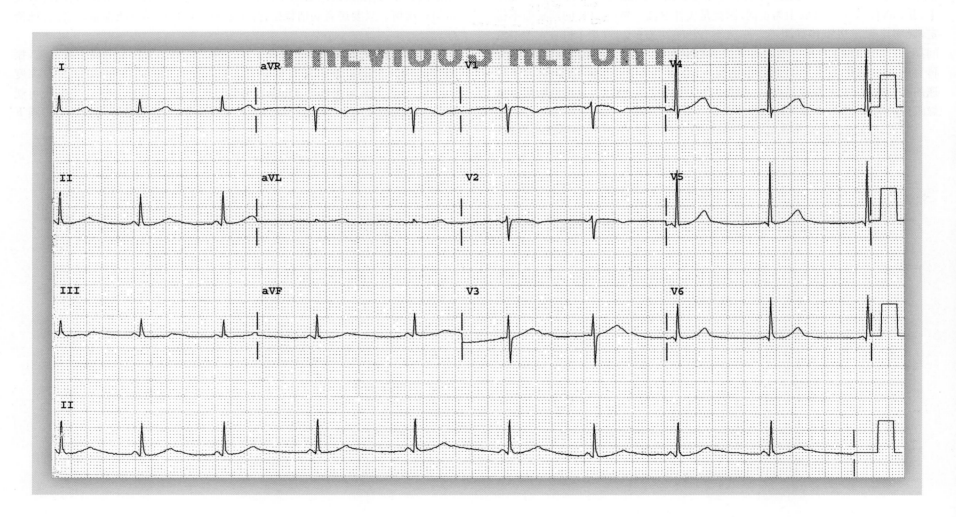

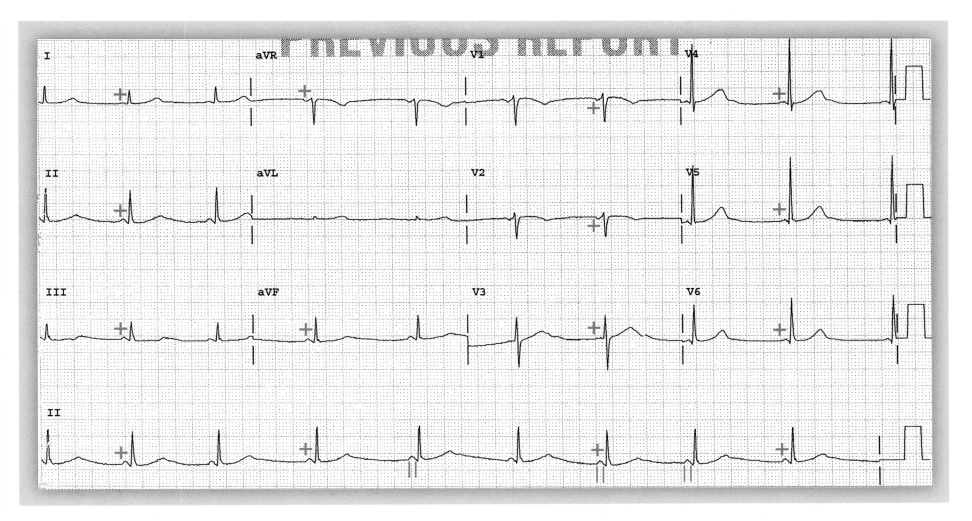

心电图 44 分析：窦性心动过缓，LGL 综合征（ 预激综合征，加速房室传导 ）。

心电图显示心律规则，心率 54 次 / 分。QRS 波持续时间正常（0.08s），电轴正常，在 0° 和 +90° 之间（QRS 波在 Ⅰ、aVF 导联上为正向）。QT/QTc 间期正常（400/380ms）。QRS 波出现前均有一个 P 波（+），间期稳定但十分短暂（Ⅱ），时长 0.10s（正常范围：0.14~0.20s）。P 波在 Ⅰ、Ⅱ、aVF、V_4~V_6 导联上为正向，说明存在窦性心动过缓。

PR 间期短暂说明房室传导增强，其诱因有 2 个方面。一个是加速的房室结性传导，另一个是 LGL 预激综合征。LGL 综合征的基础是附加旁路，亦称房室结旁路，它起源于心房肌，绕过房室结与希氏束直接相连。因房室结被绕过（房室结是心脏传导最慢的部位），房室传导时间很快。心室激动是通过正常的希-浦系统，所以 QRS 波变窄，形态正常。房室连接有 2 个通道（即正常的房室结和房室结旁路），LGL 综合征和一种特殊的折返型心律失常有关，即所谓的折返性心动过速，当通过一个旁路前向传导至心室，并通过另一个旁路逆向传导回心房时就出现了这种情况。LGL 综合征也可能引起其他房性心律失常，如房性心动过速、房扑、房颤。但是，以上心律失常并非由 2 个旁路引起，而是独立发生，它起源于心房肌，并通过附加旁路把冲动传导至心室。在这种情况下，由于房室结被绕过（而房室结决定了心律失常时的心室反应速率），心室反应速率可能十分快速。当心律失常的发生与 LGL 模式相关时，这就被称为 LGL 预激综合征。■

32 岁男性患者,患糖尿病,主诉间歇性脚步轻浮。患者否认胸痛、胸闷和气短。运动耐量稳定,但长期久坐。有医护人员怀疑心肌梗死发生,建议做心导管检查术。患者来咨询病情,做了心电图检查。

问:什么原因最可能导致患者出现这种症状?
需要做心导管检查术吗?

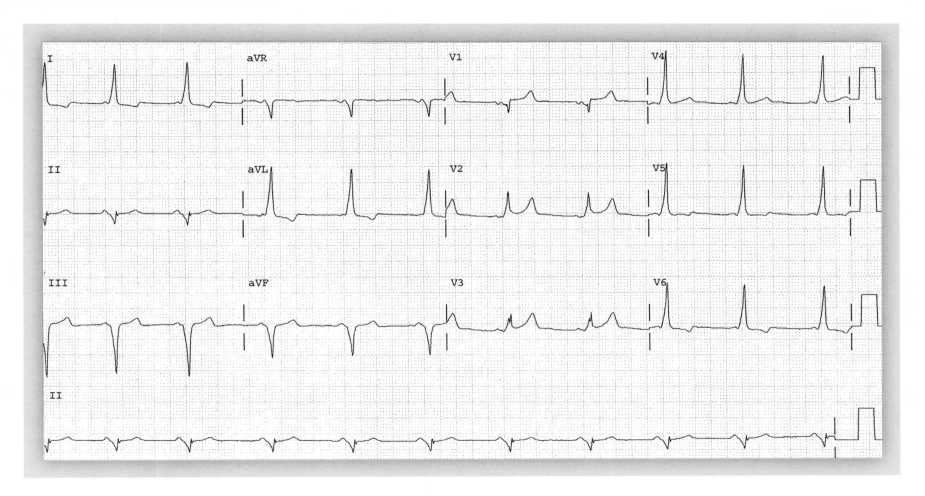

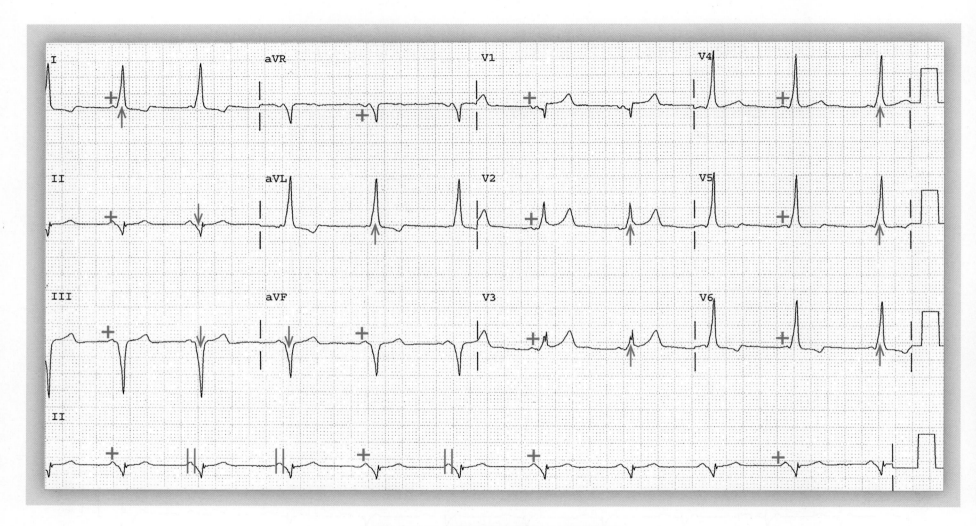

心电图 45 分析:**正常窦性心律,WPW(预激)综合征。**

心电图显示心律规则,心率 60 次 / 分,p 波(+)形态正常(在 I、II、aVF、V_4~V_6 导联上为正向),在每个 QRS 波出现前可见,说明为正常的窦性心律。虽然 PR 间期稳定,时间却很短(‖)(0.12s)。再者,QRS 波增宽至 0.14s,可见短而不清楚的向上支,称为 δ 波(↑,↓)。δ 波将导致 QRS 波增宽,波峰变窄。

QT/QTc 间期正常(400/400ms 和 340/340ms,QRS 波时间延长)。PR 间期缩短,QRS 波增宽(δ 波导致的),称为 WPW 综合征。产生的原因是附加旁路,即肯特束使得心房直接连通心室,绕过了房室结,进而导致了 PR 间期缩短。由于心室的初始激动时通过快速传导的附加旁路而非正常的希-浦系统,初始 QRS 波段向上支缓慢,且由于直接通过心室肌激动的左心室激动异常,导致 QRS 波增宽。减慢的初始心室激动使得 QRS 波向上支不清楚,这被称作 δ 波。然而,WPW 是两个不同旁路下的左心室激动产生的融合波群导致的。QRS 波初始段由附加旁路下的早期激动(预激)及经由正常房室结-希-浦系统的晚期激动(QRS 波群终段)共同产生。两个旁路产生的冲动融合,产生融合波群。因此,QRS 波群终段经由正常房室结-希-浦系统的激动产生,QRS 波峰变窄。

PR 间期、δ 波时长及 QRS 波宽均由两个旁路的传导平衡所决定。这与房室传导很像,因为附加旁路和浦肯野纤维相似,旁路传导是"全或无",并不是变化不定的。与附加旁路传导相比之下,正常的希-浦系统房室传导相对速度更慢,说明附加旁路的心肌激动更强,PR 间期缩短,δ 波和 QRS 波群增宽且更加异常。相反,若正常的希-浦系统房室传导速度更快,通过附加旁路的心肌激动减弱,PR 间期延长,δ 波更不明显,QRS 波群变窄,形态更趋正常。

由于左心室激动(或多或少)起源于心室肌的旁路传导,而非正常的希-浦系统传导,因此无法通过心电图诊断左心室心肌异常(如梗死、缺血、左心室肥大、炎症诸如心包炎、心肌炎)。心电图显示下壁 Q 波,广泛性非特异 ST 段和 T 波异常。在 WPW 综合征的情况下,心电图显示假性下壁梗死,由后间隔旁路导致。心电图所示的是 δ 负波,非下壁心肌梗死。因没有临床证据表明心肌缺血的存在,不建议做心导管检查术。

PR 间期短,δ 波和增宽的 QRS 波的出现可以诊断 WPW 的存在。心房心室由两条通路相连(分别是肯特束和希-浦系统房室传导系统),形成电路,近段由心房肌连接,远端由心室肌连接。该电路容易导致折返性的室上性快速性心律失常即房室折返性心动过速,也可能引起其他室上性快速性心律失常,诸如房性心动过速、房扑、房颤。但是,决定因素并不是电路,而是经由附加旁路进行的心室激动传导。此时,房室结(通过房性心律失常控制心室反应速率)被绕过,心室反应速率可能十分迅速。当 WPW 患者出现心律失常时,我们定义它为 WPW 综合征。

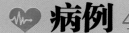
44 岁女性患者,患有精神分裂症,麻醉药依赖,因排尿困难就诊。尿检白细胞呈阳性,尿液培养发现对头孢曲松和左氧氟沙星敏感的革兰 阴性菌。患者对头孢菌素有过敏史,目前服用的药物是喹硫平和美沙酮。患者体检正常,没发现其他问题。

问:为什么做抗生素治疗前需做心电图检查?

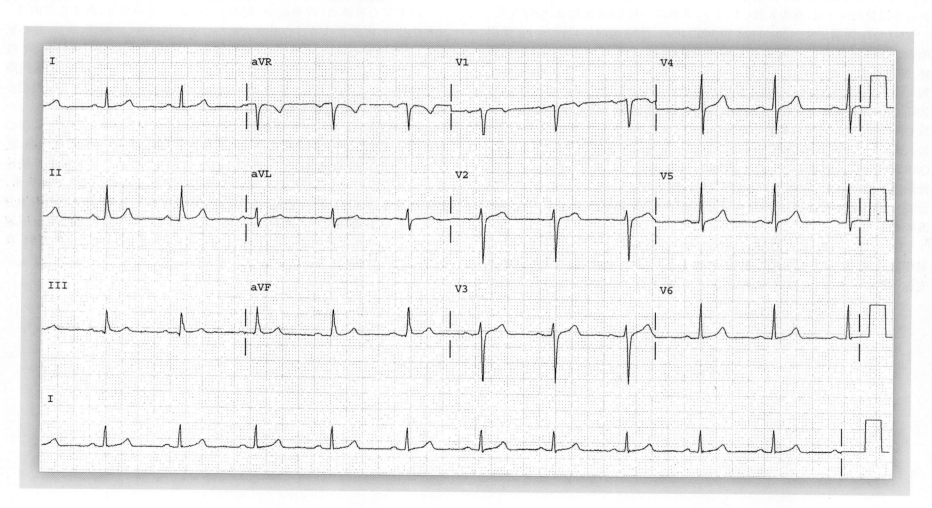

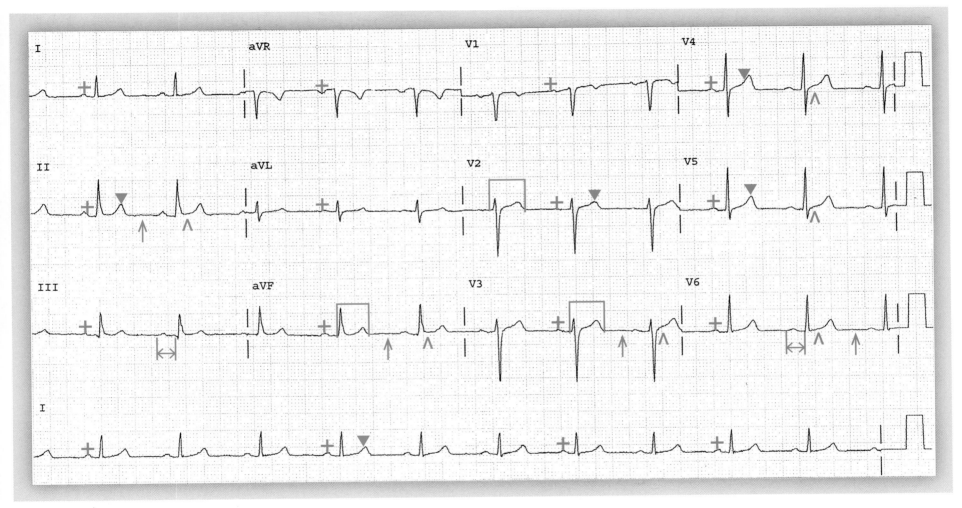

心电图 46 分析：正常窦性心律，心电图正常。

心电图显示心律规则,心率 64 次 / 分。P 波（+）0.12s,时长正常,在Ⅰ、Ⅱ、aVF、V₄~V₆ 导联上为正向,在 V₁ 导联上呈正常的双向 P 波（+）。因此,这是正常的窦性心律。

每段 QRS 波群出现前都可见 P 波。QRS 波在Ⅰ,aVF 导联上为正向,表明电轴在 0° 和 +90° 之间,故额面电轴正常。PR 间期（↔）正常,为 0.20s,QRS 波群宽度正常,为 0.08s,QT/QTc 间期（┌┐）正常,为 360/370ms。心前区 R 波显示正常（即在 V₁~V₆ 导联上,R 波振幅逐渐增大,S 波逐渐变浅。V₃~V₄ 导联之间是临界点（R/S > 1）。ST 段呈正常的凹形（∧）,处于基线水平 [由 TP 段（↑）决定]。T 波形态正常（▼）,QRS 波在导联上正向,不对称,向上支缓慢,

向下支更迅速。aVR 导联上显示负性 P 波,QRS 波群、T 波均显示正常,说明心电图是正常的。

对该患者进行喹诺酮治疗前需观察心电图基线水平,以便记录 QT/QTc 间期。患者长期服用的两种药物均会延长 QT/QTc 间期。抗精神药物包括氟哌啶醇喹硫平都是一类会导致 QT 期延长的化合物。美沙酮也是一种会严重延长 QT 期的镇静剂。抗生素类药物喹诺酮,大灵碱也会延长 QT 间期。当同时服用多种可导致 QT 间期延长的药物时,QT 间期延长发生概率更高。因此,观察基线水平并跟进 QT 间期情况显得尤为重要,当患者的 QT 间期延长时,可能发生严重的尖端扭转型室性心动过速。

56岁男性患者,患高血压和高脂血症,因进行性心绞痛和左前降支动脉95%病变,行心导管术。术后成功把狭窄部位支撑开,没有发现其他冠状动脉病变。术后当天,患者心动过速,心电图检查如下。其他生命体征正常,患者也没有其他症状。

问:以下哪个原因最可能导致患者出现心动过速?

A. 支架内再狭窄   D. 脓毒症致支架内感染
B. 急性支架血栓   E. 新右冠状动脉狭窄
C. 急性出血

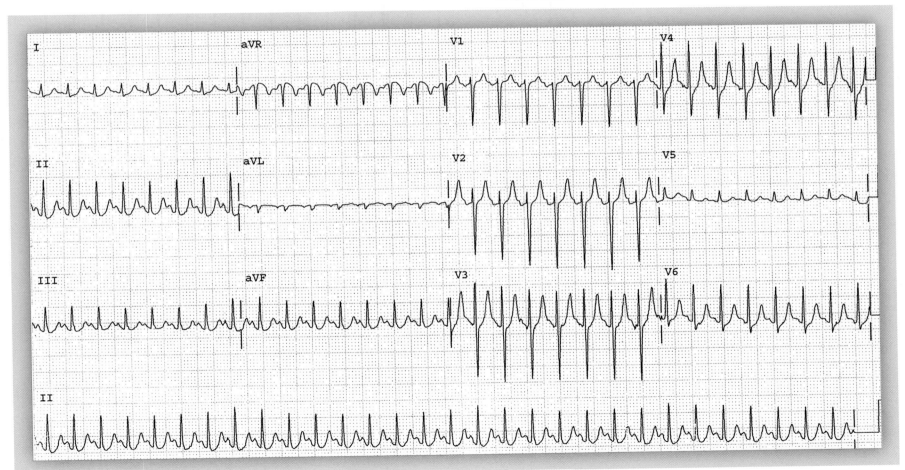

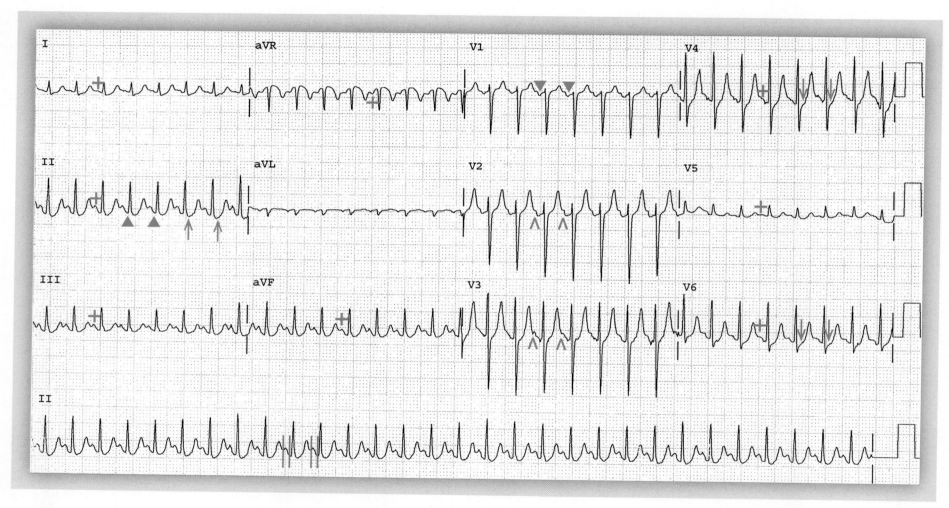

心电图 47 分析:**窦性心动过速,上斜式 ST 段压低。**

心电图显示心律规则,心率为 200 次 / 分。心率超过 100 次 / 分被称作心动过速。P 波(+)在 I 、II 、aVF、V₄~V₆ 导联上为正向,在 V₁ 导联为双向 P 波,说明是窦性心动过速。每段 QRS 波群出现前都可见 P 波。需要注意并不是每个导联都清晰可见 P 波,例如,在 V₁ 导联上清晰可见 P 波(▼),在 V₂~V₃ 导联上则无法清晰辨别。这是由于每个波列都是同时进行的,V₂~V₃ 导联上可见 P 波,但由于 P 波是附加在 T 波末端呈(∧)型,所以不明显。额面心电轴正常,在 0° 和 +90° 之间(QRS 波群在 I 和 aVF 导联上为正向)。

PR 间期短,为 0.12s(||),由窦性心率增快导致。交感激活时,常引起窦性心动过速,导致房室传导速率增快。QRS 波宽 0.08s(正常范围),QT/QTc 间期正常(220/400ms)。 心前区 R 波显示正常(即在 V₁~V₆ 导联上,R 波振幅逐渐增大,S 波逐渐变浅)V₃~V₄ 导联之间是临界点(R/S > 1)。ST 段呈正常的凹型(↑),在大多数导联上均处于基线水平(窦性心动过速时,TP 段不可见,用 PR 段 [▲] 定义基线),但在 V₄~V₆ 导联(↓)上可见 J 点和上斜式 ST 段压低。心动过速时,房性复极(T 波和 P 波),因此易出现 J 点和上斜式 ST 段压低。

通常情况下,P 波段的 T 波发生于心室去极时,且位于 QRS 波群内,但当窦性心动过速且 PR 间期缩短时,T 波脱离 QRS 波群,并与 J 点叠加,导致 J 点

压低。因此,ST 段向上斜至基线水平。当 ST 段上斜,且超过 J 点时长为 0.08s(两个心电采集盒),可以确定 ST 段压低,这也是缺血发生的标志。此时 ST 段在基线水平下超过 1.5mm,说明为异常的 ST 段压低,表明缺血发生。若 ST 段此时处于基线水平,说明 ST 段正常。本幅心电图就是这种情况。尽管 T 波高而尖(心动过速时常出现),形态仍不对称,呈缓慢上斜和迅速下降。同时注意 aVR 导联(其他肢体导联的镜像)上 P 波,QRS 波和 T 波均为负向。

心导管术后出现心动过速应立即进行评估是否有潜在的手术期并发症。最严重的并发症包括急性支架血栓、心包填塞、主动脉壁夹层、房性心律不齐、严重出血(如腹膜后出血),所有这些都与心动过速和血流动力学不稳定相关。本病例中,患者心电图显示无急性支架血栓,急性血栓指的是支架完全堵塞,出现急性 ST 段抬高心肌梗死的症状。也无支架内血栓,其源于平滑肌细胞迁移增生、支架内增生、支架术后几个月发生,而非术后 1~2 天。同样,冠状动脉疾病也有一个慢性发展过程,1 天内形成右冠状动脉狭窄不大可能。支架感染是极为罕见的现象。但是,经皮冠状动脉介入术时抗血小板治疗和抗凝治疗常常导致出血,出血部位可能是腹膜后出血、胃肠出血、或者扩展性腹股沟血肿。■

下图是一患者睡眠时的心电图,患者诉白天嗜睡,清晨头痛。　　　　问:最有可能的诊断结果及治疗方法是什么?

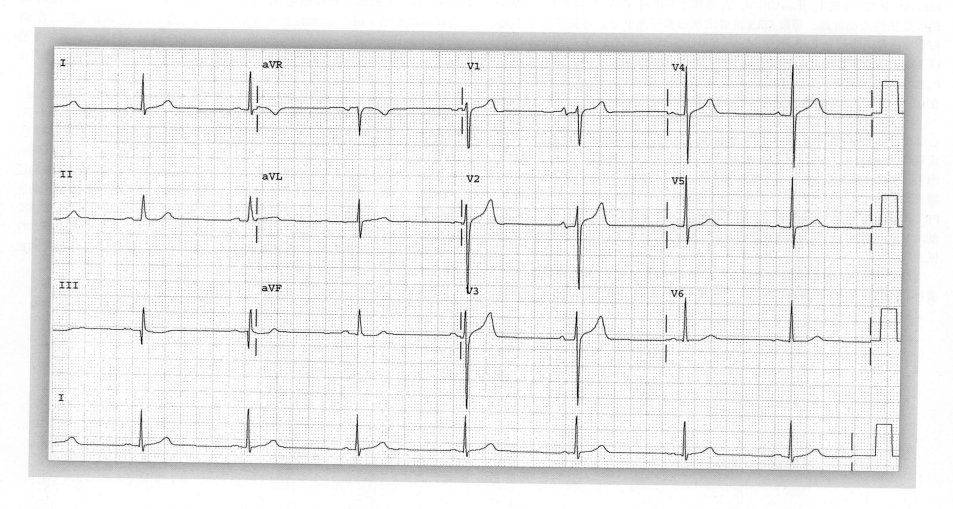

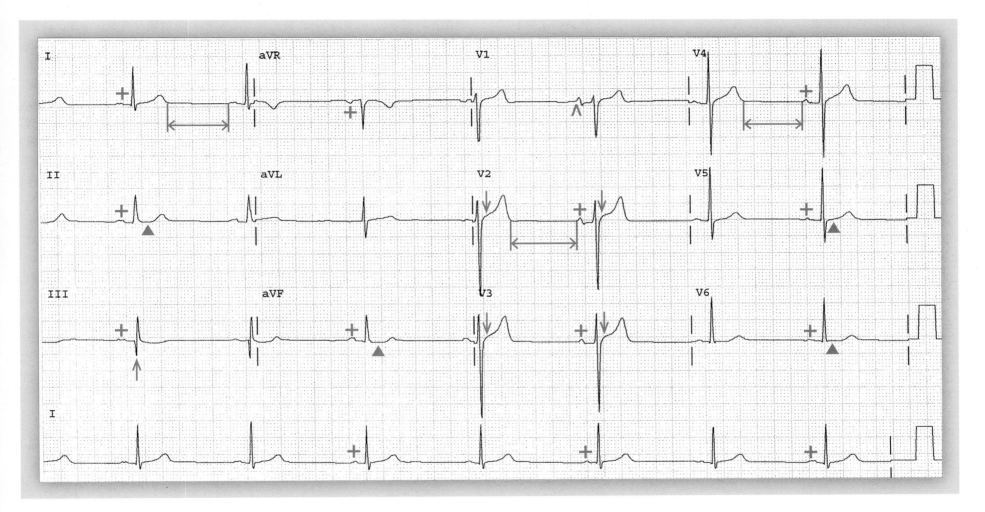

心电图 48 分析:**窦性心动过缓。**

心电图显示心律规则,心率为 44 次 / 分,称为心动过缓。P 波(+)在 I、II、aVF 和 V₄~V₆ 导联上为正向,在 V₁(∧)导联上 P 波是双向的,属正常现象,从而证明是窦性心动过缓。每个 P 波后跟随 QRS 波群,P 波时长正常,为 0.12s,PR 间期稳定,时长 0.20s。

额面电轴正常,在 0° 和 +90° 之间(QRS 波群在 I 和 aVF 导联上为正向)。III 导联(↑)上 Q 波深而窄,但因其为非决定导联,III 导联异常不具备诊断意义。QRS 波群时长 0.08s, QT 间期 440ms,按心率校正的 QT 间期(即 QTc)为 380ms,均显示正常。ST 段呈正常凹型,在大部分导联上处于基线水平 [定义为 TP 段(↔)]。然而,在 V₂~V₃ 导联上可见轻微 ST 段抬高(↓),表明存在早期复极化,见于 QRS 波高和左心室肥大的年轻人当中。在 II、aVF、V₅~V₆ 导联上可见非特异性 ST 段压低(▲)。在 V₁~V₆ 导联上 R 波正常(S 波深度逐渐减小, R 波振幅逐渐增大)。T 波形态正常(即在所有导联上均为正向且不对称,上斜缓慢,下降迅速)。同时注意 aVR 导联(其他肢体导联的镜像)上 P 波、QRS 波和 T 波均为负向。

窦性心动过缓常见于迷走神经增强的情况,如睡眠状态或健康年轻人群中,并不是病理变化。但是,睡眠状态的心动过缓性心律失常可伴随睡眠呼吸暂停,尤其是在氧减饱和的情况下。白天嗜睡和清晨头疼是睡眠呼吸暂停的常见症状,通过夜间正压通气进行治疗。■

下图是一个 20 岁马拉松选手的心电图。　　　问:诊断结果是什么？

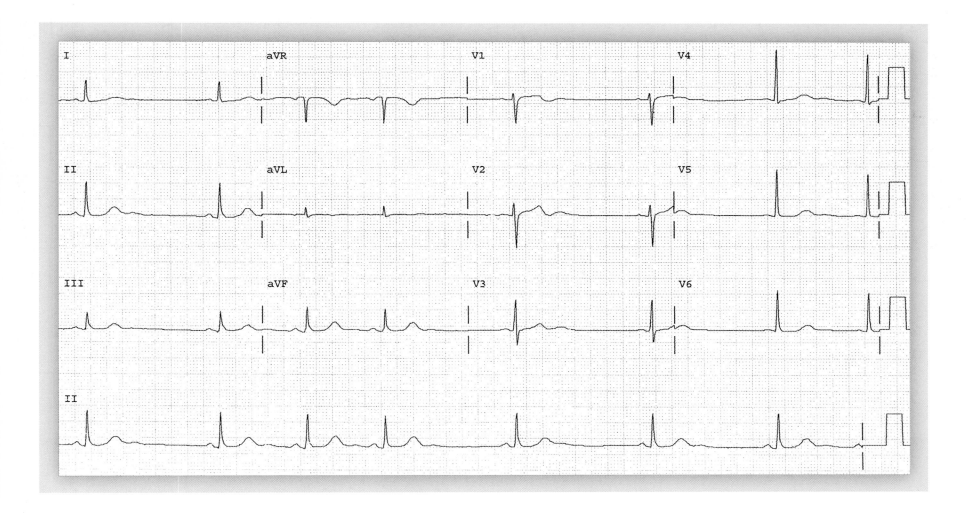

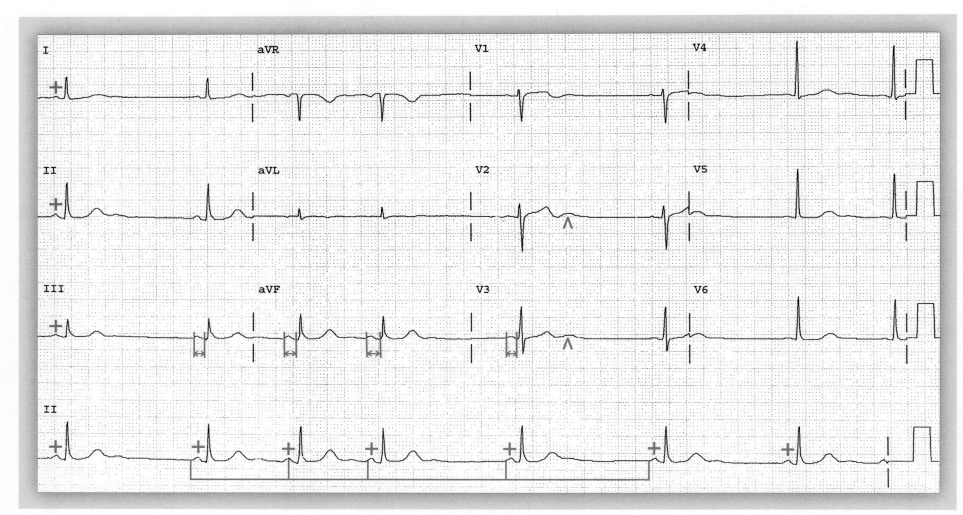

心电图 49 分析：**窦性心律不齐。**

心电图显示窦性心律,每段 QRS 波群出现之前的 P 波(+)形态一致。P 波在 I、II、aVF、V_4~V_6 导联上为正向,PR 间期恒定($\leftrightarrow$),为 0.16s。然而,心电图显示心律不规则($\sqcup$),心率(RR 间期)区间 36~62 次 / 分,且呈无规则心率异常。QRS 波群时长(0.08s),形态正常。电轴正常,在 0° 和 +90° 之间(I 和 aVF 导联 QRS 波群为正向),QT/QTc 间期正常(400/370ms)。同时 V_2~V_3 导联上可见显著但正常的 U 波(∧)。

心电图仅显示 3 种室上性心律不规律性不齐:①窦性心律不齐,此处出现 1 个 P 波和稳定的 PR 间期;②多病灶房性心律,心房起搏点游走(心率 <100 次 / 分)或多病灶房性心动过速(心率 > 100 次 / 分),此处出现 3 个或以上不同形态的 P 波和 PR 间期,无明显主波;③房颤、心房活动或 P 波不规则。房扑和房性心动过速可能导致心律不齐,但根据房室传导阻滞程度会呈现一定的模式,故心律不齐也是规律性的。

心电图显示窦性心律不齐,且为呼吸性心律(即呼吸导致窦性心律改变)。吸气时,心率加快,呼气时减慢。心率波动受到迷走神经的调解,且迷走神经兴奋的患者(如运动员或其他健康人群)更易出现心率波动。呼吸性窦性心动过速加快了肺充气期间的肺血流量。由于这是与呼吸相关的正常心率的生理性变化,故无需进行治疗。■

44 岁女性患者, 伴焦虑症状, 常有"心跳停搏"感。患者否认胸痛, 呼吸困难, 昏厥和脚部轻浮感。患者为保持神经镇静状态每天抽两包烟, 喝三杯酒。她目前服用氯硝西泮, 为缓解心悸, 近期开始服用 β- 受体阻滞剂。体检结果正常, 心电图如下。

问:患者出现以上症状的原因是什么?
你会选择什么治疗方案?

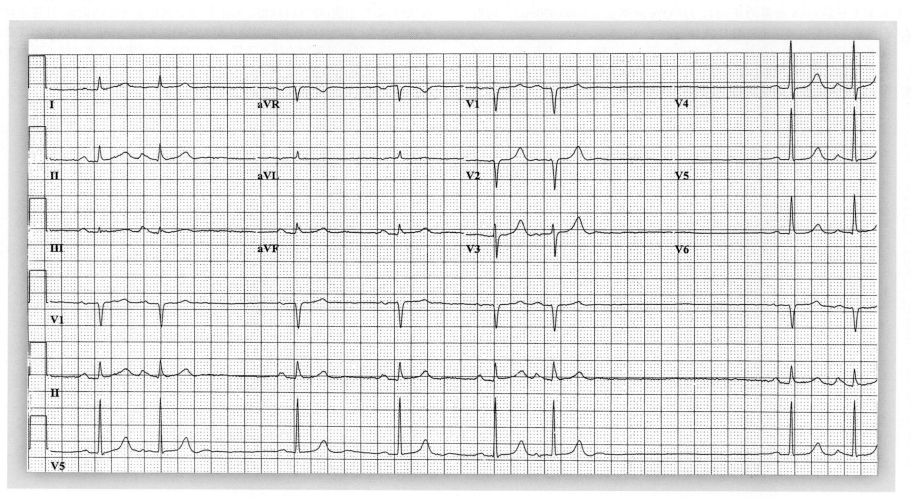

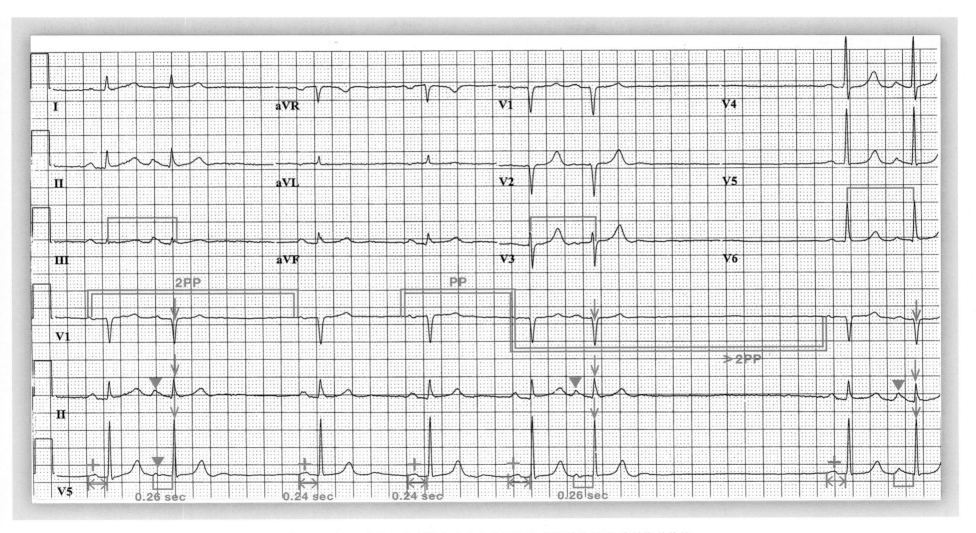

心电图 50 分析：**窦性心动过缓，Ⅰ度房室传导阻滞，低压肢体导联，房性期前收缩。**

心电图显示不规则心律，心率为 50 次 / 分。QRS 波群时长正常（0.08 s），电轴正常，在 0° 和 +90° 之间（Ⅰ和 aVF 导联上 QRS 波群为正向）。肢体导联低压（平均肢体导联电压 <5mm）。QT/QTc 间期正常（400/370ms）。

数段过早出现的波群（↓）（第2、第6、第8段）导致心律不规则。每段 QRS 波群前均出现 P 波（+），但 PR 间期不同。第1、第3、第4、第5、第7段 QRS 波群前的 PR 间期恒定，时长为 0.24s（↔）（即Ⅰ度房室传导阻滞或房室传导延长）。Ⅰ、Ⅱ、aVF 和 V₄~V₆ 导联上 P 波为正向，故波群为窦性，且为Ⅰ度房室传导阻滞。3 段过早出现的 QRS 波群（↓）（第2、第6、第8段）前也伴随着过早出现的 P 波（▼），但 P 波形态和 PR 间期（⊔）（0.26s）均异于 QRS 波群。QRS 波群和窦性波群的时长和形态一致，属于心房期前复合波，会导致心律不齐。心房期前复合波具有固定的偶联间期（⌐⌐）伴窦性心搏，说明 QRS 波群有一定的模式，故心律不齐呈不规则。

心房期前复合波有以下一个特征：

- 过早出现的 QRS 波群后跟随过早出现的 P 波。P 波形态和（或）PR 间期异于窦性心律。
- 心房期前复合波可能是单病灶型（每个心房期前复合波具有相同的 P 波形态）或多病灶型（心房期前复合波具有不同的 P 波形态）。
- 心房期前复合波后会出现可变期间歇；心房期前复合波前后的 PP 间期可能小于、等于或者大于两个 PP 间期之和。

以上变异性反映了心房期前复合波对窦房结的影响，即它可能不会改变窦性心律，但可能会重置窦房结或者抑制窦房结活动。

第一心房期前复合波（⌐⌐）（即第 2 个 QRS 波群）间歇期等于两个 PP 间期之和，故此心房期前复合波不会自动影响窦房结。但是，第 2 心房期前复合波（⊔）（即第 6 个 QRS 波群）间歇期远大于两个 PP 间期之和，说明此时心房期前复合波导致了窦房结冲动再次产生前的窦房结抑制期延长，形成原因有可能是 β- 受体阻滞剂抑制了窦房结活动，也有可能是潜在的窦房结功能异常所致。

心房期前复合波通常是无症状的，但有时也会导致心悸或是心脏停搏感。心脏停搏感发生的原因是早搏时心室充盈时间缩短使得每搏输出量减小。但是，紧接早搏后的下一个心脏搏动输出量增大，因为间歇期延长了心室充盈时间。根据斯塔林心脏定律，当每搏输出量增大时，左心室收缩也相应增强。正是由于每搏输出量的增大以及左心室射血能力增强导致了心悸的发生。

由于心电图显示良性心律，只要没有明显症状，患者无需接受治疗。心房期前复合波在健康人群的发生率可达 70%，但大多数情况下都不频发。在这个病例中，基于患者目前症状，应当首先让患者减少酒精和咖啡因摄入并戒烟，以减少早搏发生的潜在诱因，从而减少心房期前复合波的发生频率。如果以上措施无效，则可服用 β- 受体阻滞剂以缓解相关症状（左心室收缩变力性下降导致的心悸）。尽管 β- 受体阻滞剂不直接影响心房肌，无法减少心房期前复合波发生频率，但当心房期前复合波同时受到其他交感作用时，发生频率可减少。直接作用于心房肌细胞的抗心律失常药物包括 IA 类（奎纳定、达舒平）、IC 类（普罗帕酮、氟卡胺）以及Ⅲ类药物（胺碘酮、甲磺胺心定、多菲莱德）。■

24 岁孕妇,以心悸为临床表现,既往无类似病史,最近口服孕期维生素,否认咖啡或酒精摄入,亦无吸烟史,心电图表现如下。

问:该患者的下一步处理是什么?

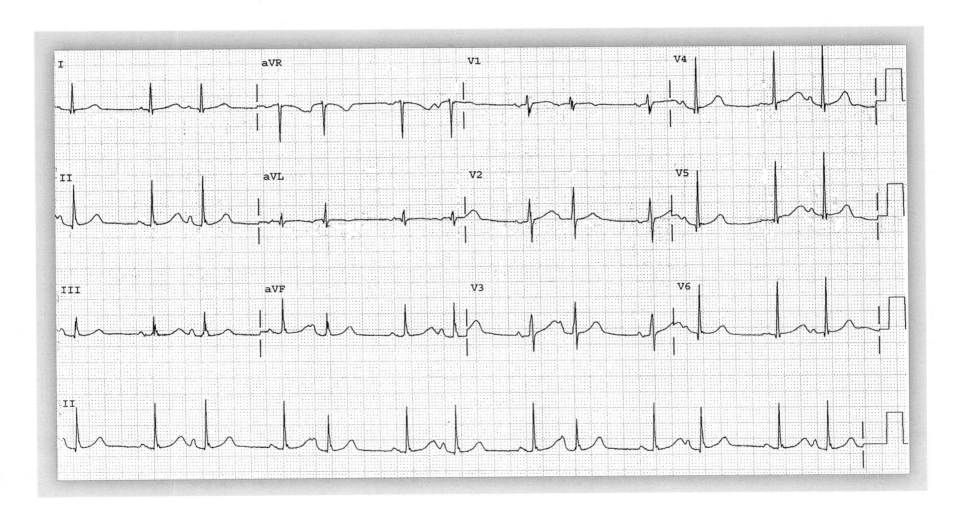

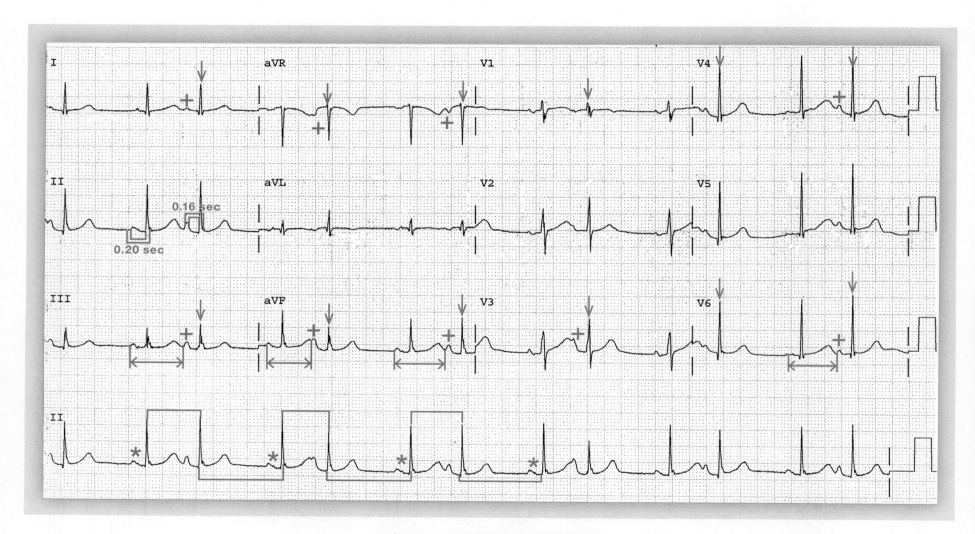

心电图 51 分析：**窦性心律，房性早搏二联律。**

心电图显示心律不规则,心率 84 次 / 分。但是,尽管心律不规则,长的 RR 间期(⌣)和短的 RR 间期(⌐)却以一种模式出现,因此,其心律是有规律的不规则。

QRS 波群时限正常(0.08s),形态也正常,电轴也正常,在 0° 和 +90° 之间(Ⅰ 和 aVF 导联 QRS 波群呈正向波),QT/QTc 间期也是正常的(380/440ms)。第 3、5、7、11、13QRS 波群为提早发生或早搏。在正常 P 波中,P 波在 Ⅰ、Ⅱ、aVF、$V_4 \sim V_6$ 导联上为正向波,QRS 波群中,PR 间期稳定(0.16s)(⌐)。但是,在跟随更长 RR 间期后出现的 QRS 波群,具有不同的 P 波形态和 PR 间期(0.20s)(⌣)。因此,正常停顿后的 QRS 波群是窦性的 QRS 波群,其后跟随的是房性早搏的 QRS 波群,P 波和 QRS 波群关系稳定恒定(↔)。

当每个正常 QRS 波群和一个房性早搏的 QRS 波群以稳定的模式出现时,这种情况就称为房性早搏二联律。当每 3 个 QRS 波群中恒定有一个房性早搏的 QRS 波群时,这种情况称为房性早搏三联律。二联律和三联律提示一种重复模式,否则也就没有重要的临床意义。需要注意的是,在有些情况下提前发生的 P 波落在其前的 T 波上,会改变 T 波的形态。

这种心律失常对孕妇来说是良性,要让孕妇放心。怀孕时期由于血容量的增加,可能出现这种早搏,血容量的增加可以导致心房牵张增加,从而导致心房自律性增加。心肌的症状与孕妇血容量增加和每搏量增加有关。在既往没有心脏病史和心血管症状的孕妇来说,无需寻找进一步的原因。如果孕妇能够耐受症状,无需特殊的药物来治疗。在实际工作中,孕妇是避免用药的,只有在症状严重或有潜在心律失常风险的情况下,才使用药物治疗。■

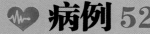

如下静息心电图是来自一名 28 岁医学生常规检查。

问:这种异常的心电图的主要机制是什么？

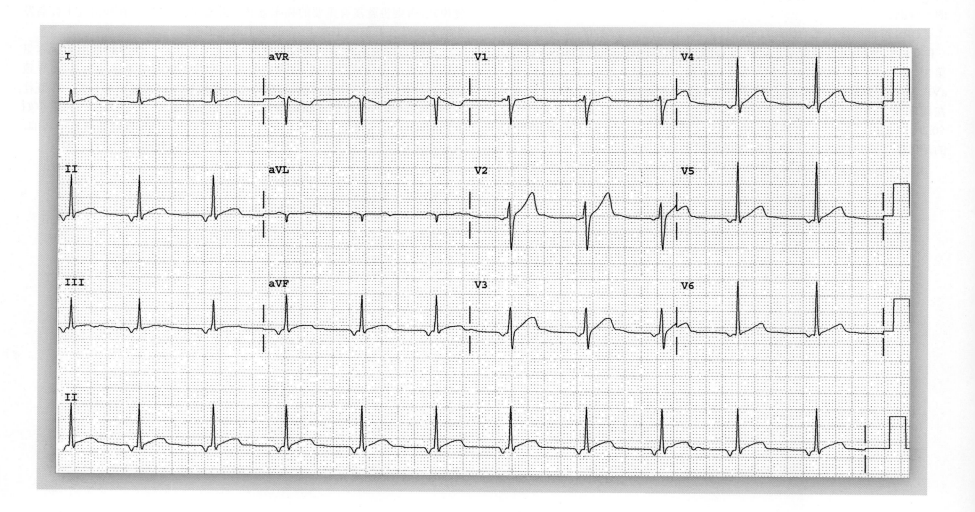

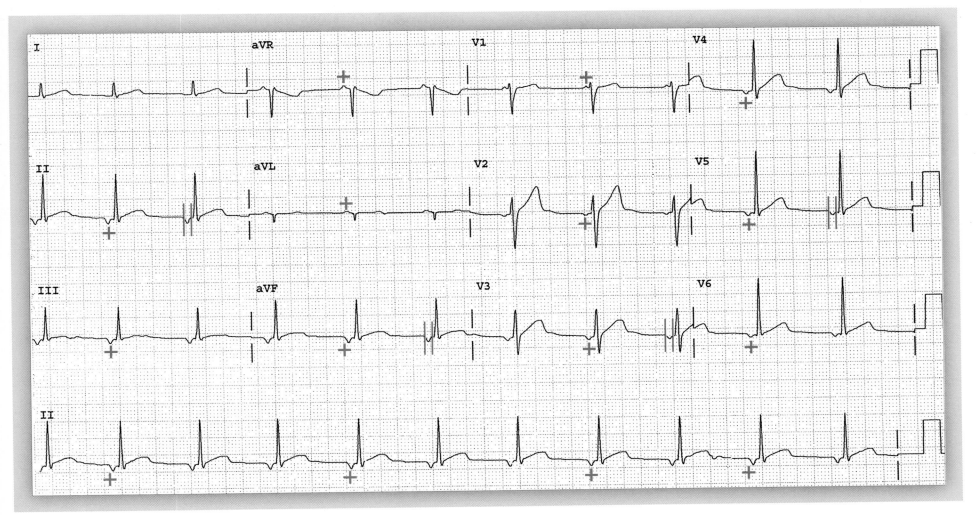

心电图 52 分析：**房性心律失常。**

心电图显示心律规则,心率 64 次 / 分。QRS 波群时限(0.08s),形态均正常,电轴正常,在 0° 和 +90° 之间(Ⅰ 和 aVF 导联上 QRS 波群均为正向),QT/QTc 间期正常(400/410ms)。尽管在每一个 QRS 波群之前的 P 波(+)有稳定的 PR 间期(Ⅱ)(0.10s),但 P 波在 Ⅰ、Ⅱ、aVF、$V_4 \sim V_6$ 导联倒置或呈负向波,因此这不是窦性心律,因为窦性心律下,P 波在上述导联上为正向。P 波的形态之所以如此,是因为产生 P 波的冲动是来自于心房肌的某个部分,而不是窦房结。这种额外的心房律,可通过发生于每个 QRS 波群之前的 P 波的特定形态和距离来鉴别,在本来应该正向的导联(如 Ⅰ、Ⅱ、aVF、$V_4 \sim V_6$)却出现了负向或双向。因为心房的活动不再通过正常的传导路径,因此,通过 P 波的形态,不能准确判断是左心房还是右心房的异常。PR 间期恒定,可以和窦性心律的

PR 间期一样,也可不同,QRS 波群时限正常。

P 波在下壁导联表现为负向,意味着这个额外的异位起搏点是在心房的下部,这种情况通常被称为冠状窦心律。短的 PR 间期意味着异位的心房起搏点靠近房室结。发生这种心律失常的机制最可能是自主活动增高,导致异位起搏点加速活动,并取代了有起搏作用的窦房结。这种心房心律的机制也有可能是逸搏心律,由于过低的窦性心律导致。很多情况下,运动能改变窦房结频率,窦房结能够重新主导心律,因为窦房结比异位节律起搏点更容易受到交感神经控制,这种情况更容易出现在房性逸搏心律,能够提高窦房结频率而不能提高异位起搏点频率的阿托品在这种情况下也很有用,然而,这仅仅是短期的好处。■

56 岁中老年男性患者,有高血压和阵发性心房颤动,目前口服氢氯噻嗪片、地高辛片和双香豆素,现在出现急性发作的阵发性心悸症状。2 周前因膝盖损伤吃过相当大量的非甾体类药物。最初的实验室检查分析提示血尿素氮和血肌酐水平急剧增高。心电图表现如下。

问:这个心律失常的潜在机制是什么？
这位患者以哪种失常机制为主?

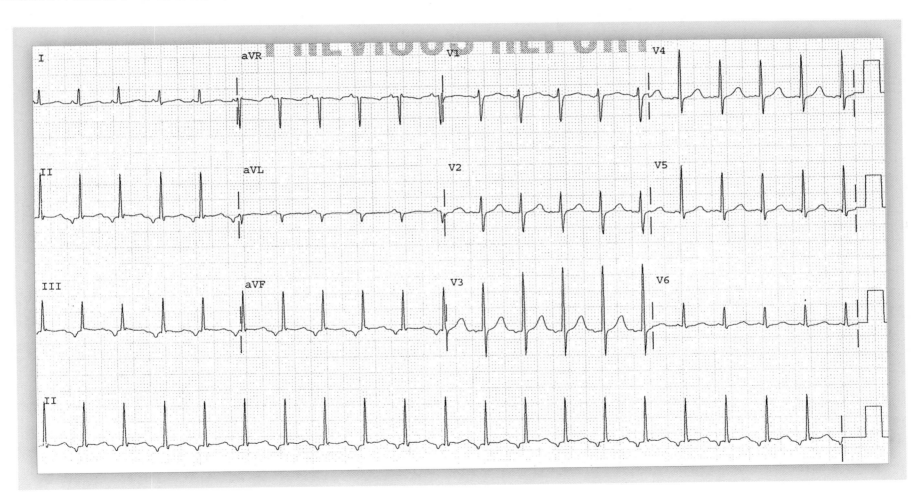

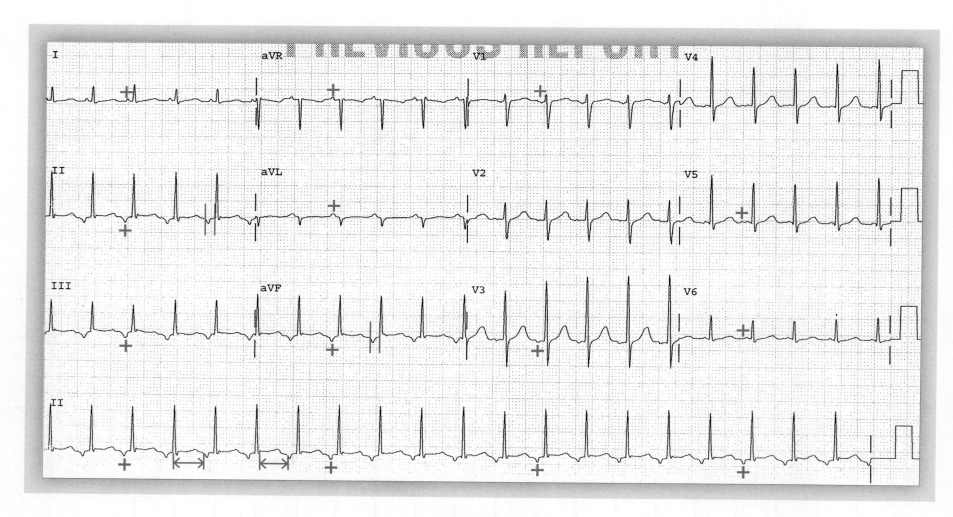

心电图 53 分析：**房性心动过速。**

心电图显示心律规则,心率 120 次 / 分。QRS 波群时限（0.08s）正常,形态和电轴也正常,在 0° 和 +90° 之间（Ⅰ 和 aVF 导联 QRS 波群均为正向）,QT/QTc 间期正常（310/440ms）。尽管在每一个 QRS 波群之前均有 P 波（+）,但 P 波在 Ⅱ、aVF 导联上呈负向,因此不是来源于窦房结,而是来自右心房底部的房性起搏点,但 P 波在 Ⅰ、V₅~V₆ 导联上仍为正向。因为心房的活动不再通过正常的传导路径,因此,通过 P 波的形态不能准确判断是左心房还是右心房的异常。所有的 P 波形态都一样,PR 间期短（‖）(0.12s)。因为 RP 间期（↔）长于 RR 间期的一半以上（比如,PR 间期短于 RP 间期）,所以也可归为长 RP 心动过速。

引起长 RP 间期的心动过速包括窦性心动过速、房性心动过速、2:1 房室传导的心房扑动、交界性逸搏心律、非典型性房室结折返性心动过速（如快 - 慢综合征）、或者有早搏症状的非普通的房室阵发性心动过速,负向 P 波可以排除窦性心动过速,亦未能见到第 2 种心房波,可以排除心房扑动。这种心律失常最普通的病因就是 1:1 房室传导的房性心动过速,可以通过阻断房室结来确定（比如,通过瓦氏动作、腺苷）,在房室结阻断后,稳定的 PP 间期和心房频率有助于确定房性心动过速,如果心动过速是突然终止的,则为折返性的病因（AVNRT 或 AVRT）。

心动过速包括房性心动过速,有 3 个可能的机制,包括:自律性增高、触发活动和折返活动。

- 自律性增高,这种心动过速是由于心肌的异位起搏点起搏功能增强所致,可能和儿茶酚胺引起有关,这种心动过速经常有一个心率逐渐增快的"预热期"。

- 触发活动,这种机制常在心肌电位去极化终末期出现延迟（比如低幅度去极化被前面的动作电位所促发）,这种去极化后的延迟是由钙内流引起的。如果这种钙内流增加,比如在儿茶酚胺刺激下,去极化活动将产生足够电流,将促发下一个自主电流。这种机制最常见于地高辛过量引起交感神经刺激和儿茶酚胺释放所致,也可见于扩张型心肌病。这些患者有急性肾功能不全、或者有过量非甾体类药物的使用。地高辛浓度水平常常在肾功能不全更容易表现出来,因此这种房性心动过速可能是地高辛中毒所致的心动过速。

- 第 3 种机制是折返,这是因为心肌内存在 1 个大（或小）的折返环,它包括 2 种具有不同电生理特性的心肌细胞。折返环既可以顺向传导也可以逆向传导,激动最靠近环路的心室,它一般存在于心脏纤维区域或瘢痕区域（结构阻滞）,也可因心肌不应期的改变而形成折返环（功能阻滞）,如自主心律插入。通常情况下折返环常因为其中一条通路顺向或逆向受阻,冲动只能通过 1 条通路传导,如果冲动到达第 2 条通路的末端并能通过第 1 条通路逆传,并激动临近的心肌,则兴奋有可能再次通过第 2 条通路前传。如果冲动持续在折返环传导,则形成折返性心动过速。这种折返性心动过速通常突然发生和突然停止,因此心室率通常也是突然升高和降低。

房性心动过速引起心室率的加快通常使用减慢房室结传导的药物,如 β- 受体阻滞剂,钙离子阻滞剂或者是地高辛。这些药物可以减慢房室结的传导从而降低心室率。β- 受体阻滞剂还能治疗地高辛中毒引起的自律性房性心动过速,地高辛特异性抗体也是可行的。房性心动过速的长期治疗通常选用 IA 类（奎尼丁,丙吡胺）、IC 类（普罗帕酮、哌氟酰胺）或Ⅲ类（胺碘酮、决奈达隆、心得怡、多非利特）,在一些患者中可行心房局灶性消融术。■

一个提供长期护理服务的机构在得到一份心电图报告后,将该住院紧急患者送到急救中心。一名内科医生介绍说:"患者诉间断心悸,无头晕或眩晕,信息记忆清楚,然而心电图提示有心脏传导阻滞,送急诊病房行心脏起搏器植入术,我们注意到患者有大炮 A 波,它和心脏阻滞有关"。

问:该患者需要心脏起搏器治疗吗?

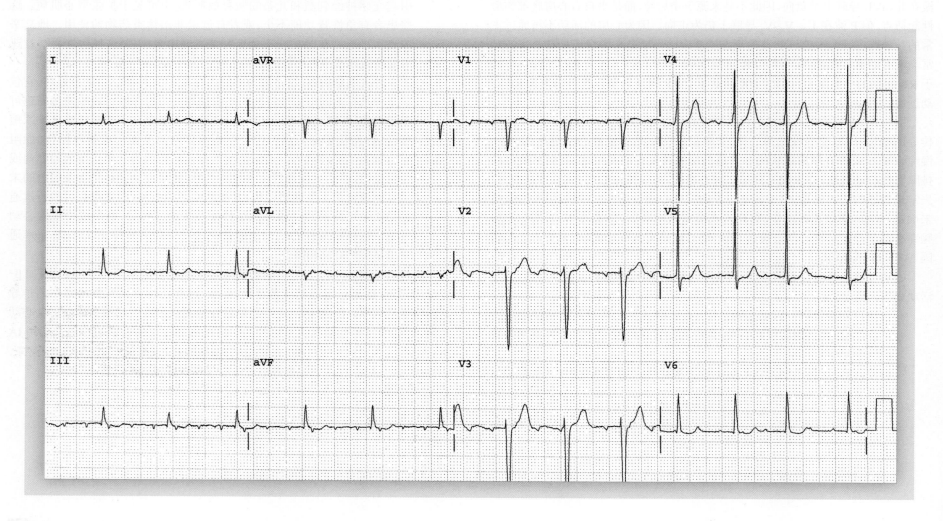

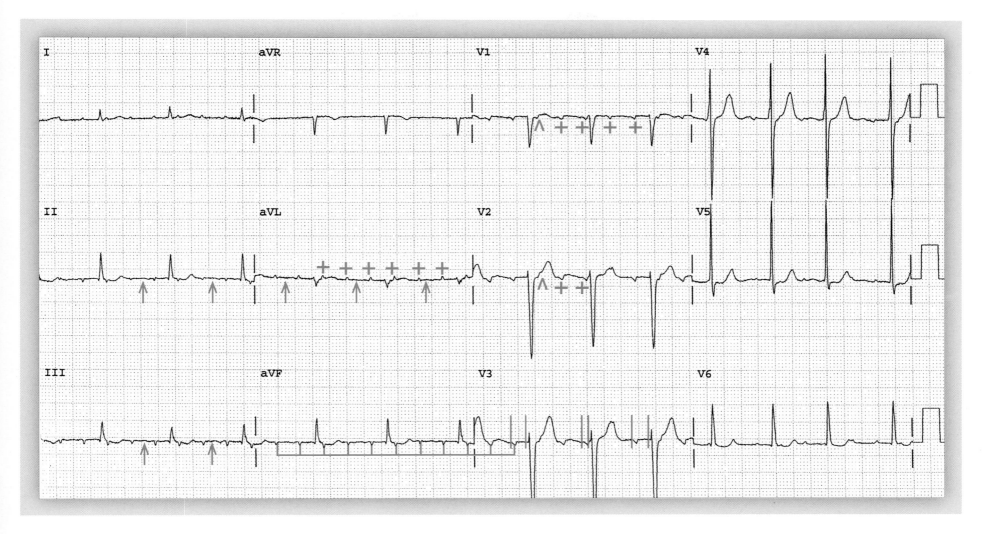

心电图 54 分析:**房性心动过速伴房室传导阻滞。**

心电图显示心律轻度不规则，心率 70 次 / 分。QRS 波群时限（0.08s），形态正常，电轴也正常，在 0° 和 +90° 之间（Ⅰ、Ⅱ、aVF、V₄~V₆ 导联上 QRS 波群均为正向），QT/QTc 间期正常（320/350ms）。在 Ⅱ、Ⅲ、aVF 导联上很容易看到是心房的活动，心房率规则，频率 210 次 / 分（⊔）。V₁~V₃ 导联上也能看到心房的活动，尽管有些导联的 P 波隐藏在 ST 段(∧)，看起来不明显。P 波在 Ⅱ、aVF 和 V₁~V₄ 导联上呈负向波，因此这不是来源于窦房结，而是来自心房的异位起搏点，因此期间有个潜在的房性心动过速，但是，每 3 个 P 波后跟一个 QRS 波群，因此是 3∶1 房室传导阻滞。每个导联的每个 P 波间均可见到等电位线。

房性心动过速通过以下表现来确定：

- 在每个 QRS 波群前有一个明显的形态异常的 P 波，最常见的机制是异位起搏点的放电或终止，产生一个明显的 P 波。当有 2 个连续的 P 波，且 P 波之间有等电位线。如果机制是小的折返环（微折返环）时，P 波更加明显，因为这些小面积的心肌形成折返环，然后刺激余下的心房肌产生电活动。

- 典型的心房率在 100~220 次 / 分。
- P 波和窦性 P 波不同（比如：在任何导联或Ⅰ、Ⅱ、aVF、V₄~V₆ 导联上呈倒置或双向）。
- 通常 PR 间期是恒定的，但在隐匿性房室结前传的病例（‖），PR 间期也有一些变化（QRS 波间期也一样）。在很高的心房率情况下，心房的活动如果能完全通过房室结，就能产生一个 QRS 波，有些冲动则不能通过房室结（如，它们是被阻滞的）。有些冲动能通过房室结，但却在房室结内发生了阻滞，所以无法通过完整的房室结传导，这些冲动称为房室结隐匿的、部分的去极化，它改变或者降低了随后的心房冲动通过房室结，在这些患者，就能看到 PR 间期的改变，或者 QRS 波间期的改变。
- 如果房室之间以稳定 2∶1、3∶1 或 4∶1 传导，则 QRS 波间期是规则的（或者有轻度的不规则，正如上面讨论的那样），如果房室之间的传导以上述的比例变化，则 QRS 波群之间的间期是规则的不规则，此时莫氏 Ⅰ型房室传导阻滞也能发生。

在深夜,你被叫去看一名出现心律不规则的住院患者。该患者无症状,正在睡眠中,他是一个 63 岁的老年人,否认心脏病史,但承认几天前因为严重的慢性阻塞性肺病(COPD)有过缺氧的病史,在没有使用抗生素的情况下临床状况症状改善。

问:这份心电图是什么心律?
下一步该如何处理?

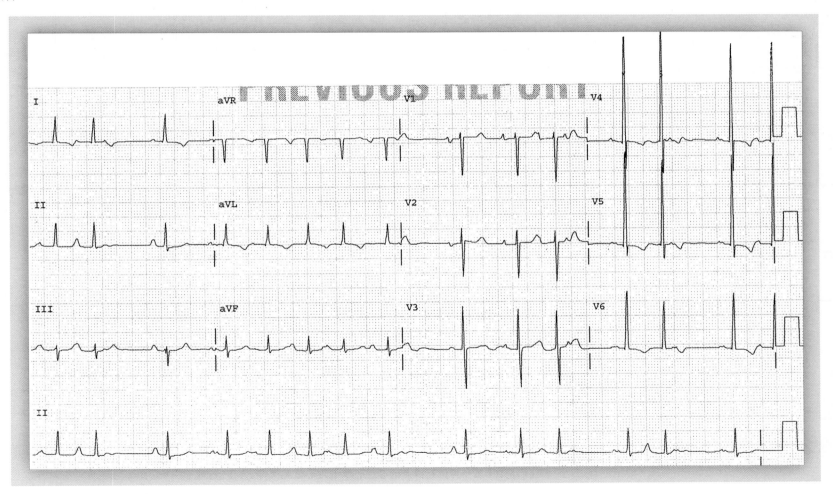

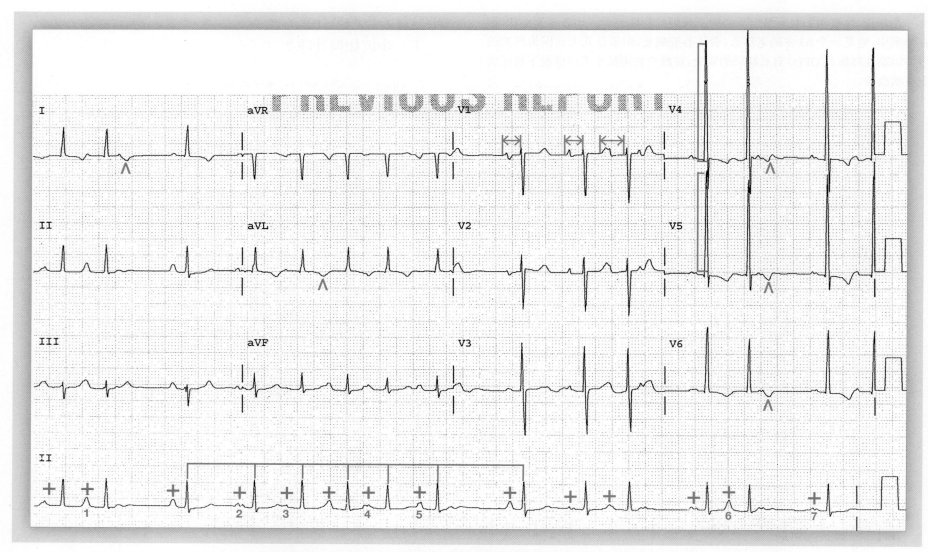

心电图 55 分析：**游走心房律（多个异位起搏点的心房心律），左心室肥大伴 ST-T 改变。**

心电图 QRS 波间期不规则（ ⌐ ），而且未表现出某一种模式，因此心律是不规则的。平均心率 84 次 / 分。QRS 波群时限正常（0.08s），电轴也正常，在 0° 和 +90° 之间（Ⅰ和 aVF 导联上 QRS 波群均为正向），QT/QTc 间期正常（360/430ms）。QRS 波或 R 波幅度在 V_4~V_5 导联是 30mm（ [），达到左心室肥大的一个标准（如：S 波的深度或 R 波的高度在任何胸前导联 ≥ 25mm），典型的表现左心室肥大和 ST-T 同时出现。

只有 3 个室上性的心律是不规则的：①窦性心动过速只有一个 P 波形态，且 PR 间期稳定；②多个房性心律或游走的心房异位起搏（频率 <100 次 / 分）或者多点房性心动过速（频率 > 100 次 / 分），都具有 3 个或者更多的 P 波形态和 PR 间期，没有主导的 P 波；③如果考虑房颤，则是毫无组织的心房活动或 P 波。但这里每一个 QRS 波群之间都有一个 P 波（+），只是形态和 PR 间期（↔）不一样而已，可以看到有 3 个或更多的 P 波形态（差不多有 6 个），这个在Ⅱ导联最明显。

我们知道，游走的心房异位起搏或多点房性心律失常可以通过如下确定：

- 平均心律 <100 次 / 分，如果频率 >100 次 / 分，则称之为多点房性心动过速。

- 在每个 QRS 波群之前有一个明显的 P 波。
- 呈现出 3 种或者更多的 P 波形态，无法确认一个稳定的或主导的 P 波。
- PR 间期不恒定。
- PP 间期和 QRS 波间期是不规则的。

游走的房性异位起搏是以心房多点的电活动取代窦房结的起搏功能，因为在右心房或左心房存在多个异位起搏点，故 P 波形态和 PR 间期就是不断变化的。

游走心房异位起搏是个良性的心律失常，可发生在正常的个体，经常发生在睡眠中。对有肺部疾病的患者来说是一个非常常见的心律失常。然而，这种心律失常也和其他状况有关，包括电活动紊乱、地高辛中毒，或心脏组织疾病。不常见的情况下，游走性心房异位起搏或多点房性心动过速能发展成心房颤动。

这个患者，COPD 发作可能是潜在发病的可能。从这点来说，我们有理由去推测患者的电活动是正常的，治疗这个潜在的发病病因是最主要的治疗方法。如果对 COPD 进行充分的治疗后，心律失常还持续存在，或者心血管查体发现有异常，那就有必要去做超声心动图检查来评估心脏结构是否异常。■

病例 56

72 岁老年男性患者,有明确的慢性阻塞性肺病(COPD)病史,有 100 包 / 年的吸烟史,由于明显肺功能受阻到急诊科就诊。既往有明显的高血压病病史。在体格检查中,可闻及哮鸣音以及明显使用腹肌辅助呼吸。心血管检查提示心律规则的心动过速。心电图表现如下。

问:诊断是什么?
　　如何评价这份心电图的异常?

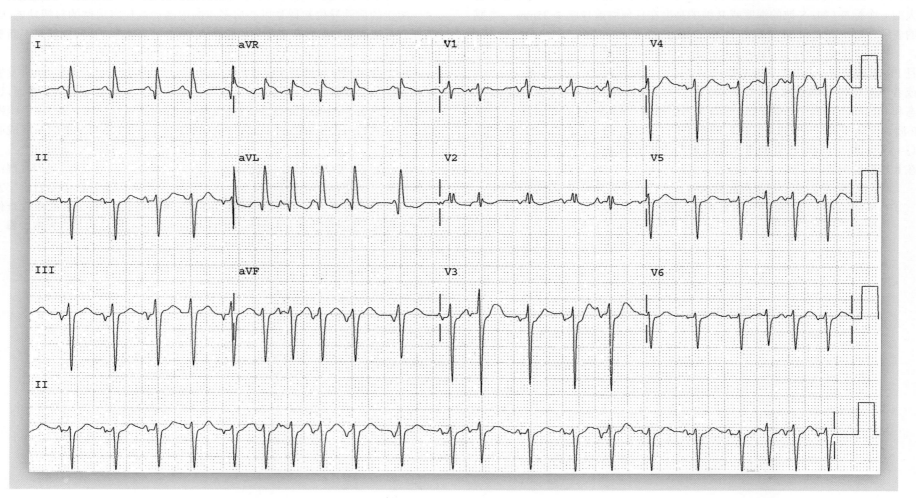

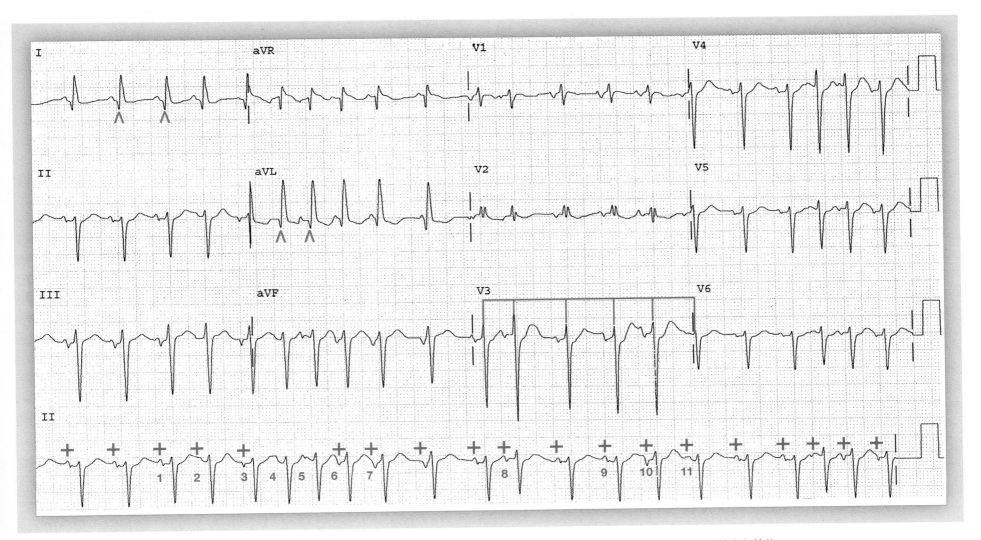

心电图 56 分析：多异位起搏点房性心动过速，左前分支传导阻滞（LAFB），陈旧性侧壁心肌梗死，顺时针方向转位。

心电图显示 RR 间期不规则，且没有一定的模式，因此心律是不规律的不规则。平均心率 126 次 / 分。QRS 波群时限正常（0.08s），电轴极度左偏，在 -30°和 -90°之间（QRS 波群在 I 导联上为正向，在 II 和 aVF 导联上为负向，呈 rS 波形），这是左前分支传导阻滞（LAFB）。

QT/QTc 间期轻度延长（320/460ms），只有 3 个室上性心律是不规则的：①窦性心动过速下 P 波只有一个形态且 PR 间期是恒定的；②多点房性异位起搏的心动过速或游走性房性异位起搏（心率＜ 100 次 / 分）或多点异位房性心动过速（心率＞ 100 次 / 分）都有 3 个或以上的 P 波形态，PR 间期不恒定，无主导 P 波；③房颤是无组织的心房活动或 P 波。该心电图 P 波（+）形态多样化（至少有 7 种 P 波形态）且 PR 间期不同，在 II 导联最明显。

我们知道，多源房性心动过速通过如下特点确定：

- 平均心率 >100 次 / 分。
- 在每个 QRS 波群之前有一个明显的 P 波。
- 呈现出 3 种或者更多的 P 波形态，无法确认一个稳定的或主导的 P 波。
- PR 间期不恒定。
- PP 间期和 QRS 波间期是不规律的规则。

根据 I 和 aVL 导联上可见的 Q 波（∧），可以针对陈旧性侧壁心肌梗死，胸

前导联 R 波上升不良（如：从 V_1~V_6 导联 R 波幅度没有逐渐增高），这经常导致心脏在从下往上看时在水平方向上呈顺时针方向转位。在这个位置上，右心室靠前，左心室靠左。在顺时针方向转位时，左心室的电激动更加靠近侧壁和后壁的方向，在胸前导联的去极更晚（比如：R 波上升不良过渡区变晚）。在逆时针方向转位时，左心室电激动会更加靠近胸前，从而导致在胸前导联提前出现（例如：高大的 R 波提前出现在 V_2 导联）。LAFB 有时候和胸前导联 R 波上升不良连在一起。另一个 R 波上升不良的是右心室肥大，V_5~V_6 导联 S 波加深。R 波上升不良也见于严重的肺病。

多点异位起搏的房性心动过速常常和肺部疾病相关联，部分 COPD 或急性肺栓塞，还有心脏病（包括心衰、心脏瓣膜病和冠心病）。管理这类疾病要着眼于治疗潜在的致病因素，在这个病例就是要治疗 COPD 的发作。对于 COPD 患者，要慎用 β- 受体阻滞剂，它可能加重心动过速。治疗多点异位起搏性房性心动过速最初的治疗包括降低心室率，钙通道阻滞剂和 β- 受体阻滞剂是常用的药物（如果有哮喘患者 β- 阻滞剂可加重病情）。治疗心律失常本身包括抗心律失常药物，首选 IC 类药物（普罗帕酮或氟卡尼）或 III 类药物（胺碘酮、决奈达隆和索他洛尔）。已有证据表明，镁离子会有一些益处，在某些情况下，多源房性心动过速会转为心房颤动。■

56 岁中老年妇女患者,因二尖瓣脱垂导致二尖瓣关闭不全,出现急性发作的心悸和头晕。

问:该心电图诊断是什么?
最好的治疗是什么?

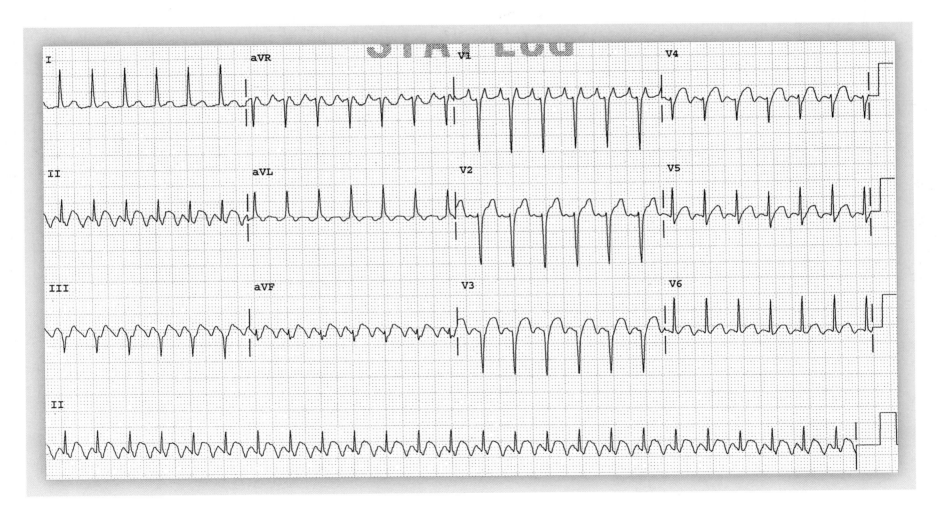

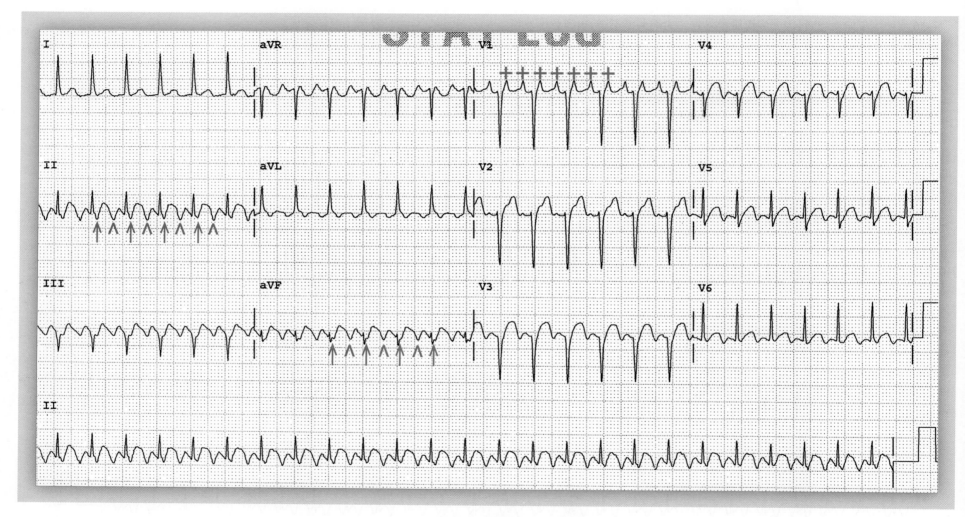

心电图 57 分析：**心房扑动，电轴左偏，顺时针方向转位。**

心电图显示心律规则,心率 150 次 / 分。QRS 波群时限正常(0.08s),电轴生理性左偏,在 -0° 和 -30° 之间(QRS 波群在 Ⅰ 和 Ⅱ 导联上为正向,在 aVF 导联为负向波), QT/QTc 间期正常(240/380ms)。在 V_1~V_4 导联上 R 波上升不良,过渡导联(R/S>1)发生在 V_5 导联,这是心脏沿水平方向顺时针方向转位的特征,这是想象从下往上看心脏,在这种位置下,右心室在前,左心室靠左。在顺时针方向转位下,左心室压力在更加靠后的方向,胸前导联的过渡发生更晚(比如:R 波上升不良和过渡区变晚)。

尽管没有明显的 P 波可以看到,但在每一个 RR 间期的基线之间有连续的波,在 Ⅱ、Ⅲ、aVF 导联特别明显。在 V_1 导联上每个 QRS 波群之前都有 2 个明显波形,这个波形(+)规则出现,频率 300 次 / 分。这说明这个潜在的心律就是心房扑动以 2:1 方式传导阻滞或 2:1 传导,只有心房扑动这种房性心律失常是频率在 260 次 / 分或以上。重要的是,仔细观察 Ⅱ、Ⅲ、aVF 导联可以发现在每个 QRS 波群之前有一个房性波形(∧),第二个扑动波形可以在每个 QRS 波群的终止部分看到(↑),看起来像 S 波。这些波形在下壁导联上为负 - 正双向,和典型的心房扑动一样。

典型的心房扑动具有如下特征:

- 扑动波的波形(来自右心房折返,在 Ⅱ、Ⅲ、aVF 导联上为负 - 正双向)在波形、高度、间期上是异常的。
- 在扑动波之间没有等电位线(比如:扑动波之间的等电位线是连续的,看起来像锯齿样波)。这些归功于心房扑动的折返环位于右心房,在左心房去极化后即能产生连续的电活动。相比之下,房性心动过速是由

于异位起搏点(或微小折返)或放电或停止产生,在每个波形之间有等电位线。

- 心房率在 260~320 次 / 分,在用药或心房肌有异常的情况下,扑动频率或许会低一些,但始终维持典型的扑动波的波形。
- 如果房室之间以一定的比例传导(2:1,3:1,4:1),QRS 波群间期是规则的,当传导比例改变时,则 QRS 波群是不规则的,包括莫氏 Ⅰ 型房室传导阻滞。
- 扑动波和 QRS 波群之间的关系是可变的,取决于房室结隐匿性前向传导的功能,这和房性心动过速相似。在很高的心房率情况下,心房的活动如果能完全通过房室结,就能产生一个 QRS 波,有些冲动则不能通过房室结(被阻滞掉)。有些冲动能通过房室结,但却在房室结内发生了阻滞,所以无法通过完整的房室结传导,这些冲动称为房室结隐匿的、部分的去极化,它改变或者降低了随后的心房冲动通过房室结,在这些患者,就能看到 PR 间期的改变,或者 QRS 波间期的改变。

心房扑动和多种情况有关,包括二尖瓣狭窄或关闭不全性心脏病、病态窦房结综合征、左室功能不全(收缩功能和舒张功能)、肺动脉栓塞和肺部疾病,也和心脏手术有关。治疗心房扑动的最初要求是节律控制,药物包括房室结阻滞剂,包括 β- 阻滞剂、钙通道阻滞剂(维拉帕米或地尔硫卓)或地高辛。接下来纠正心律失常的电复律或影响心房肌的抗心律失常药物(如:ⅠA、ⅠC 或 Ⅲ类抗心律失常药)。远期预防复发的方法是抗心律失常药物或射频消融术。
■

85 岁老年男性患者,新近发作心衰。超声心动图检查射血分数为 30%,弥漫性左心室运动功能障碍,无左心室壁局限性运动异常,左心室轻度肥大,无瓣膜疾病,冠状动脉造影提示轻度非阻塞性的冠状动脉疾病。评估后考虑非缺血因素引起的收缩功能不全,也没有证据表明和甲状腺功能不全、浸润性疾病、自身免疫性异常和白血病有关。该患者自诉在过去 5~6 个月感觉心悸,既往有明显的高血压病病史,有饮酒史。心电图如下。

问:该心电图诊断是什么?
针对该患者病情,你会如何治疗?

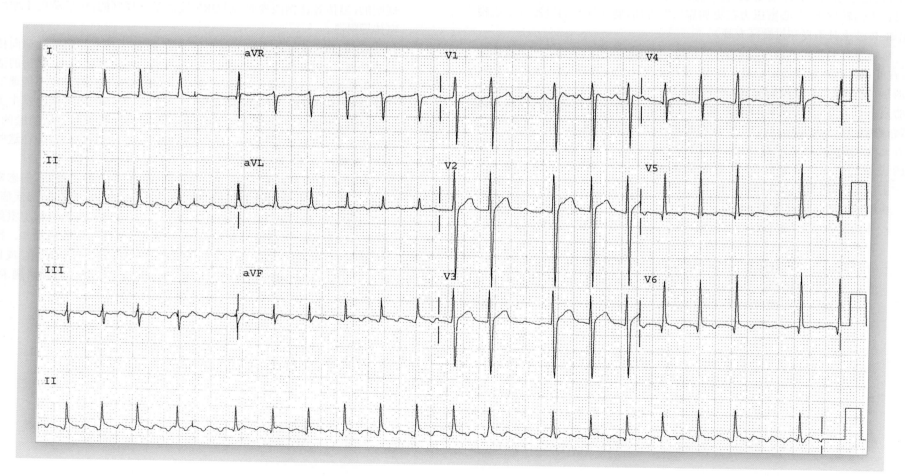

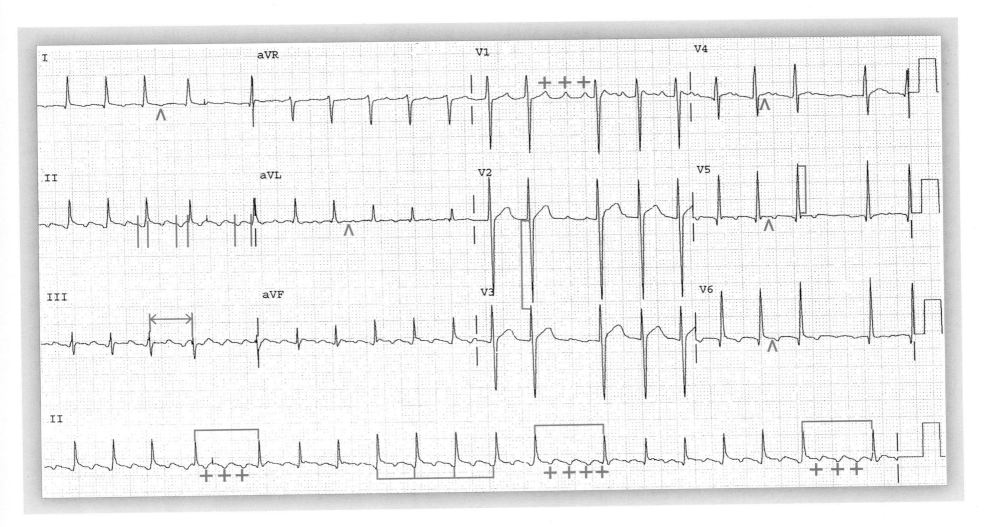

心电图 58 分析:心房扑动,左心室肥大(LVH),非特异性 ST-T 改变。

心电图显示心律不规则，但是不规则中仍有一些特定的模式：短的 RR 间期是一样的（⊔），长的 RR 间期也是一样的（⊓），因此这是一种有规律的心律不齐。平均心率为 130 次 / 分。在长 RR 间期中，可见典型的扑动波（+）（下壁导联出现的负 - 正双向波），心房率约为 280 次 / 分。心律不齐是由于冲动下传心室的比例在 2∶1（⊔）和 4∶1（⊓）之间不断变化（比例是通过测算短 RR 间期与长 RR 间期得出的）。心房扑动 F 波和 QRS 波群之间（Ⅱ）关系的变化取决于房室结隐匿性前向传导的功能，这和房性心动过速相似。

在很高的心房率情况下，心房的活动如果能完全通过房室结，就能产生一个 QRS 波，有些冲动则不能通过房室结（被阻滞掉）。有些冲动能通过房室结，但却在房室结内发生了阻滞，所以无法通过完整的房室结传导，这些冲动称为房室结隐匿的、部分的去极化，它改变或者降低了随后的心房冲动通过房室结，此时就能看到 PR 间期的改变，或者 QRS 波间期的改变。这个现象在第 3 和第 4 个 QRS 波群被观察到，他们的 RR 间期（↔）和其他 RR 间期相比有轻度的延长，而且在扑动波和 QRS 波群之间的间期也变长，扑动波和 QRS 波群之间的变化也可在第 4 和第 5 个 QRS 波群中看到。

心电图 QRS 波群时限（0.08s）正常，电轴也正常，在 0° 和 +90° 之间（Ⅰ 和 aVF 导联上 QRS 波群均为正向），QRS 波群的形态也正常，但呈现出左心室肥大，V_2 导联上有深达 25mm 的 S 波（[）和 V_5 导联高达 15mm 的 R 波（]）（例如：V_1 或 V_2 导联上的 S 波 +V_5 或 V_6 导联上的 R 波的高度 ≥ 35mm）。在 Ⅰ、aVL、V_4~V_6 导联可见非特异性 ST-T 波的改变，这是继发于左心室肥大后慢性

复极化异常，和心内膜下心肌缺血有关。QT/QTc 间期是正常的（280/410ms）。

最初的处理是治疗心衰，包括利尿剂、ACE-I、β- 阻滞剂和维持左心室再同步化治疗。该患者有病因不明的心肌病、冠心病、瓣膜性心脏病和其他非缺血性病因都被排除。但是，患者几个月以来的心悸，可能是由心房扑动引起的，考虑心动过速性心肌病。长时间的房性心动过速性心肌病能引起心脏收缩功能不全。这在心房扑动的患者中也很常见，在心室率持续超过 130~160 次 / 分（因为 2∶1 房室阻滞）的患者中更常见。随着人体的活动，1∶1 传导的心房扑动也可发生，心率可达到 260~320 次 / 分，此时，经常很难有效地控制心室率，因为随着交感神经的兴奋，心房扑动的频率会明显的增高；心室率的多少取决于房室传导阻滞的频率，常常以 300 次 / 分的心房率倍数跳动（比如 60、75、100、150、300 次 / 分）。

对这个患者而言，管理急性心衰和急性心房扑动还包括使用电复律或化学复律恢复窦性心律后，使用阻滞房室结的药物来控制心室率。因为该患者心房扑动持续了好几个月，在复律后需给 3~4 星期足够的抗凝药物，以防血栓的发生，尽管心房扑动的这种可能性比心房颤动低，但任何小的风险都要避免。很重要的一点，在复律前，特别是在心房很难管理或心室率很难控制时，在复律前行经食道超声检查去评估左心房是否有血栓存在，因为此时很容易形成血栓和增加发生急性栓塞的风险。复律后抗凝至少持续 1 个月，因为心房在心律失常后由于心房肌顿抑，恢复收缩的功能是缓慢的，需要一个过程。此外给抗心律失常药物以防止心房扑动的复发是必须的，如果药物维持治疗不成功，经导管射频消融折返环是一个选择。■

该患者由于 150 次 / 分窄 QRS 心动过速被送到急诊科,在被诊断室上性心动过速后,静推 6mg 的腺苷,给药后得到如下心电图。

问:该份心电图诊断是什么?

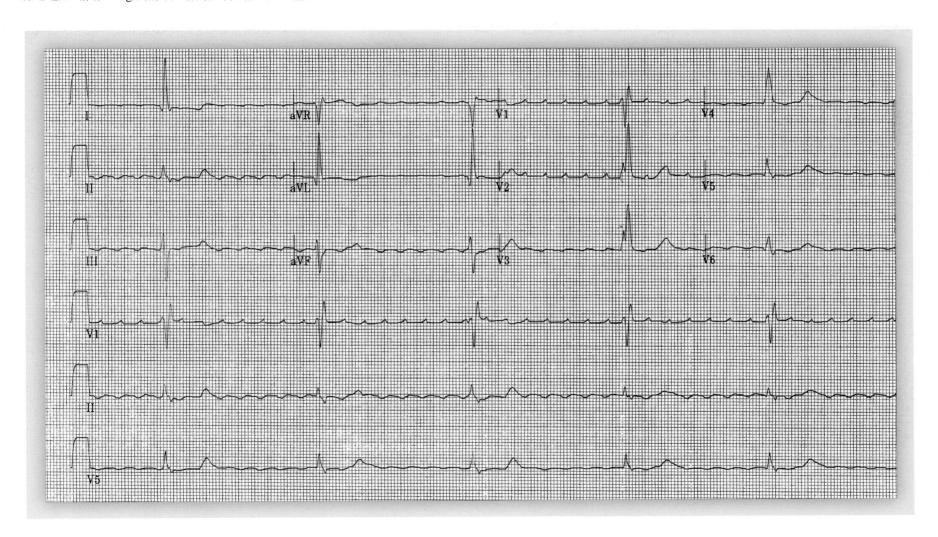

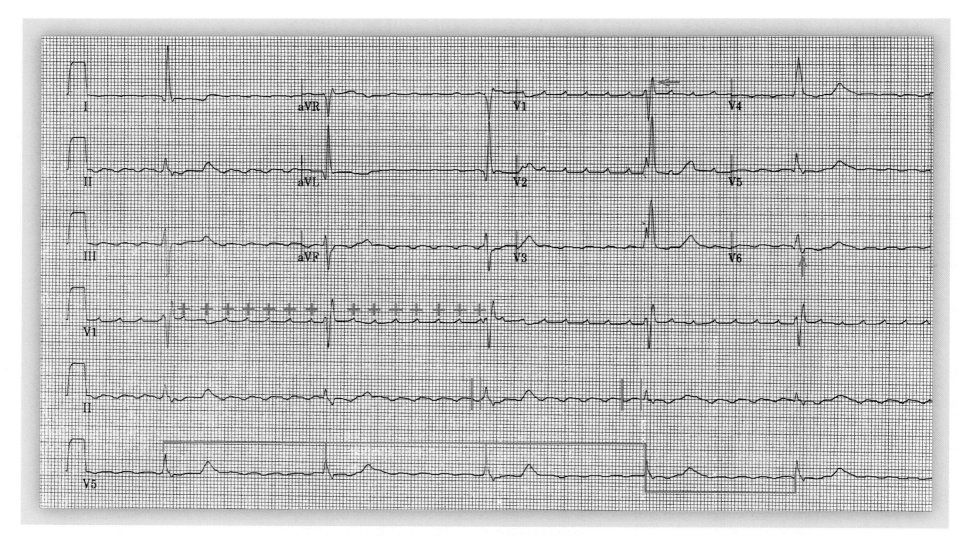

心电图 59 分析：**心房扑动，Ⅲ度房室传导阻滞，右束支传导阻滞。**

心电图频率（⌐）32 次/分，心律相当规则，但是，最后一个 RR 间期有点缩短（⌣）。心房率规则（+），280 次/分，心室率慢是因为发生 8∶1 房室传导阻滞。假定是高度房室传导阻滞，那么有可能是 Ⅲ 度或者完全性房室传导阻滞伴逸搏心律。心房扑动波（+）很容易看出来，下壁导联呈负正双向和特定的形态、高度和间期，在基线之间无等电位线（如：在基线之间持续存在扑动波，看起来像锯齿样），这是因为心房扑动的折返环位于右心房，因此，持续的电活动先激动右心房然后激动左心房。在扑动波之间的 QRS 波群间期（Ⅱ）是变化的，这是因为房室结隐匿行前传的结果。随着心率的增快，有些心房的活动如果能完全通过房室结，就能产生一个 QRS 波，有些冲动则不能通过房室结（被阻滞掉）。有些冲动能通过房室结，但却在房室结内发生了阻滞，所以无法通过完整的房室结传导，这些冲动称为房室结隐匿的、部分的去极化，它改变或者降低了随后的心房冲动通过房室结，此时就能看到 PR 间期的改变，或者 QRS 波间期的改变。

此外，QRS 波群时限增宽（0.16s），在 V$_1$ 导联（←）上呈 RSR' 型，在 V$_6$ 导联上有宽的 S 波（↑），这是典型的右束支传导阻滞的图形，因为此时右心室的向量是从左到右的方向，因此在 V$_1$ 导联上产生 R' 波而在 V$_6$ 导联上有一个宽的 S 波。电轴是生理学左偏（QRS 波群在 Ⅰ 和 Ⅱ 导联上为正向，在 aVF 导联为负向）。QT/QTc 间期延长（680/500ms），但如果考虑到延长的 QRS 波群时限，则 QT/QTc 间期是正常的（600/440ms）。

用腺苷终止窄 QRS 型心动过速是安全的，也有助于发现潜在的其他心律失常。腺苷能阻断房室结，充分暴露心房波。当 QRS 波群是窄的时候，脉搏波是正常的通过房室结和希-浦系统去激活心室收缩，而腺苷能够阻断房室结传导，房室结有参与心律失常的发生，在这种情况下使用腺苷是安全的。对于折返性心律失常，房室结是折返环的一部分，比如房室结折返性心动过速和房室折返性心动过速，要么被腺苷转为正常的心律，要么无效。腺苷如果用在室上性心动过速，比如心房扑动、房性心动过速、心房颤动，由于能阻断房室结，所以具有短暂的降低心室率的作用，因此，尽管有时候腺苷对心律失常本身没有作用，但因能短暂的降低心率，可以用于暴露 P 波（或者心房波），确定心房率，因此可以用来确定异位起搏的房性心律失常。■

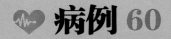

病例 60

该份心电图来自一个 52 岁患有糖尿病、高血压病和射血分数仅 40% 的缺血性心肌病的男性患者。他没有卒中或血栓性疾病的病史。该患者肾功能正常,经胸超声心电图检测提示有二尖瓣关闭不全,但无二尖瓣狭窄。

问:该份心电图诊断是什么?
怎么评价患者将来的栓塞性卒中的风险?

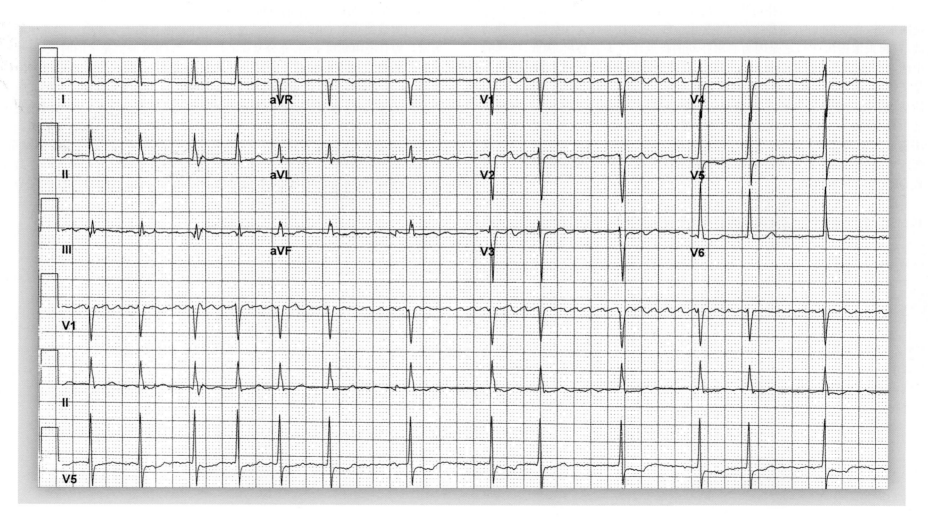

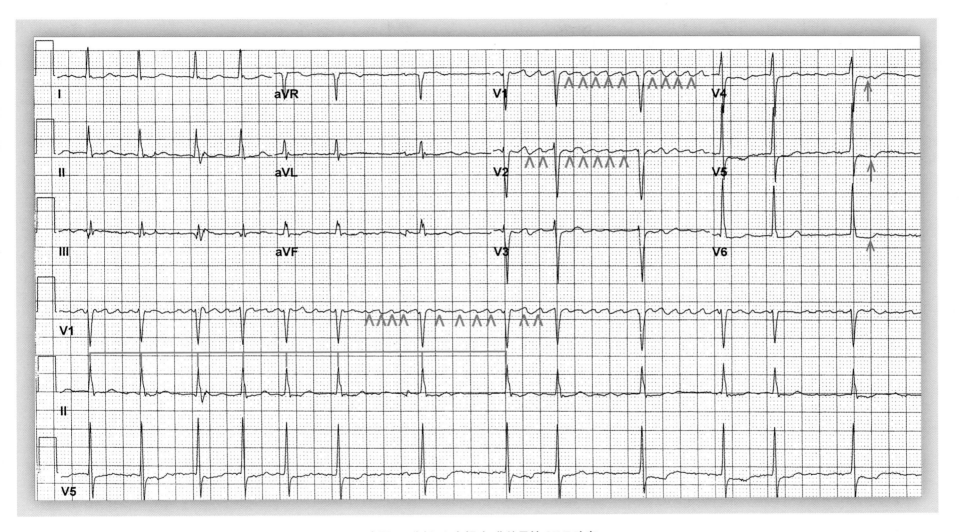

心电图 60 分析：**心房颤动，非特异性 ST-T 改变。**

心电图显示不规律的规则心律（⊓），平均心率 78 次／分。QRS 波群时限（0.08s）正常，形态和电轴也正常，在 0° 和 +90° 之间（Ⅰ 和 aVF 导联上 QRS 波群均为正向），QT/QTc 间期正常（360/410ms）。特别在 V₄~V₆ 导联（↑）非特异的 ST-T 改变是广泛的。P 波毫无规律，但明显的心房波（∧）在 V₁~V₂ 导联，尽管这些 P 波看起来像心房扑动，但它们在形态、幅度和间期上是不均匀的，变化的。作为在右心房内的折返性心动过速，颤动波在形态、幅度和间期上是不均匀的，因此这是粗的房颤波，这一般意味着是最近才发生的。相比心房扑动，心房颤动的心室率更加不规则。

心房颤动的特点包括如下：

- 心房率在 320~450 次／分之间波动，或者更快；
- 没有有组织的心房活动或明显的 P 波，而是颤动波；
- 颤动波在形态、幅度和间期上是不规则的。如果心房颤动是新近发生的或者持续很久的房颤已经变好了，颤动波是粗的（像心房扑动），如果心房颤动持续更长的时间，由于心房扩大发生电和结构重构或心房纤维化，则颤动波为细的波形；
- QRS 波间期是不规则的，这归因于不规则的心房率和不规则的房室结

冲动传导。心室率完全取决于房室结的传导，如果房室结传导功能正常，一般最快在 170 次／分，在交感神经刺激下，房室结传导的最快频率就是这个频率。如果心室率超过 200 次／分，交感神经刺激却能提高房室结传导。因此，和交感神经张力增强的情况常被认为是心房颤动发生的原因。如果心室率低于 100 次／分，那么需考虑到迷走神经张力增高、房室结病变、或者使用了阻断房室结的药物（如：地高辛、β- 阻滞剂、钙通道阻滞剂像维拉帕米或地尔硫卓）。

由于左心耳失去收缩或收缩减低，在左心耳形成血凝块，故房颤患者有发生栓塞性卒中的风险。该患者的心房颤动不是瓣膜异常导致的，特别是二尖瓣狭窄或者明显的二尖瓣关闭不全。非瓣膜性心房颤动每年 4.5% 的发生栓塞性脑卒中，然而瓣膜性心脏病的心房颤动风险要高出很多。CHADS2 评分系统可以用来对非瓣膜性心房颤动进行卒中风险评估，在该评分系统中，心衰、高血压、糖尿病、年龄大于 75 岁各评一分，既往有卒中事件评两分。评分大于 2 分或者更高这需使用华法令抗凝治疗，而 0 分患者使用阿司匹林治疗就足够了，评 1 分处于中间状态，使用阿司匹林或华法令治疗都可以。该患者 CHADS2 评分是 3 分，他有很高的发生栓塞性卒中的风险。■

46岁男性患者，2年前因心悸症状行心电图检查提示下壁心肌梗死，后于右冠行支架植入术，既往无高血压病、糖尿病病史，无卒中或其他栓塞性疾病，肾功能正常。

问:诊断是什么？

如果心律失常呈阵发性，下面哪种抗心律失常的药物最合适？

A. 胺碘酮　　B. 氟卡尼　　C. 丙吡胺　　D. 索他洛尔

如果这个节律呈慢性过程，应用双香豆素类抗凝是否必要？

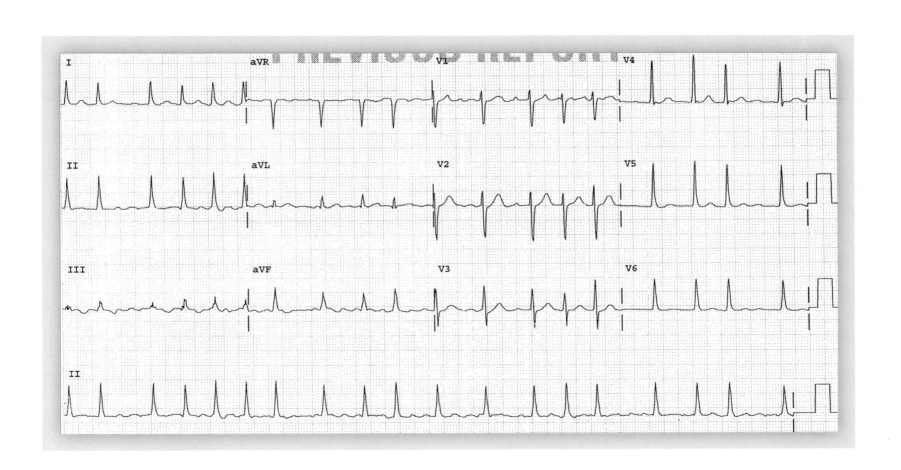

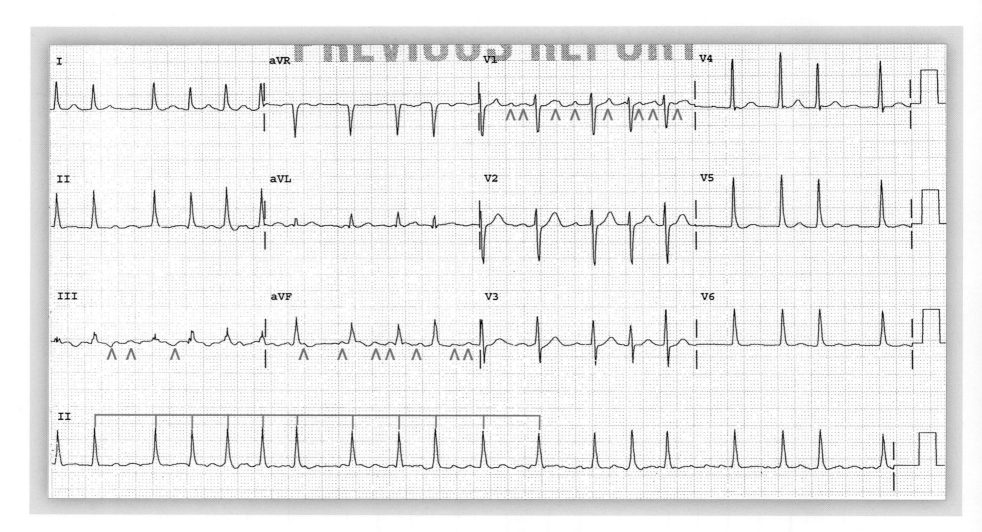

心电图 61 分析:**心房颤动**(简称房颤)。

心电图显示为心律不规则，平均心室率 114 次 / 分，QRS 波间期正常（0.08s），形态及电轴在 0° 和 +90° 之间（在 I 和 aVL 导联上为正向 QRS 复合波）。QT/QTc 间期 320/420ms。尽管没有规则的心房活动的证据，不规则心房波（∧）在 II、III、aVF 及 V₁ 导联上仍可见。这些心房波形态、幅度、间期不一，也并非在每一个 QRS 波前面可见心房波。在其他导联心房电活动不明显。因此，这种伴有细小颤动波的房颤预示着房颤已经发生了很长一段时间。

房颤包括以下特征：

- 心房率在 320~450 次 / 分，甚至更快。
- 没有规则的心房波或清晰可见的 P 波，可见纤维颤动波。
- 纤维颤动波在形态、幅度及间期上均不规律。有的时候表现得比较粗糙，当房颤刚开始出现时有点像心房扑动波，而随着时间的延长则 P 波变小。当房颤持续存在，不仅发生心房电重构，而且还发生解剖重构，即伴有左心房扩张、心肌纤维化，最终导致细小的心房颤动波。
- QRS 复合波不规则是由于不规则的心房波经房室结下传所致。心室律完全依赖于房室传导。正常房室结能传导 170 次 / 分以上的心房率而不出现温氏，这是没有交感神经兴奋下传导的最大的频率。在交感神经兴奋下，房室结传导频率可以超过 200 次 / 分。因此，交感神经张力增高也是房颤发生的原因之一。当心室率低于 100 次 / 分，应当考虑是否有应用提高迷走神经张力的药物、房室结本身的病变或应用阻滞房室结的药物（洋地黄类药物、β- 受体阻滞剂、钙通道阻滞剂如维拉帕米、地尔硫卓等）。

治疗房颤的药物包括 IA 类（如奎尼丁和丙吡胺）、IC 类药物（如普罗帕酮、氟卡尼）、III 类抗心律失常药物（如胺碘酮、索他洛尔和多菲尼特）。其中 III 类抗心律失常药物依布利特是唯一批准可以通过静脉给药紧急终止心律失常的药物。然而，一般的 I 类抗心律失常药物尤其是 IC 类抗心律失常药物禁止用于结构性心脏病的患者，包括陈旧性心肌梗死或心肌存在瘢痕、心肌肥大或左心室肥大的患者。IA 药物由于其不良反应不常用。胺腆酮是维持窦性心律的最佳药物。不过长期服药仍然有一些副作用，其中一些是非常严重的如肺纤维化、甲状腺和肝功能的异常等。因此，在年轻患者中胺碘酮并非一线用药。索他洛尔是最理想的抗心律失常的药物，因为其良好的耐受性。但是在严重肾功能不良（因为索他洛尔经肾功能排泄）、QT 间期延长的患者是禁忌。

正如之前所说，慢性或持续性房颤患者需基于 CHADS2 评分系统来决定是否需要长期抗凝治疗，尤其是不打算恢复窦性心律者。那些年龄较轻、没有合并有心衰、糖尿病、高血压或者血栓事件，有较低的栓塞风险（例如 CHADS2 评分 =0）。因此，在这部分患者华法令抗凝并非必要。在这部分患者可以应用阿司匹林来抗凝。也与这部分患者大多合并有冠心病或之前植入过支架有关。■

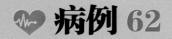
57 岁女性患者,既往有阵发性房颤发作病史,感觉不适时偶有服用地高辛控制症状。

问:心电图的诊断是什么？
需要什么样的治疗？

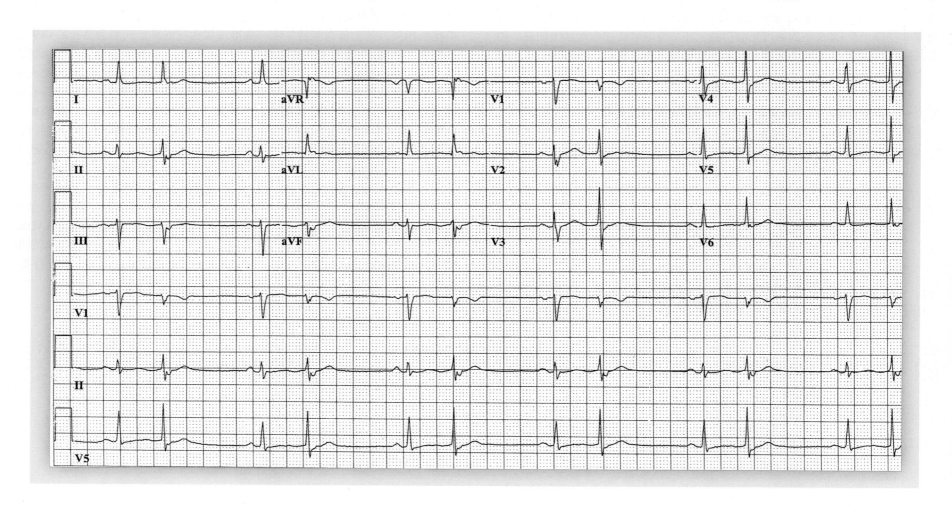

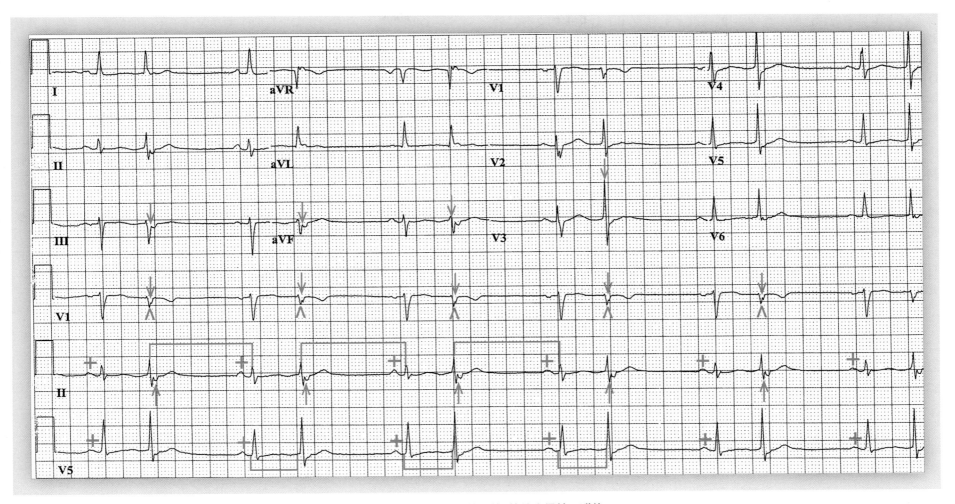

心电图 62 分析：正常窦性心律，持续交界性二联律。

心电图显示规律性的不规则心律。长（⌐）短（⌐）RR 间期交替。平均心率 72 次。QRS 复合波间期正常（0.08s），形态正常，电轴左偏，在 0° 和 -30° 之间（Ⅰ、Ⅱ 导联上 QRS 波为正向，aVF 导联上 QRS 波为负向）。QT/QTc 间期正常（400/440ms）。在长 RR 间期之后的 QRS 波前有一个正向的 P 波（+）。P 波在 Ⅰ、Ⅱ、aVF 和 V₄~V₆ 导联上均为正向，因此可以判断是窦性 P 波。每一个窦性激动复合波后面跟随一个提前的 QRS 波（∧），因此形成了一个短的 RR 间期，形成了二联律。

QRS 复合波（∧）前面没有出现 P 波（心房电活动），因此它们并非起源于房室结或心房肌。然而，它们是狭窄的，尽管在部分导联其振幅与窦性时的 QRS 波振幅不一致，但仍与窦性时的 QRS 波形态相似。因为它们是经正常的希 - 浦系统下传，由此可以肯定是室上性来源的早搏（↓）。这些是交界性早搏以二联律的形式存在（交界性二联律），在一些应用洋地黄的患者中常见，在正常人中也可见到。交界性早搏在 QRS 波的终末部位可见一小的切迹，肢体导联尤为明显。在 Ⅱ 导联中特别明显，这个切迹是由逆传的 P 波（↑）所致。并不是所有的交界性早搏均可见逆传 P 波。

QRS 波振幅的不同实际上反映了冲动起源于不同的位置，交界性早搏是起源于房室交界区，然后经房室结下传希氏束，而房性早搏是起源于心房组织再经房室结下传。因此，交界区或房室结心律在希 - 浦系统下传的路径不同于房性早搏经房室结下传的路径。所以经常可以看到交界性早搏的振幅与窦性或房性早搏的振幅不同。

交界性早搏与房性早搏的临床意义相同。它们均不需要特殊治疗，除非有症状或伴随其他持续的心律失常。首先是停用地高辛。地高辛抗心律失常的作用仅限于其提高迷走神经的张力，而没有转复房颤或预防房颤发作的作用，除非房颤伴有严重心衰。这部分患者提高左心室功能、心衰改善或许是房颤转复的原因。不过，在房颤患者中应用地高辛具有能够减慢经房室结的传导、减慢心室频率的作用。如果交界性早搏持续存在且伴有症状，应用 β- 受体阻滞剂可以减轻症状。出现心悸症状的机制是由于期外收缩提高了收缩力和搏出量（根据 Starling 机制）。β- 受体阻滞剂常用来减轻心脏收缩力以减轻心悸的症状，尽管它们并不抑制心律失常的发生。■

74 岁女性患者,没有特别的既往病史,在劳累时会出现呼吸困难和头晕,未服用任何药物。心脏彩超提示心脏结构正常。心脏 CT 提示冠脉正常。运动时患者出现症状,描记心电图如下。

问:这份心电图的诊断是什么?
如何处置?

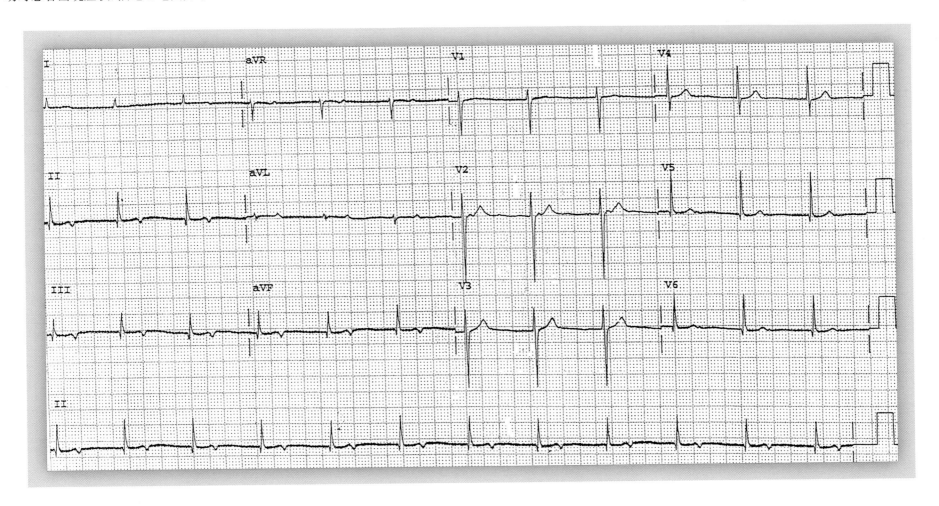

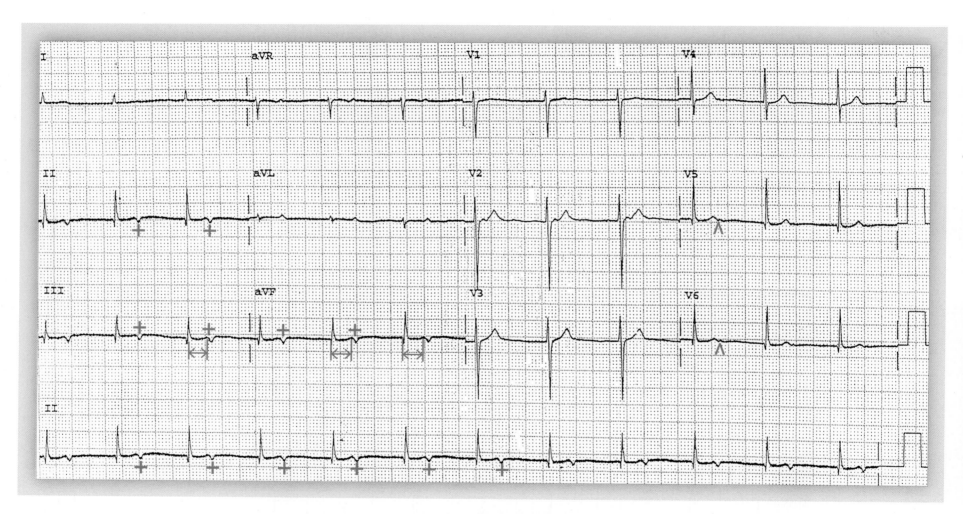

心电图 63 分析：交界性心律逆传心房。

心电图显示为心率平稳，72 次 / 分。QRS 波不宽（0.08s），形态及电轴正常，电轴在 0° 和 +90° 之间（QRS 波在 I 、aVF 导联上为正向）。QT/QTc 间期正常（320/350ms）。QRS 波来源于室上性，经希－浦系统下传。QRS 复合波前面没有 P 波，因此，QRS 波并非窦性冲动或房性激动下传引起。这些 QRS 波起源于房室结或交界区。因此，这是交界性心律（或者房室结）。在 II、III、aVF 导联上可见明显的逆传 P 波 [QRS 波后面可见倒置 P 波（+）]。这些逆传的 P 波易被 T 波所干扰。T 波普遍增宽，间期增长。而且，在 V_5、V_6 导联 T 波后面可见明显逆传 P 波（∧）。异位交界性心律经房室结逆传心房，表现为逆传 P 波。心房的激动是从底部向上传导，因此在下部导联 P 波是倒置的，尤其是在 aVF 导联。RP 间期一般是固定的，反映了房室传导时间。在这个病例可以看到 RP 间期（↔）显著延长（0.28s），反映出房室传导非常缓慢。

交界性心律或是因为完全性心脏传导阻滞所造成的逸搏心律，或是因为加速传导其频率超过窦性频率所致。在此病例中交界性心律并非是逸搏心律。而是加速性内源性交界区传导，其频率超过窦房结而造成。逆传的心房活动抑制了窦房结的电活动，故而在心电图上不能见窦性 P 波。交界性心律一般耐受性良好，多是因为病态窦房结综合征、地高辛中毒或应用抑制房室结的药物或心脏外科相关的手术所引起。这个病例中，患者在休息时没有症状。在运动时，心率 72 次 / 分时即出现了交界性心律。这表明交界性反应随着儿茶酚胺水平的升高而增加，窦房结频率却未相应增加。这是窦房结功能不良的标志，意味着窦房结变时性功能不良。如果没有其他可逆性因素导致的窦房结功能不全和劳累相关的症状，安装一个频率应答性起搏器将会有助于症状的改善。■

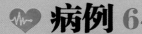
45 岁男性患者,既往有严重哮喘病史,并有应用雾化吸入器。既往还有室上性心动过速病史,曾服用地高辛。当哮喘恶化过度应用雾化吸入药物后会感觉到心悸。查体正常,未闻及心脏杂音,也没有心脏容量负荷过重的体征。心电图如下。

问:这份心电图的诊断是什么?
　　需要立即行冠状动脉造影术吗?

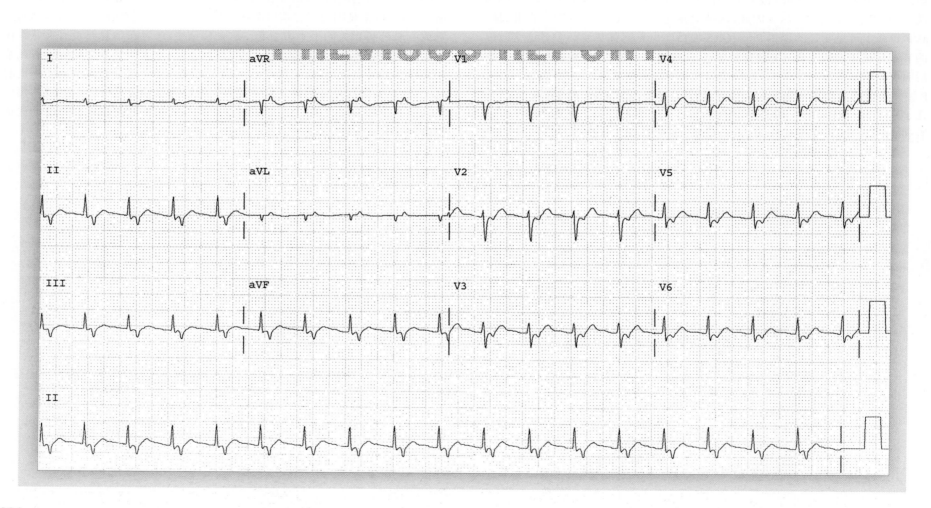

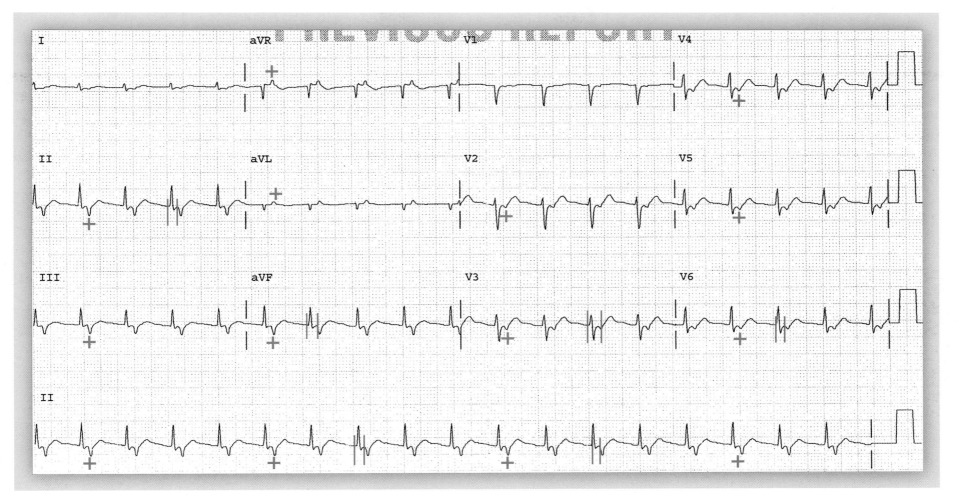

心电图 64 分析:**交界性心动过速。**

心电图显示为规则的心律,心率 120 次 / 分。QRS 波不宽（0.08s）,电轴正常,在 0° 和 +90° 之间（QRS 波在 I 和 aVF 导联上为正向）。因此 QRS 波是室上性来源（即心室冲动是经正常希－浦系统下传的）。QT/QTc 间期正常（300/420ms）,QRS 波前面均没有 P 波。因此,冲动并非起源于心房或窦房结,而是起源于房室结或交界区。该心电图是交界区心律。因为心率超过 100 次 / 分,所以可以诊断为交界区心动过速。逆传 P 波（+）在大部分导联的 QRS 波后面可见。这些逆传的 P 波应当仔细与异常抬高的 ST 段鉴别。该患者心电图的 ST 段是正常的并未抬高。RP 间期（II）短而固定,反映了稳定的室房传导。这种心律也被称为短 RP 心动过速。并没有冠心病或心肌缺血的证据,因此并没有行冠状动脉造影的指征。

考虑到该患者既往有室上性心动过速服用地高辛的病史,很可能系异位性交界区心动过速。心率 120 次 / 分,具有明显的逆传 P 波（短 RP 心动过速）均是异位交界区心动过速的特点。异位交界区心动过速是由于异位兴奋灶未能对地高辛做出反应所致（地高辛发挥电生理作用是依赖于提高迷走神经的张力所致的）。因此,地高辛对折返性心律失常有效,而对于异位兴奋灶所致的心律失常无效。由于此种心律失常是自律性增高所致,故而这种心律失常运用电复律治疗是无效的,也不应当运用。首先应该停用拟交感药物,如果症状仍然持续则应当应用 β- 阻滞剂或钙离子通道阻滞药物。■

22 岁男性大学生,因为打篮球时出现持续性心悸、头晕就诊于大学卫生服务中心。之前多次发作,运动及休息时均可有发作。最初是自限性,持续大概

心电图 65A

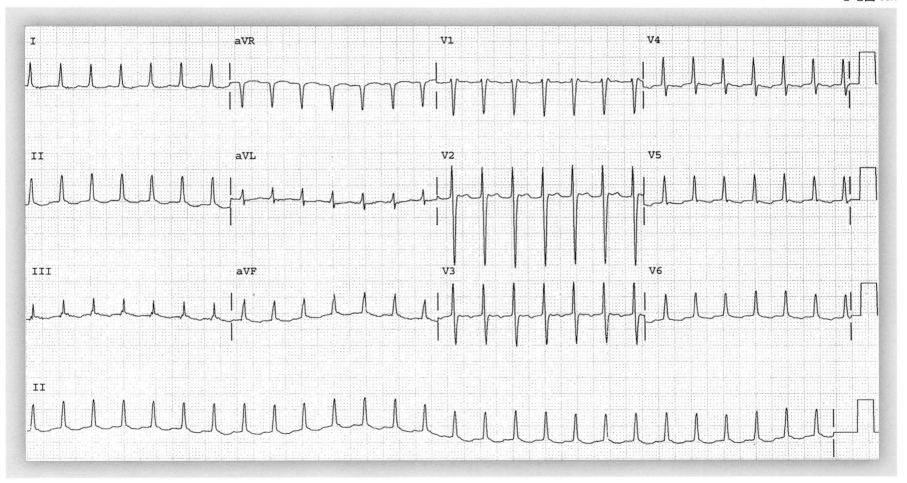

1 小时。此次症状持续超过 2 个小时才使得他前来就诊。下面两份心电图 65A 是症状发作时的心电图，65B 是症状缓解后的心电图。

问：该患者的诊断是什么？
需要立即给予什么样的处理？

心电图 65B

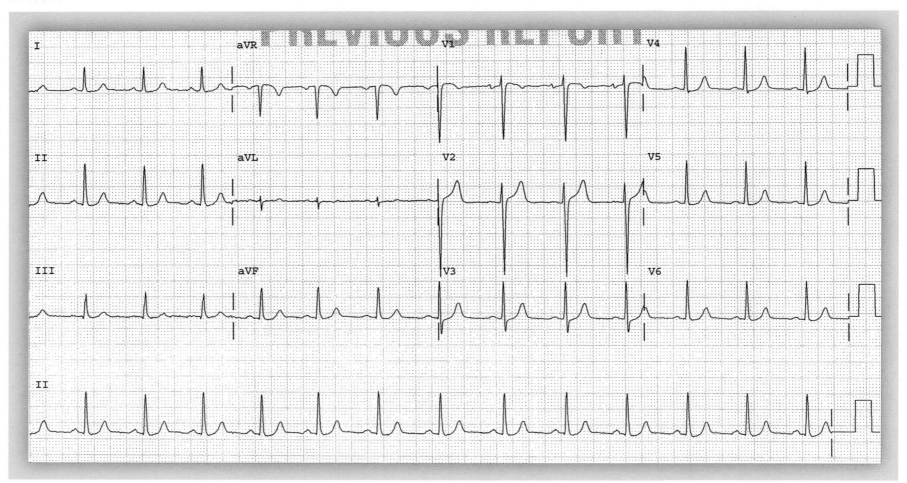

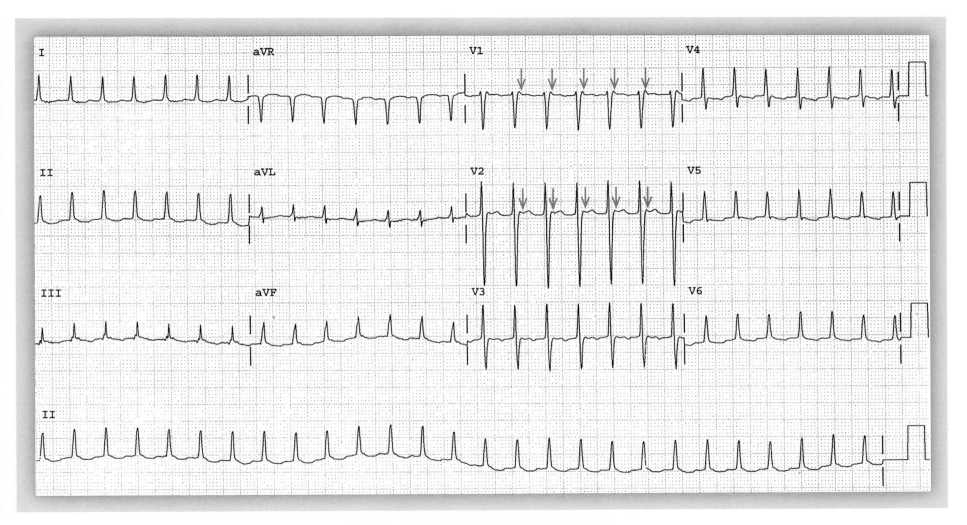

心电图 65A 分析:**房室结折返性心动过速(AVNRT)。**

心电图 65A 显示心律规则,心率 160 次 / 分,因此符合心动过速的表现。QRS 波前面未见明显的 P 波。然而在 QRS 波终末部可见一小的波形,特别是在 V₁~V₂ 导联(↓)上。尽管没有明显的 P 波,这一小的波形仍然提示为心房电活动。

QRS 波不宽(0.08s),电轴正常,在 0° 和 +90° 之间(QRS 波在 I 和 aVF 导联上为正向)。因此 QRS 波是室上性来源(即心室冲动是经正常希 - 浦系统下传的)。QT/QTc 间期正常(240/390ms)。如果没有明显 P 波可以认为是无 RP 的心动过速。这种心律属于交界性心动过速。相对于异位交界性心动过速往往可见明显逆传 P 波,QRS 波之前或后缺乏心房电活动是房室结折返性心动过速(AVNRT)的特点,其属于交界性心动过速的一种类型,其机制系房室结内折返。

与之对应的是,心电图 65B 是窦性心律。心律规则,心率 78 次 / 分,每个 QRS 波前面可见一个正向的 P 波(+),PR 间期固定(0.16s)。QRS 间期、电轴均与房室结折返性心律失常相同(心电图 65A),QT/QTc 间期正常(320/360ms)。然而,在 V₁ 和 V₂ 导联的形态有细微的差别。在房室结折返性心动过速(心电图 65A),每个 QRS 波终末部位可见一个小 R' 波(↓)。在心电图 65B,窦性心律时 R' 波消失(▼)。该 R' 波系逆传 P 波与心室激动同时发生。因此房室结折返性心动过速可以表现为 QRS 波前后没有明显的 P 波,或者表现为与 QRS 波的终末部分重叠。与窦性心律时的心电图相比,很明显可以看出 QRS 波的形态有轻微改变,实际上系逆传 P 波所致。

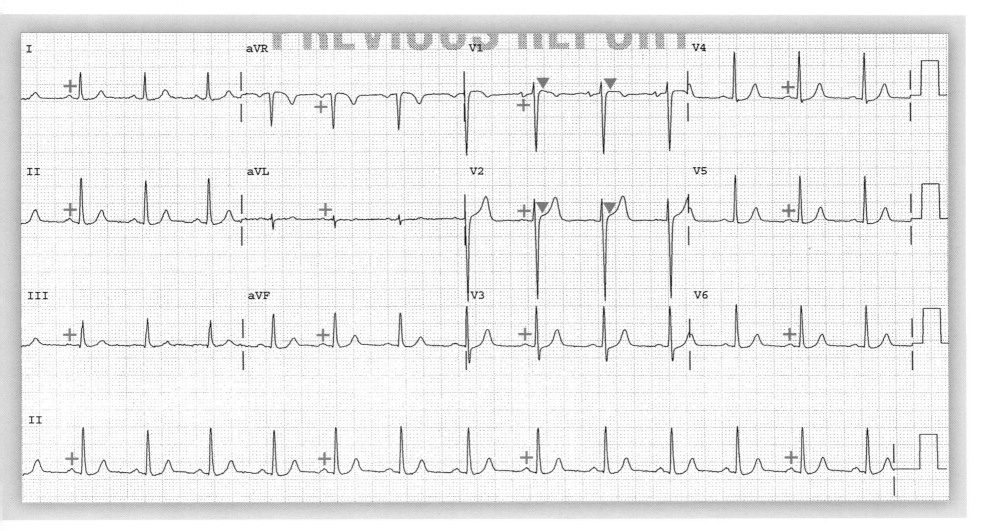

心电图 65B 分析：**窦性心律，正常心电图。**

房室结折返性心动过速一般系房室结存在 2 条路径所致。一条为快路径,传导速度快,不应期长;一条为慢路径,传导速度慢,不应期短。这 2 条路径在房室结上部具有共同通路(在心房组织),在房室结下部形成下部共同通路(在希氏束),因此形成了一个环形通路。在窦性心律时,冲动经快径路下传希-浦系统激动心室。如果一个房性早搏到达房室结时快路径正常还没有完全恢复兴奋性即还处于不应期,房性早搏将会在快路径传导受阻(单向阻滞)而经慢路径传导至心室。因此,房性早搏后会有一个较长的 RP 间期。既然冲动经慢路径传导,当冲动到达折返环下部时如果此时快路径的不应期正好恢复,冲动则可以经快路径逆传激动心房,与此同时冲动经希-浦系统下传激动心室。因此,P 波或 QRS 波同时或几乎同时发生。如果逆传冲动到达上部通路时正好慢路径恢复了不应期,则冲动可以再次进入慢路径既而引起折返性心动过速。这是经典的房室结折返性心动过速的形式,又被称为慢-快型(经慢路径下传心房,经快路径逆传心房)。另一种非典型形式是快-慢型(经快路径下传心室,经慢径路逆传心房),表现为长 RP 的心动过速。

房室结折返性心动过速发作时的紧急治疗需改变房室结通路的电生理特性。最快的方法是通过按摩颈动脉窦、Valsalva 动作提高迷走神经张力(因此减慢传导,延长房室结的不应期)。另一个有效的治疗是给予腺苷,瞬间减慢或阻断房室结传导。其他治疗包括应用阻断房室结的药物如经静脉给予维拉帕米或地尔硫卓,以及 β-受体阻滞剂或地高辛等。如果这些方法均不能终止传导可以考虑食道调搏甚至电复律。

长期治疗包括口服那些影响房室结传导的药物如地高辛、维拉帕米、地尔硫卓或 β-受体阻滞剂。如果房室结阻滞的药物无效,IA、IC 和 III 类抗心律失常的药物可能有效。房室结慢路径消融是首选,在年轻患者中为避免药物的不良反应,更是应当首先考虑射频消融。■

50 岁律师,既往有高血压病史,目前服用噻嗪利类药物降压治疗,因为突发心悸、呼吸困难就诊于急诊科。最近因为工作压力较大、长时间开会而大量

心电图 66A

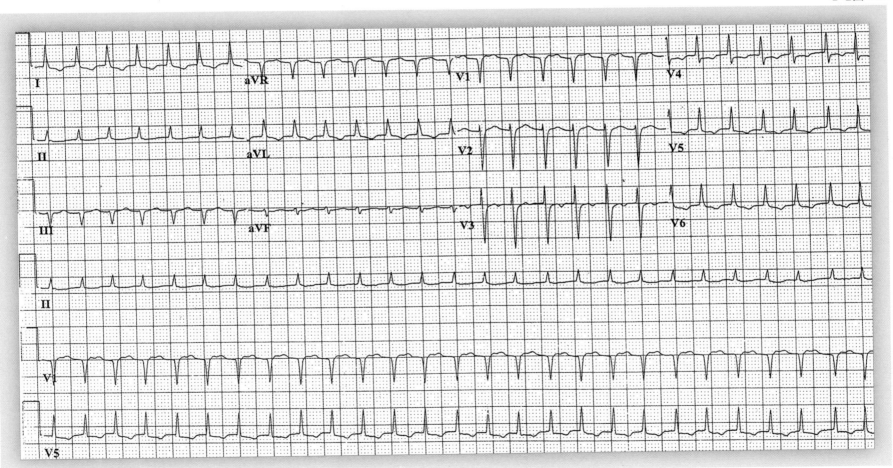

饮酒和喝咖啡。曾经有过类似的经历而就诊。心电图 66A 是心悸发作时作的心电图。心电图 66B 是心悸未发作时的心电图。

问:诊断是什么？
这类患者如何长期治疗？

心电图 66B

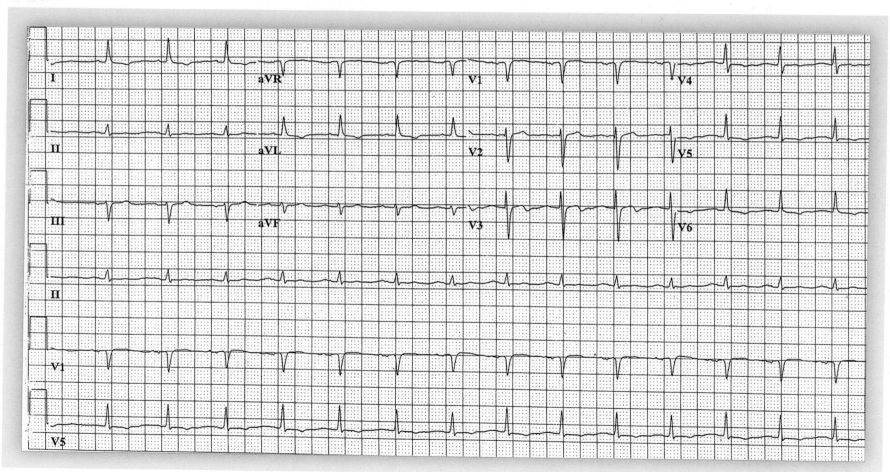

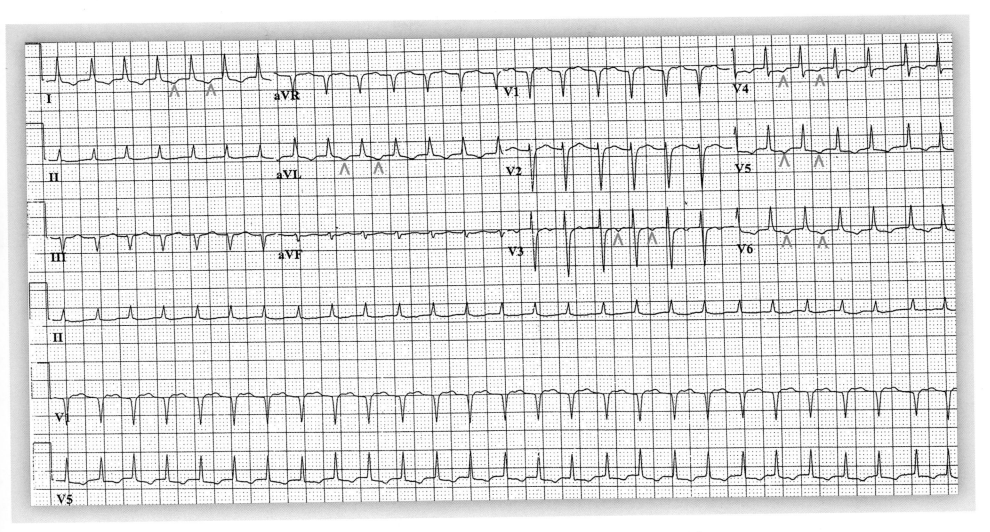

心电图 66A 分析:房室结折返性心动过速(AVNRT),电轴左偏,非特异性 ST-T 改变。

心电图 66A 显示规则的心室活动，QRS 波间期正常（0.08s），心动过速发作时心率 160 次 / 分。QRS 波形态正常，电轴左偏，在 0° 和 -30° 之间（QRS 波在 Ⅰ、Ⅱ 导联上为正向，在 aVF 导联上为负向）。QT/QTc 间期正常（260/420ms）。在 Ⅰ、aVL 和 $V_3 \sim V_6$ 导联上 ST-T 非特异性改变（∧）。这是室上性心动过速。在 QRS 波前后未见到明显 P 波。在 V_1 导联上未见 R' 波。因此，心动过速的起源于房室结或交界区。缺乏 P 波（或是没有 RP 的心动速）是房室结折返性心动过速的特点，是最常见的窄 QRS 波性心动过速，没有表现为明显 P 波。

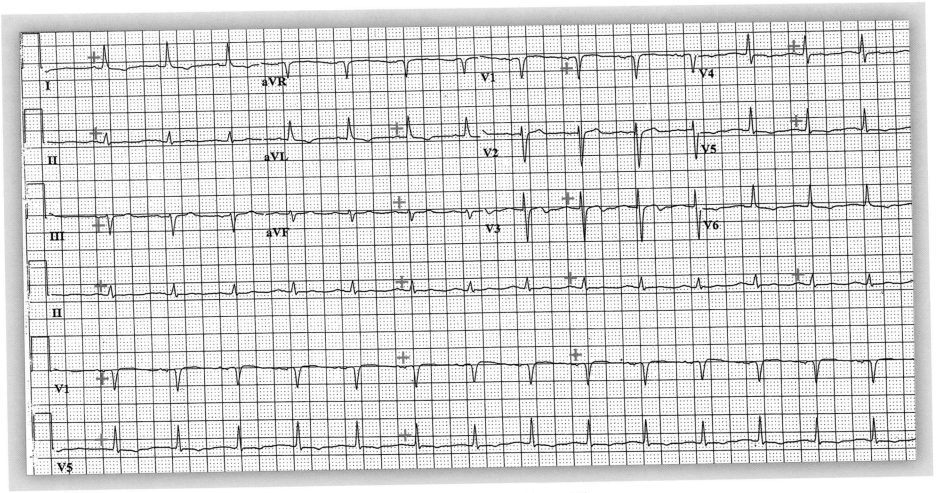

心电图 66B：正常窦性心律，非特异性 ST-T 异常。

心电图 66B 上患者的 QRS 波间期、形态、电轴与心电图 66A 相同。在每一个 QRS 波前均可见 P 波(+),PR 间期稳定(0.16s)。因此,呈现为另一种形式的房室结折返性心动过速(AVNRT),即每一个 QRS 波形态与窦性时相同,没有 P 波与 QRS 波的终末部分重叠。

常见的 AVNRT 的诱发因素包括酒精、兴奋、运动和尼古丁。紧急终止的方法包括提高迷走神经张力(如按摩颈动脉窦、Valsalva)。提高迷走神经张力减慢房室结传导终止折返性心动过速。另外一种有效的措施是经静脉给予腺苷也能减慢或阻滞房室结传导。β-受体阻滞剂、钙离子阻滞剂(例如维拉帕米、地尔硫卓)能够用来终止心动过速。如果患者生命指征不稳定或药物治疗无效,推荐直接进行电复律。IA、IC 或 III 类抗心律失常药物也可供选择。之前有效的抗心律失常药物可以单次大剂量应用以终止室上性心动过速发作。这种方法被称为"口袋药物疗法"或"鸡尾酒疗法",被用来长期治疗这类心律失常的患者。应用阻滞房室结阻滞的药物以长期预防 AVNRT 发作,如维拉帕米、地尔硫卓、β-受体阻滞剂或地高辛等单独应用或联合用药。如果这些药物无效,可以应用 IA、IC 或 III 类抗心律失常药物。然而,考虑到服用抗心律失常药物的副作用,推荐应用导管消融房室结慢路径治疗 AVNRT,成功率达 90%以上。■

52 岁女性患者, 并无症状, 心电图检查如下。

问: 如何界定这种异常心电图？

其机制是什么？

这类患者如何治疗？

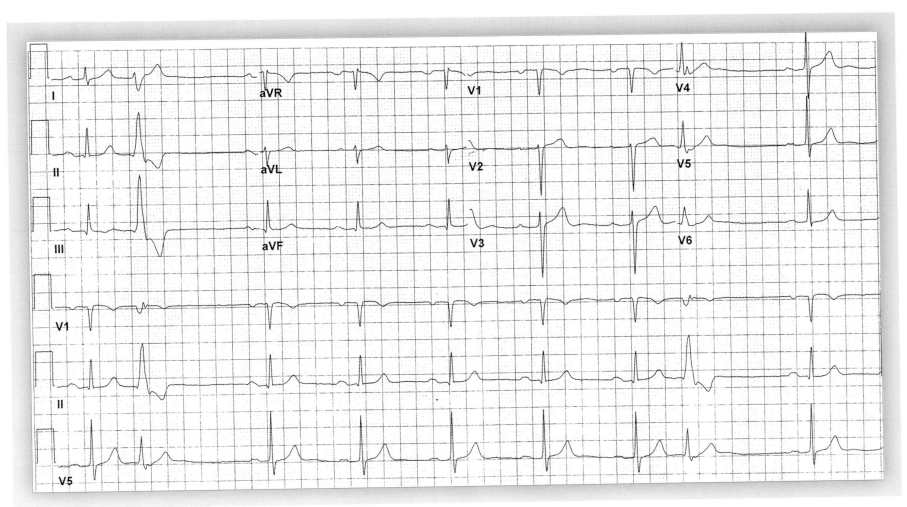

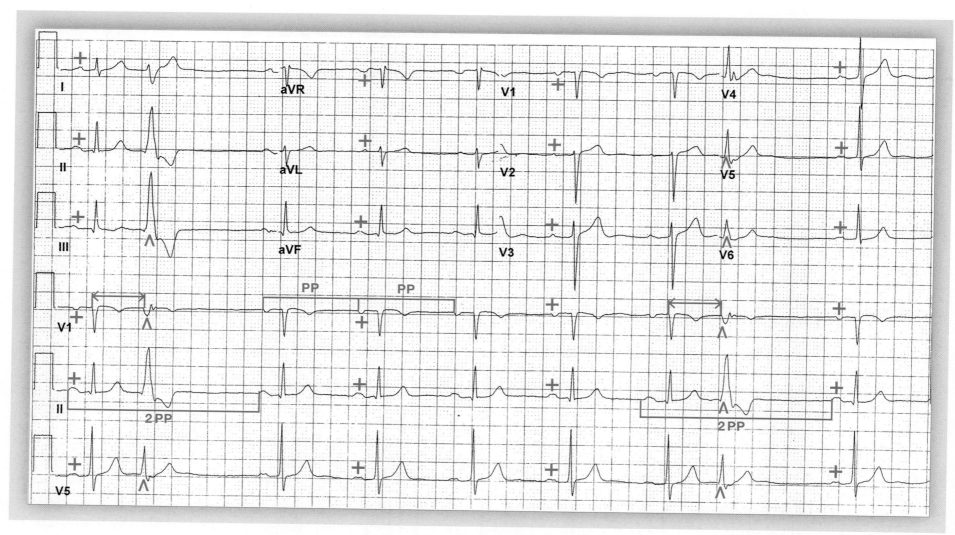

心电图 67 分析：窦性心律，室性早搏（室性期前收缩）。

心电图显示不规则心律,心率 56 次 / 分。宽的室性早搏(∧),间期 0.16s,导致其心律不规则(第 2 和第 8 个室性早搏后面伴有暂停)。包括 QRS 波的 PP 间期(⊔)等于 PP 间期(⊓)2 倍,因此认为是代偿间歇。所有 QRS 波不宽(0.08s),规律出现。在每一个窄的 QRS 波前面均可见一个 P 波(+),且 PR 间期稳定(0.3s)。P 波在 I、II、aVF 和 V₄~V₆ 导联上为正向。因此可以诊断为窦性心动过缓伴有 I 度房室传导阻滞。

窄的 QRS 波伴有正常形态、电轴,电轴在 0°~ +90° 之间(QRS 波在 I,aVF 导联上为正向),QT/QTc 间期(380/370ms)正常。这些表明 QRS 波是经正常房室结和希 - 浦系统下传。早搏宽大,伴有形态异常,且在 QRS 波之前没有 P 波。这些早搏被称为室性早搏(PVCs)或称为室性期前收缩。因为所有的 PVCs 具有相同形态,被称为单源性室性早搏。

室性早搏具有如下特点:

- 一个提前并且宽大的 QRS 波,间期 ≥ 0.12s,在其前面没有 P 波,QRS 波后面可以见到室性早搏逆传的 P 波或窦性 P 波。可以通过比较室性早搏前的窦性 P 波间期和室性早搏后的 PP 间期来确定是否为窦性 P 波。如果 PVC 后的 P 波与窦性 P 波的间期正好与窦性 PP 间期相等则认为 PVC 后面的 P 波为窦性的。如果 PVC 后的 P 波提前,则应考虑是室性早搏逆传心房所致。
- 通常,完全性室性早搏是完全性代偿(例如,室性早搏前后的 PP 间期等于窦性 PP 间期的两倍),这是由于心室冲动经房室结逆传所致。室性早搏导致逆传激动希 - 浦系统,并且渗透进房室结。如果下一次窦性冲动正好进入房室结不应期内,则 P 波被阻滞或不能下传(由于室性早搏时发生,心电图不能见到 P 波)。随后的窦性 P 波经房室结正常下传。

偶尔会发生插入性室性早搏(没有代偿性间歇,但是在室性早搏前后的 2 个 P 波的间期等于窦性 PP 间期的 2 倍)。在这种情况下室性早搏后的 PR 间期经常会长于基线 PR 间期。这是由于隐匿性传导所致,经过房室结的逆传仅仅只是一部分造成,房室结只是部分恢复不应期所致。而在此时,心房的冲动侵入房室结则会以较慢(长的 PR 间期)的速度下传心室。

PVC 前后的 PP 间期(⊔)是正常 PP 间期(⊓)的 2 倍,因此具有完全性代偿间歇。PVC 常见的机制是折返。单源性室性早搏往往与窦性 QRS 波具有固定的偶联间期(↔)。室性早搏既可发生在健康人,也可发生在有心脏病的患者身上。但是在有心脏病背景下发生的室性早搏的有发病率和死亡率均会增加(容易发生猝死),尤其是频发室性早搏和反复发生的室性早搏(2 个或成串室性早搏)。在这类患者,需要行心脏彩超检查排除结构性心脏病。如果排除结构性心脏病,应当行动态心电图检查明确室性早搏的频率及重复发生的形态。

如果单源性室性早搏没有症状不需要治疗。对那些有心脏病背景的患者室性早搏的治疗也并非一定必要,目前没有证据表明控制室性早搏能够避免持续性的室性心律失常和猝死。如果室性早搏伴有心悸、气短甚至眩晕应当控制室性早搏。心悸往往是室性早搏后窦性搏动所致,因为根据 Staling 机制,室性早搏后的代偿间歇引起心室充盈、心室收缩力增强、输出量增加。β- 受体阻滞剂有助于改善心悸症状。对于症状严重者,可应用 IA、IC 或 III 类抗心律失常药抑制室性早搏。

如果患者有左心室收缩功能不全,且室性早搏频发,即使无症状,这类室性早搏也应当治疗,因为会恶化心功能。室性早搏会导致非同步和无效收缩。因而有可能无法增加期前收缩后的每搏输出量。在窦性心动过缓的患者,室性早搏会导致有效心率进一步减少。当室性早搏达到一定临界状态,心脏有效输出量减少以至出现心动过缓相关的症状。■

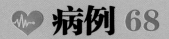

71 岁老年男性患者,既往有冠心病、高血压病、糖尿病,经常出现不规则心跳。在正常心跳后紧接着出现一阵短暂的像激烈运动后的心跳感觉。心电图如下所示。

问:诊断是什么?
　　从解剖学上如何定位这两种异常?

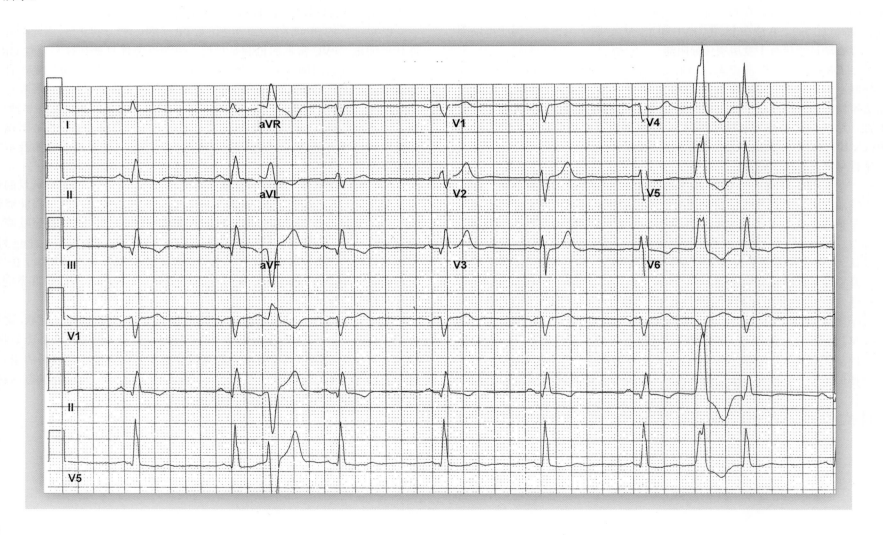

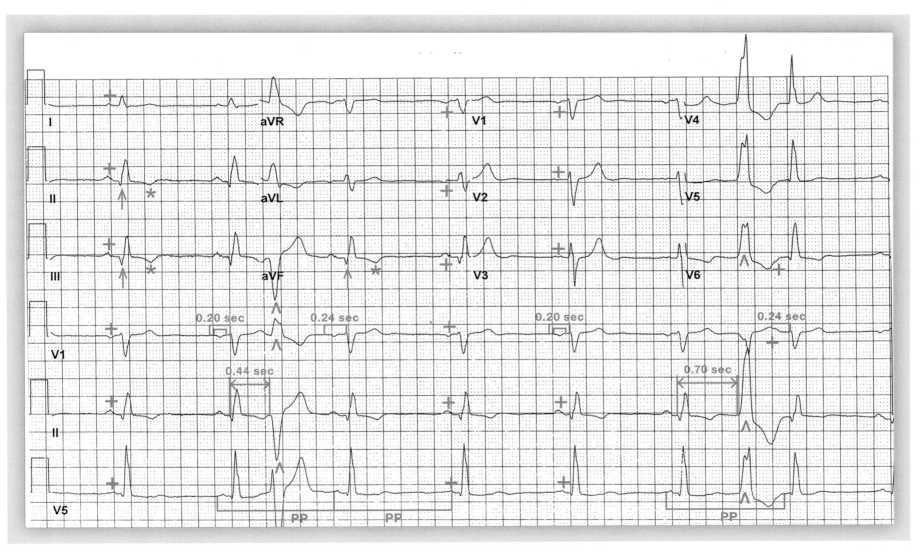

心电图 68 分析：窦性心动过缓，室内传导延迟（IVCD），陈旧性下壁心肌梗死，室性期前收缩（PVCs）（多源性，插入性）。

心电图显示不规则心律,心率 48 次 / 分。2 个室性早搏（∧）（第 3 和第 8 个 QRS 波）导致,宽度（0.16s）及形态均异常。每个窄的 QRS 波前面均有一个 P 波（+）,PR 间期固定（0.20s）。P 波在Ⅰ、Ⅱ、aVF 和 V₄~V₆ 导联上为正向。因此,可以诊断窦性心动过缓。

这里没有存在左或右束支传导阻滞导致的窦性心律伴有宽 QRS 的情况,故而考虑为室内传导延迟。电轴正常,在 0° 和 +90° 之间（QRS 波在Ⅰ,aVF 导联上是正向）。在Ⅱ、Ⅲ、aVF 导联上 Q 波（↑）为正向,T 波倒置（*）符合下壁心肌梗死的特点。QT/QTc 间期 440/390ms,当用长 QRS 间期校正后 QT/QTc 间期为 400/360ms。

两个宽大的早搏前面没有 P 波,且形态异常,是不同形态的室性早搏,因此可以诊断为多源性室性早搏。窦性心律与室性早搏的偶联间期（↔）也不同（0.44s 和 0.70s）,意味着来源于 2 个不同的折返环。2 个室性早搏后面均没有代偿间期,而室性早搏前后 2 个 P 波的间期（PP 间期 ⌣）为窦性间期（⌣）的两倍。因此,这 2 个室性早搏为插入性。然而,室性早搏后面同时发生的窦性心律的 PR 间期（⌐,0.24s）较基线状态下的 PR 间期（⌐,0.20s）轻度延

长。这是由隐匿性室房逆传所致。室性早搏冲动部分以逆传的方式渗透进房室结,房室结部分去极和部分恢复不应期。因此,当窦性冲动同时发生时,冲动经房室结缓慢下传,因而造成 PR 间期延长。

室性早搏起源的部位可以通过体表心电图获得。该患者既往有陈旧性下壁心肌梗死病史,心肌梗死的部位容易出现瘢痕相关的室性早搏。一般来说在导联所提示为负向 QRS 波的部位即为室性早搏来源的部位（当冲动的激动方向背离所在起源部位的导联时,在导联上产生 Q 波）。QRS 波在Ⅱ、aVF 导联是负向的,意味着它是起源于下壁,以背离下壁的方向激动心室。在 V₁ 导联的 QRS 波类似于右束支传导阻滞,表明激动来源于左室。因此,室性早搏起源于左室下壁,与陈旧性心肌梗死相关。第 2 种室性早搏,在 V₁ 导联类似于左束支传导阻滞,意味着室性早搏来源于右室。在Ⅱ 导联,室性早搏 QRS 波正向,表明冲动向下壁导联传导。因而,第 2 种室性早搏可能来源于右心室流出,是一种非常常见室性早搏起源的部位。如果存在右心室下壁心肌梗死,室性早搏的起源部位则位于右心室游离壁。■

52 岁男性患者,新近诊断扩张型心肌病(基于行冠脉造影正常),射血分数约 40%,伴有心悸症状。心电图如下。

问:这是一种什么样的心律失常?
　　需要植入埋藏式心律转复除颤器(ICD)吗?

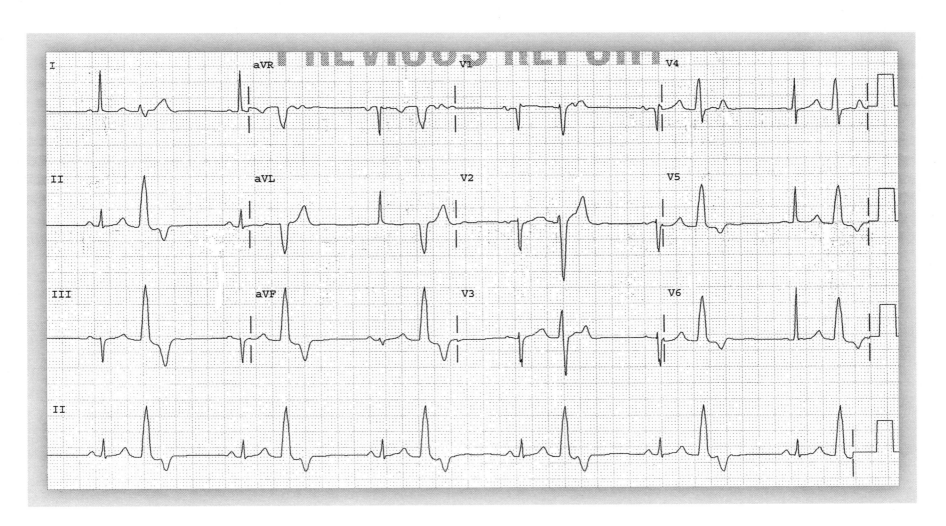

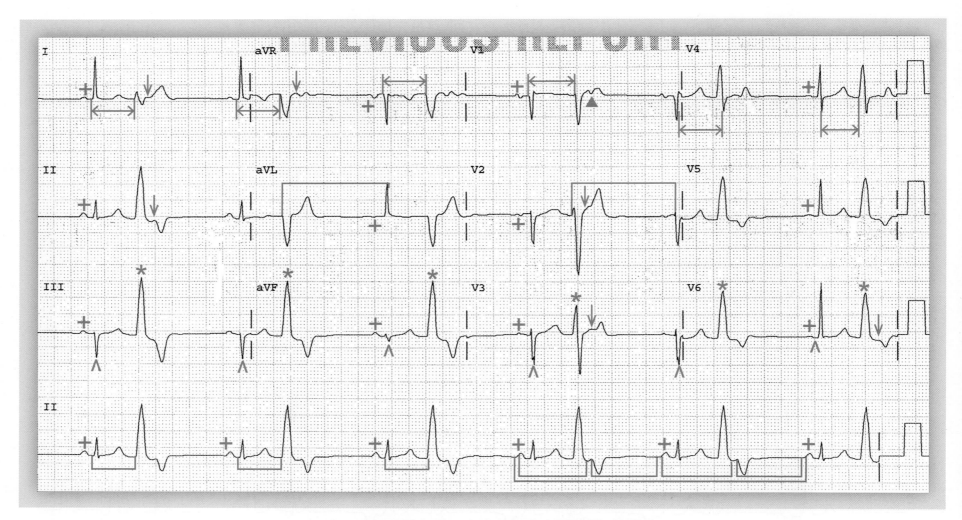

心电图 69 分析：正常窦性心律，生理性电轴左偏，单源性室性早搏二联律。

心电图显示为由长（□）短（□）RR 间期导致为心律不规则。窄 QRS 波（∧）（0.08s）波前面均伴有 P 波，接着出现的室性早搏（*）其前面没有伴随 P 波。室性早搏 QRS 波宽大（0.14s），形态异常，既不像左束支传导阻滞，也不像右束支传导阻滞，符合室性早搏的特点。在每个窄的室性早搏前面均有一个 P 波，且 PR 间期固定（0.16s）。P 波在 I、II、aVF 和 V$_4$~V$_6$ 导联上为正向，因此可以确定是窦性心律。电轴生理性左偏，在 0° 和 -30° 之间（QRS 波在 I、II 导联上为正向，在 aVF 导联上为负向），QT/QTc 间期正常（380/420ms）。

当每个窦性心律后面跟随一个室性早搏，叫做室性早搏二联律，应注意与室性反复搏动（每一个 QRS 波均为室性早搏）相区别。该心电图的室性早搏形态是一致的，故而可诊断为单源性室性早搏。偶联间期（↔）固定、一致，表明起源于同一个折返环或异位兴奋灶。应当注意的是在每一个 QRS 波后的 T 波均发生了改变，在 V$_1$ 导联（▲）是一个 P 波，而在 II、aVF 导联和 V$_5$~V$_6$ 导联上 P 波为正向。此外，窦性 P 波之间的间期（□）和室性早搏后面的 P 波之间的间期相等，因此 QRS 波后的 P 波是窦性 P 波。这些 P 波后面没有 QRS 波，表明 P 波被阻滞未能经房室结下传心室，其原因是因为室性早搏经房室结逆传导致的房室结处于不应期所致。该患者存在一个潜在性的窦性心律，心率 76 次 / 分。

室性早搏二联律没有特别的临床意义，仅仅是室性早搏的一种重复模式，除非室性早搏特别频繁，并不是抗心律失常药物或 ICD 植入的指征。ICD 植入的指征需符合以下标准：

- 诊断心肌病 9 个月以上无论合并什么样的心律紊乱，且射血分数小于 35%。这是基于心衰 SCD-HeFT 试验研究的结果。
- 射血分数小于 40%，非持续性室性心动过速，或在电生理检查能够诱发室性心动过速。
- 无论射血分数如何，只要曾经发生过持续性室性心动过速或室颤。

但是应当记住的是这样高频率的室性早搏持续一个月以上罕见情况下会导致心律失常相关性心肌病。如果发生这种情况并且已排除其他原因导致的心肌病，这类室性早搏应当积极治疗（采用 III 类抗心律失常药物或射频消融术）。■

46 岁女性患者,既往无特殊病史,觉得心跳特别厉害就诊于诊所。否认胸痛、头晕和晕厥。体格检查除了心律不规则外其他均正常。心电图如下。

问:诊断是什么？

这种异常心电图的机制是什么？

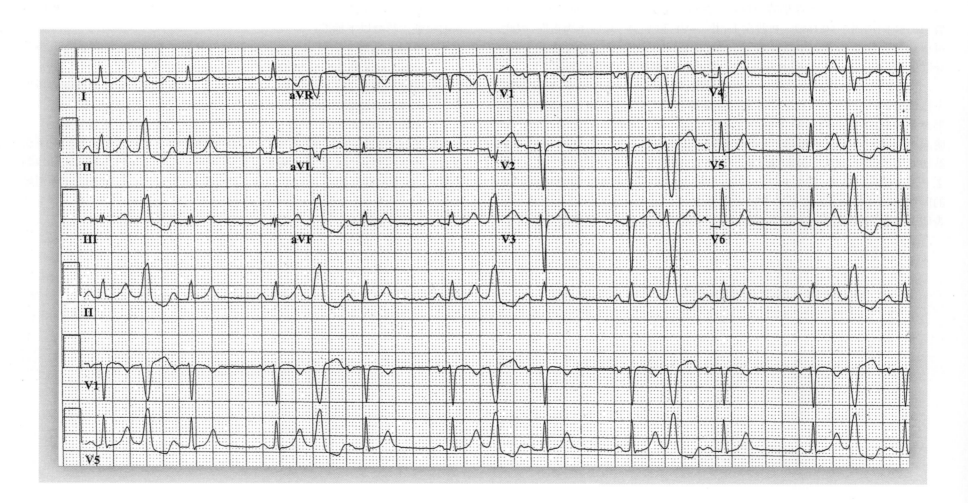

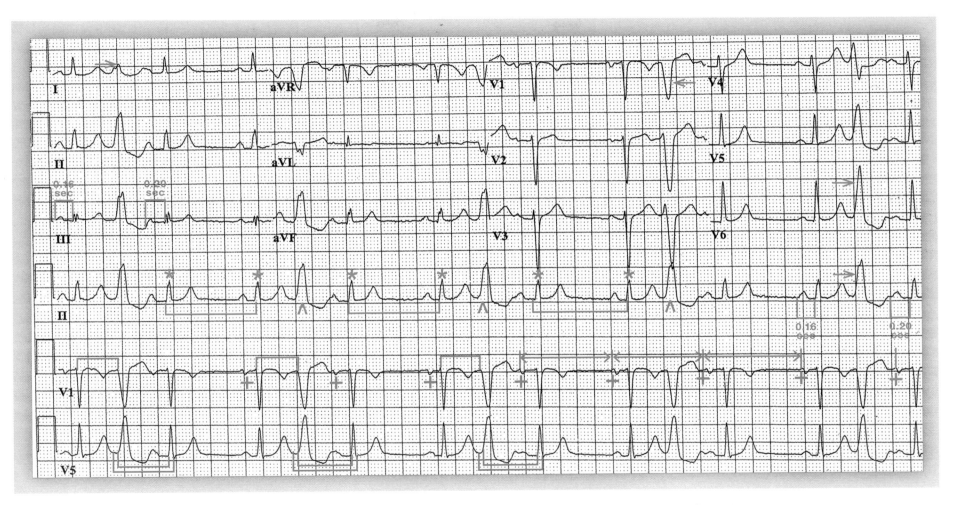

心电图 70 分析：**窦性心动过缓，室性早搏（单源性、插入性），以三联律的形态出现，隐匿性传导。**

心电图显示为规律性的不规则心律。所有的长间期（⊔）均一致，短的间期（⊓）也相同，而且插入的室性早搏的间期（⊔）也是固定的。在两个窄的 QRS 波（*）后面有一个宽的 QRS 波（∧），并且提早出现。窄 QRS 波的间期 0.08s，形态、电轴正常，在 0° 和 +90° 之间（QRS 波在 I、aVF 导联上为正向）。在 肢 体 导 联 上 QRS 波 表 现 为 低 电 压（＜ 5mm）。QT/QTc 间 期 正 常（400/390ms）。在每一个窄的 QRS 波前面均有一个 P 波（+），P 波在 I、II、aVF 和 V₄~V₆ 导联上为正向，因此这是一个稳定的窦性心律，心率 56 次 / 分（窦性心动过缓）。

在宽的、提前的 QRS 波前面没有 P 波，QRS 波形态异常，类似于左束支传导阻滞（在 V₁ 导联上宽的 QS 波 [←]，和 在 I、V₅~V₆ 导联上宽的 R 波 [→]）。这些室性早搏每隔两个窦性心律出现一次，因此为室性早搏三联律。跟二联律一样，三联律表示室性早搏出现的方式，并没有特别的临床意义。因为每个室性早搏形态相同，因而是单源性室性早搏。窦性 QRS 波的间期与室性早搏的间期（⊓）相等（表明存在固定的偶联间期），这表明室性早搏起源于单一折返环或单一的早搏冲动。

室性早搏后面没有代偿性间歇，也没有影响潜在的 PP 间期（↔），PP 间期保持稳定。因此，围绕室性早搏的 PP 间期与没有室性早搏的 PP 间期是一致的。因此，这些室性早搏叫做插入性室性早搏。然而，在室性早搏前后的窦性心律的 PR 间期是不同的。室性早搏后的窦性心律的 PR 间期轻度延长（0.20s），而室性早搏前的窦性心律的 PR 间期为 0.16s。这是由于隐匿性室房逆传所致。室性早搏部分性以逆传的方式渗透进房室结，没有导致房室结完全去极，在房室结内构成隐匿性传导。在紧接着的窦性冲动传到房室结时会以较慢的速度下传心室，因而 PR 间期延长。■

32 岁,男性黑人患者,因心悸、呼吸困难数月就诊,体重减轻 30 磅(1 磅 =0.45 千克)。唯一既往史为 6 个月前用类固醇眼药水治疗眼葡萄膜炎。体格检查:颈静脉压增高,颈部淋巴结肿大,下肢水肿,肝肿大,触诊心脏扩大并可闻及第三心音。胸部影像见双肺门淋巴结肿大和肺部网状影。心悸时描记心电图如下:

问:心电图诊断是什么?
临床诊断最可能是什么?

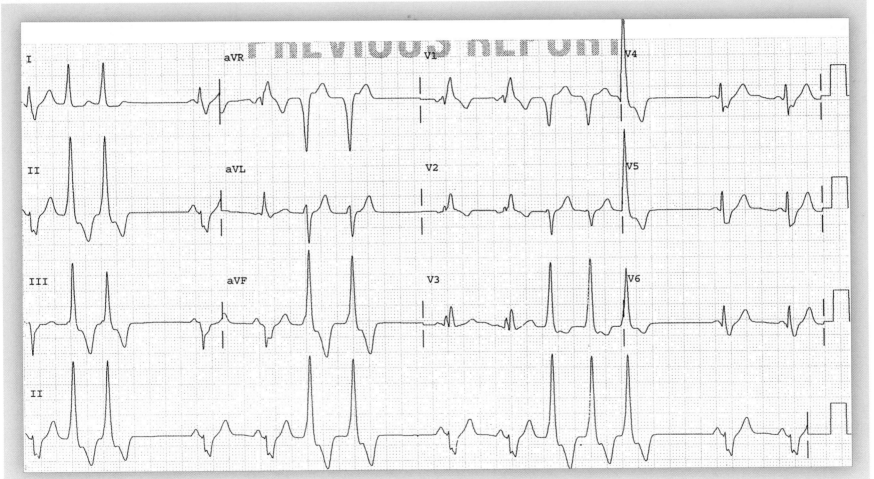

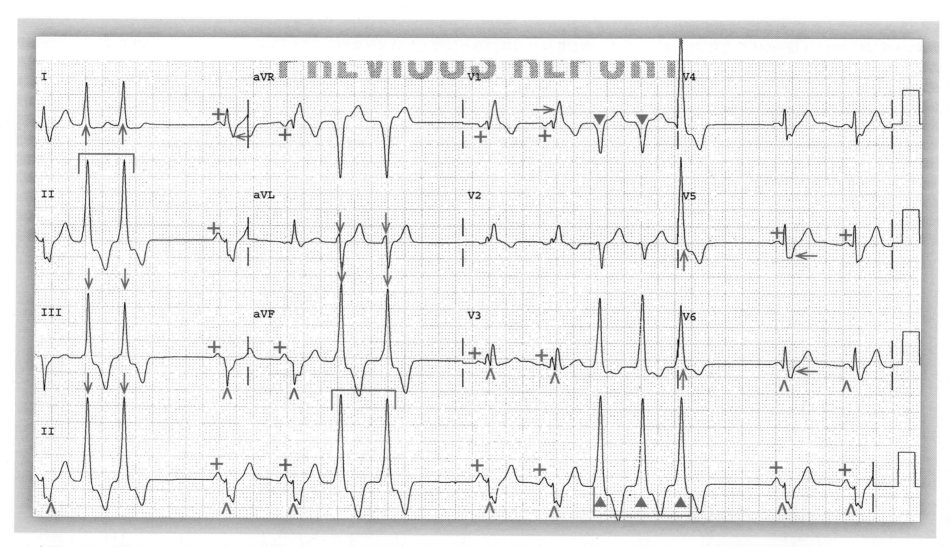

心电图 71 分析：窦性心律，完全性右束支阻滞（ RBBB ），左前分支阻滞（ LAFB ），双束支病变，室性早搏成对（ 单源性 ），室性早搏三连发（ 非持续性室性心动过速，NSVT，单形性 ）。

心电图显示为规律的不规则心律,有两种形态的 QRS 波群。R1、4、5、8、9、13、14(∧)增宽(0.14s),呈右束支阻滞型(V₁ 导联上 RSR' [→],Ⅰ、V₄~V₆ 导联上 S 波 [←] 增宽)。V₁ 导联上增宽的 R' 波和 Ⅰ、V₄~V₆ 导联终末部增宽的 S 波是因终末去极力(terminal force)由左向右形成的。QRS 波前都有一 P 波(+),PR 间期固定(0.16s),P 波在 Ⅰ、Ⅱ、aVF、V₄~V₆ 导联上为正向,因此这些波都是窦性下传的,心率为 80 次 / 分。电轴重度左偏,在 -30° 和 -90° 之间(Ⅰ 导联上 QRS 正向,Ⅱ、aVF 导联上 QRS 负向呈 rS 型)。心电图还有左前分支阻滞(LAFB),因伴有完全性右束支阻滞,故提示双束支病变(分布于心室内 3 个主要分支中的两支发生病变)。QT/QTc 间期正常(380/440ms),若校正了延长的 QRS 间期为 320/370ms)。

R1 和 R5 均为窦性下传的室波,其后可见连续两个提前的宽 QRS(0.18s),前面没有 P 波,QRS 呈左束支阻滞型(V₁ 导联上为宽而深的 QS 波形[▼],Ⅰ 和 V₅~V₆ 导联上为宽大的 R 波 [↑]),为室性期前收缩(PVCs),连续两个室性早搏为成对室性早搏(⌐),在 R9(为窦性心律)后可见连续 3 个室性早搏(▲),称为室性早搏三连发(ventricular triplet ⌐)。根据定义,3 个或更多连续出现的室性早搏持续达 30s 称为非持续性室性心动过速(NSVT)。故这里可称之为室性早搏三连发或非持续性室性心动过速(NSVT),由于所有的室性早搏形态一致,故可称为单源三连发室性早搏或单形性非持续性室性心动过速(NSVT)。

患者总的临床表现包括:左右双心室心衰,心脏传导异常,葡萄膜炎,淋巴结肿大,肺部网状阴影。这些为结节病的典型表现,常发生于 10~40 岁人群,在黑人族群较为常见。

心脏结节病典型表现为心衰或心律异常,如房室阻滞、室内传导延迟或室性心律失常,主要是由肉芽肿性炎症和心肌渗出物引起的。■

73 岁男性患者,患特发性扩张型心肌病,射血分数 30%。两年前为预防心性猝死植入埋藏式复律除颤器(ICD)。

下图为患者心悸和眩晕时描记的心电图。

问:诊断是什么？
    需要给予其他的治疗措施吗？

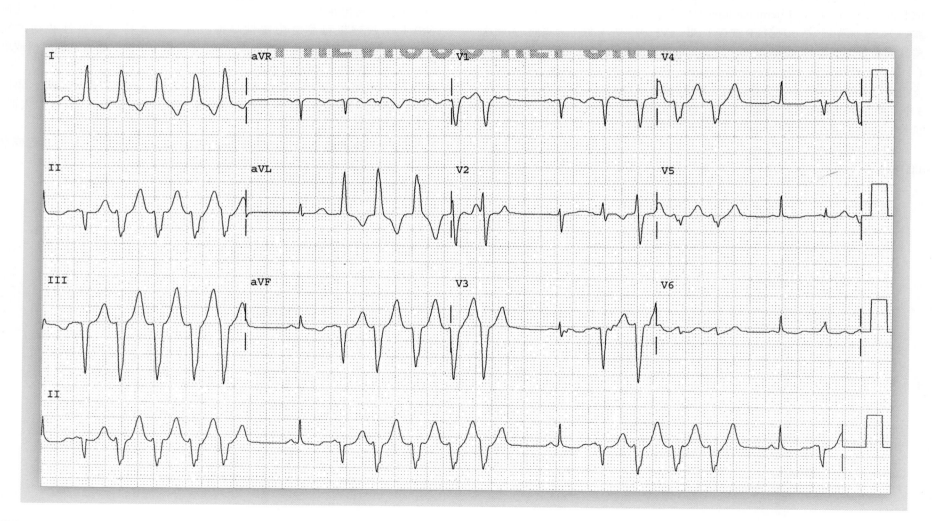

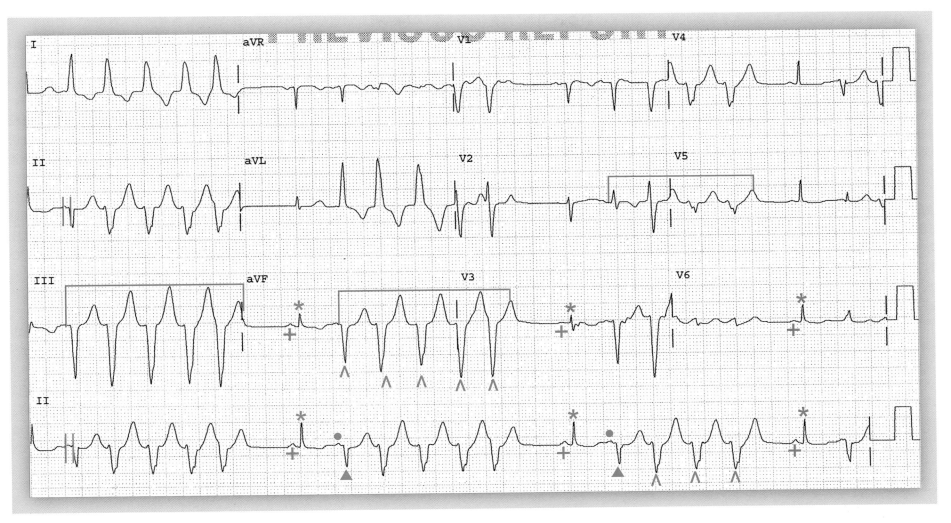

心电图 72 分析:窦性心动过速,非持续性室性心动过速(NSVT,单形性),融合波。

心电图显示了规律出现的心律不规则的宽(∧)和窄(∗)的 QRS 波群，共有 3 个窄的 QRS 波(∗)(时限 0.08s)，前有 P 波(+)且 PR 间期固定(0.14s)。Ⅱ、aVF、V₄~V₆ 导联上 P 波为正向，故为窦性下传心搏。QRS 电轴正常，在 0° 和 +90° 之间(Ⅰ、aVF 导联上 QRS 波为正向)，QT/QTc 轻度延长(360/460ms)。在每一个窦性 QRS 波后均可见 4~5 次连续出现的宽 QRS 心搏(⌐)(QRS 波时限 0.16s)，频率 134 次/分，且其中的第一次 QRS 波为提前的，且其前未见 P 波，故为室性早搏或非持续性室性心动过速(NSVT)，其定义为 3 个或 3 个以上连续出现的室性早搏持续达 30s，频率超过 100 次/分。因室性 QRS 波群的形态相似，差别极小，故为单形性 NSVT。

在每一阵 NSVT(▲)的第一个 QRS 波群前似有一 P 波(●)，值得注意的是，这一心搏的 PR 间期比窦性心搏的 PR 间期要短得多(‖)(0.10s)。另外，NVST 的第一个 QRS 的宽度仅略宽于窦性 QRS(▲)，而比后续室性波群窄得多，因此将其称为室性融合波(通过房室结－希－浦系统正常下传和 NSVT 室内传导通路的共同作用)，为两种不同传导途径引起的心室激动所形成，融合波的存在是房室分离的一个特征，常见于快速性室性心律失常(NSVT 或持续性室性心动过速)，具有各自独立的心房和心室节律，心室率快于心房律。如果测量可见的 PP 间期(从窦性 P 波到 NSVT 首个 QRS 波群前的 P 波)，可以发现 P 波按时出现并贯穿于 NSVT，即 PP 间期或心房率是固定的，从窦性 P 波到室速前的 P 波之间的频率为 100 次/分。以此心房率为依据，还可以"看到"后面落在室性心动过速第 2 个 QRS 中的 P 波，以及再后面按时出现的、位于室性心动过速第 3 个 QRS 尾部的 P 波，继续往后测量，可以发现 P 波是按时出现的。

室性节律可以通过如下特征识别：

- QRS 波群增宽(>0.12s)，形态异常，没有典型的左/右束支阻滞图形。
- P 波如果可看到，通常与 QRS 波群无关(即房室分离，可通过不固定的 PR 间期来识别)，且心室率快于心房率。通常无法识别 P 波，尤其是在心室率快的时候。
- 当心室率较慢允许室房传导时，可能在 QRS 后看到一负向的 P 波。
- 通常 QRS 波群和 ST-T 的形态变化与心率快慢无关。心室去极和复极的微小改变是由于心室去极起源于心室、偏离正常的希－浦系统而使心室去极顺序发生改变所致。另外，这种 ST-T 改变也有 P 波重叠于其中的可能。
- 可见融合波或夺获(Dressler beats)。融合波是由两个不同通路同时去极形成的(如正常的希－浦系统和心室折返环路)。在融合波前可见 PR 间期短于正常的窦性心搏，QRS 波形态既不像窦性的也不像室性的，但又具有两者的一些特征。完全夺获(Dressler complex)常见于心室率较慢时，因此时房室结逆行传导较少，使窦性心搏有更多机会前向侵入房室结并夺获心室，可见确定的 PR 间期后继以一个与窦性心搏形态相同的 QRS 波群。

NSVT 常见于特发性扩张型心肌病患者。对于射血分数低的患者为预防心性猝死可置入埋藏式心脏复率除颤器(ICD)，但 ICD 只能终止持续性的心律失常，却无法预防心律失常，也无法预防 NSVT 的发作。若 NSVT 发作时有症状，则需要对心律失常加以抑制(尽管这种治疗只能缓解症状并无死亡率减少的获益)。另外，若 NSVT 持续时间长，可能影响 ICD 的功能，引起 ICD 反复放电。治疗 NSVT 需规范应用抗心律失常药物，对于扩张型心肌病患者，最安全的药物是胺碘酮、多非利特或索他洛尔。

40 岁男性糖尿病患者，有早发冠状动脉疾病的家族史。因突发胸部烧灼感、下颌痛、出汗急诊就医。患者第一份心电图显示下壁导联 ST 段抬高，立即进行急诊心脏导管介入治疗。血管造影显示右冠血管近端有一血栓栓塞，通过导管再通后安放了支架，随后他被送到医院的 ICU。几小时后生命指征稳定，描记心电图如下。

问:诊断是什么？
此种情况应该如何处理？

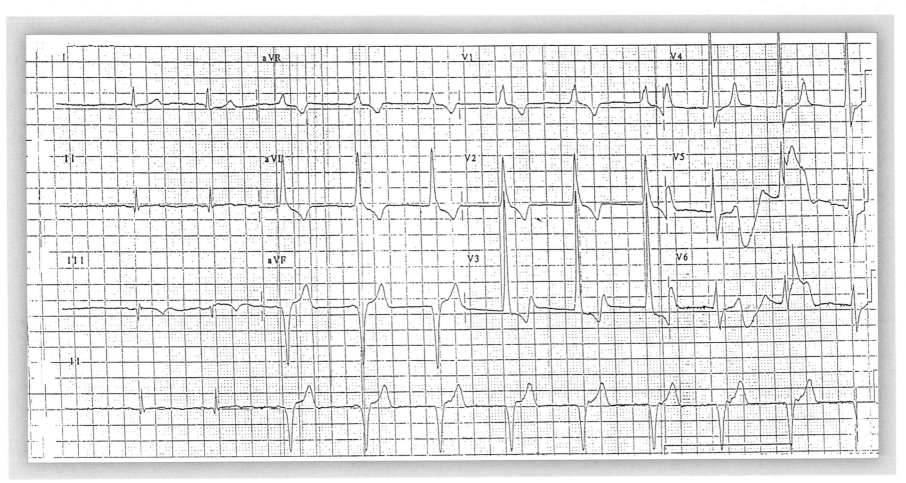

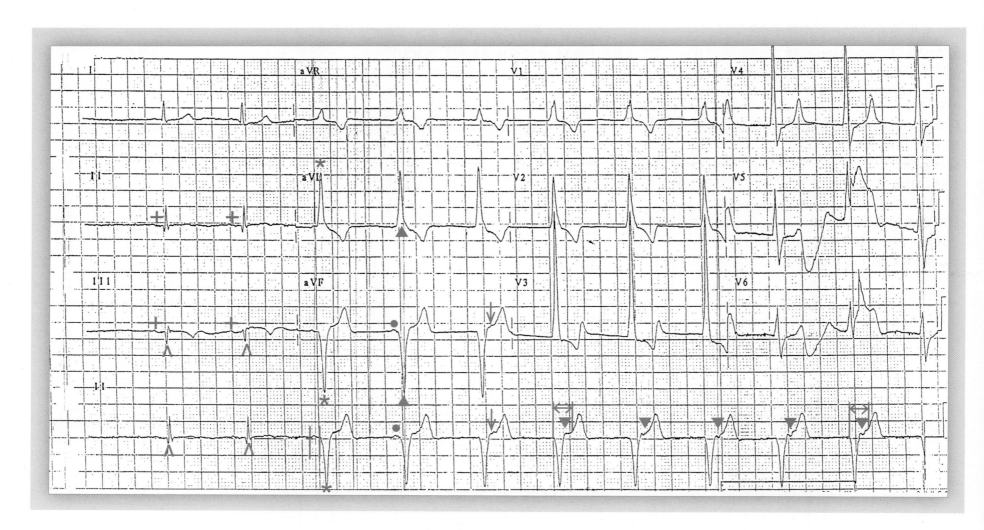

心电图 73 分析：正常窦性心律，加速性室性自主心律（AIVR）。

心电图最开始为两个窄的 QRS 波群（∧）（时限 0.12s），前面有一 P 波（+），PR 间期 0.16s，心率 64 次/分，为窦性心搏，QT/QTc 间期正常（400/410ms）。第 3 个 QRS 波群（*）提前出现，增宽（0.14s）伴形态异常，PR 间期（‖）（0.10s）短于基础的 PR 间期。第 4 个 QRS 波群（▲）也是提前的，增宽、形态异常，PR 间期（●）更短（0.08s），余下的 QRS 波群前均没有 P 波，伴有房室分离，可断定为室性的，通过起始处变化的 PR 间期可佐证。QRS 波群在 Ⅱ 和 aVF 导联上呈 QS 型，提示起源于下壁，最可能来源于新近梗死区。这些宽 QRS 波群的频率（68 次/分）略快于窦性心率，故称为加速性室性自主心律（AIVR），也称为缓慢性室性心动过速。AIVR 的 QRS 波群呈右束支阻滞，具有正向同向性（胸前导联均为高 R 波）。此外，在第 5 个室性 QRS 及其后的 QRS 波群后均可见 P 波（ST 段的切迹处 [▼]），RP 间期固定（↔）。这些逆向 P 波是由室房逆传形成的。

AIVR 起源于房室结以下，依其定义频率在 60~100 次/分之间，可能是由起搏器障碍所致的逸搏心律。AIVR 最常见于交感激动和循环儿茶酚胺类使心室异位灶加速，可见于 50% 的急性心肌梗死的患者，也常见于冠脉再灌注，特别是进行溶栓治疗时。AIVR 发生机制虽然不甚明确但被认为是再灌注性心律失常。可能与快速再灌注冲洗出的、由损伤心肌释放的各种物质有关，如钾离子和其他各种电解质等。AIVR 多为短阵且是无症状的。

一般无需特殊治疗，但如果心率很快且患者有症状，或者有血流动力学受损的证据，规范使用抗心律失常药物能有效治疗心律失常。然而治疗开始前务必确认逸搏心律不是由心脏传导阻滞而引发的。如果室性逸搏心律继发于心脏阻滞，则治疗前需首先安装心脏起搏器，否则逸搏心律被抑制后可能会导致心脏停搏。心律失常发作开始，心室率快于窦率是 AIVR 的一个特征。如果室性心律伴发房室分离，且心房率慢于心室率，也是加速性室性心律的特征。相反，如果室性心律后有长间歇和多发未下传的 P 波，同时有房室分离、心房率快于心室率，是完全性心脏阻滞伴室性逸搏心律的特征。■

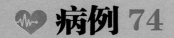

病例 74

59 岁男性患者,因"心悸,晕厥一次"来院急诊。既往五个月前患心肌梗死。心电图 74A 是本次就诊过程中症状再次发作时记录的。

心电图 74A

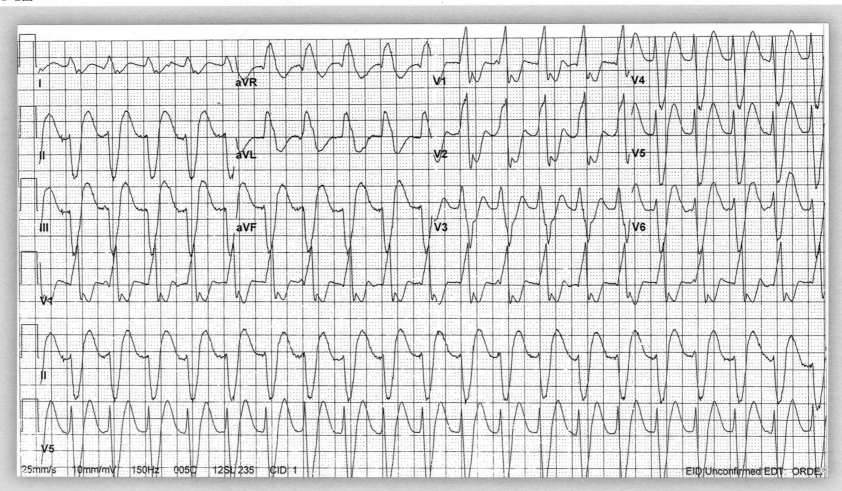

而心电图 74B 是在本次就诊、症状发生前记录的基准心电图。

问：诊断是什么？
需要给予什么治疗措施？

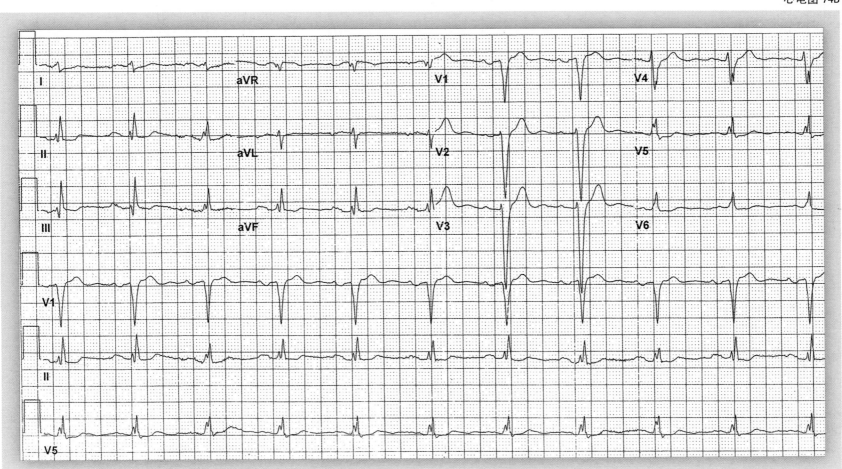

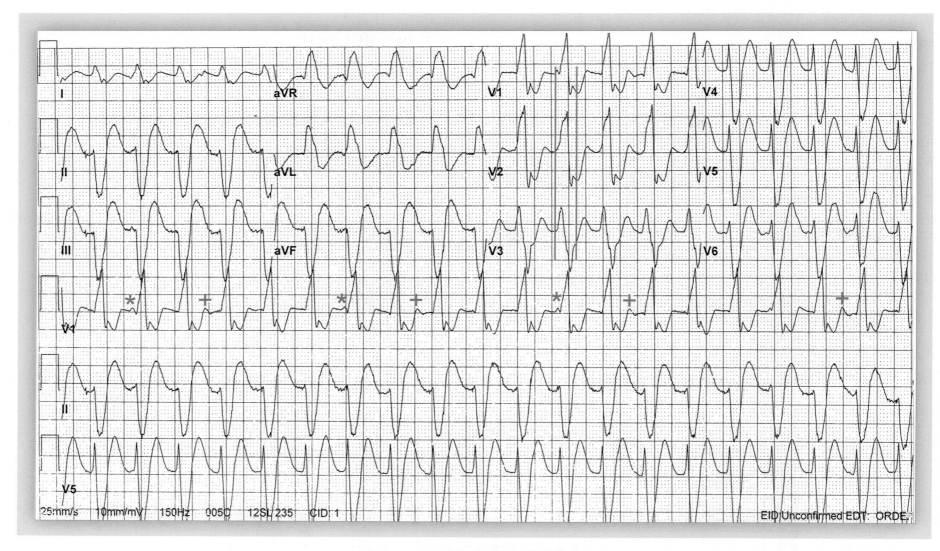

心电图 74A 分析:**持续性单形性室性心动过速。**

心电图 74A 显示心率为 130 次 / 分的宽 QRS 波心动过速（QRS 0.18s）。在 QRS 波群前后无明显的 P 波（*），但在 V_1 导联上 R2、R7、R12 前似乎可见到 P 波。另外，在 V_1 导联的 R3、R8、R13 及 R18 后的 T 波（+）与其他 T 波形态不同，其终末部有一正向的偏转，提示有 P 波重叠在其上（+）。Ⅰ 导联 R3 的 T 波可见一切迹（↓），而其他 T 波均没有。因此考虑有房室分离的痕迹，尽管整份心电图只有部分 P 波（非全部 P 波）与 QRS 波有关，仍然提示存在房室分离。此外，P 波与 QRS 波的关系是可变的；ST-T 波形的微小变化也提示存在房室分离。所有伴发房室分离证据的宽 QRS 波心律失常都是室性心动过速。

值得注意的是，V_1~V_2 导联后的正向波形不是 P 波而是 QRS 波形的终末部分，通过与其他导联的对比可以确定，如 aVF、Ⅱ、V_3 导联（‖）等。QRS 波群的形态一致，类似右束支传导阻滞（RBBB），但并非典型的右束支传导阻滞图形且电轴明显左偏。这份心电图为单形性室性心动过速，其定义为高于 100 次 / 分、持续超过 30s 的室性心律，或 30s 内因血流动力学不稳定而被终止的室性心律。其发生不是由缺血导致的心律失常，而常发生于既往有梗死（缺血性心脏病）或炎症（心肌病）伴正常心肌组织附近瘢痕形成所致的折返环路形成，故心脏病患者与瘢痕有关。

最重要的是确认宽 QRS 波心动过速的病因（室性心动过速与室上性心动过速伴差传对比），室性心动过速有如下特征：

- QRS 波时限增宽（>0.12s）伴形态异常，QRS 波时限 >0.16s 常为室性。
- P 波（若可见）与 QRS 波分离（房室分离，如 PR 间期可变），心室率快于心房率。
- 偶尔在 QRS 波后可见到一负向的 P 波，提示存在室房传导，通常见于频率较慢的室性心动过速。
- 通常 QRS 波群和 ST-T 的形态与心率快慢无关。由于心室激动起源于心室而不是正常的希－浦系统，使心室的去极和复极发生细微变化，也使心室的去极顺序发生改变。ST-T 的改变也可因为 P 波重叠其上所致。
- 可见融合波形或夺获（Dressler beats）。融合波是由两个不同路径同时去极形成（如正常希－浦系统和心室折返环路同时去极）。在融合波前

可见 P 波，PR 间期短于正常窦性心搏，QRS 波形态既不像室性也不像窦性，但同时具有两者的特征。完全夺获常见于心室率较慢时，窦性激动有较多的机会侵入房室结并夺获心室，此时可见清晰的 PR 间期（与窦性 PR 间期相当或较长），其后可见与窦性心搏形态相同的 QRS 波群。

其他提示宽 QRS 波心动过速为室性心动过速的特征如下：

- 电轴不确定（Ⅰ 和 aVF 导联上 QRS 波为负向）。亦见于直接激动心室肌的情形，如伴发 WPW 的心律失常或起搏心律。室性心动过速较窦性心律具有明显的电轴偏转。
- 胸前导联正向同向性（高 R 波）。这一特点亦见于直接激动心室肌的情形，如预激或起搏心律时。负向同向性可见于左束支传导阻滞，对诊断帮助较小。
- QRS 波群时限超过 0.16s。
- 若在任一胸前导联见到 RS 型，R 波宽于 S 波（R/S > 1），且时限超过 100ms 提示为室性 QRS 波群，室性 QRS 波的初始激动先通过心室肌，速度较慢，所以 QRS 波群的起始部（R 波）增宽，整个波形异常。相反，若室上性波形异常时，增宽的 QRS 波是由激动的终末延迟引起（即 QRS 的终末增宽由左／右束支传导阻滞所致）。此时，R 波窄于 S 波，且间期小于 100ms，原因在于 QRS 的初始去极是通过功能正常的束支而表现正常，而 QRS 的终末增宽是通过功能异常的束支缓慢传导形成。
- 其他有意义的 QRS 波群形态特征如下：
  - V_1 导联为单相 R 型或双相的 qR 型倾向于室性心动过速，意味 RSR'型的缺失。
  - V_1 呈三相的 RSR'或 RsR'型（也称兔耳征）倾向于室上性心动过速。例外的是若 RSR'波群的 R 波（初始的正向波）高于 R'（终末正向波），则提示为室性心动过速。
  - V_6 呈 rS 波群（R 波小于 S 波）倾向于室性心动过速，反之则倾向于室上性心动过速。
  - V_1 或 V_2 导联的初始 R 波时限 ≥ 40ms 或更宽倾向于室性心动过速，

相反，若 V_1 或 V_2 导联起始部无 R 波或仅有起始小 R 波 <40ms 倾向为室上性心动过速。

- V_1 或 V_2 导联 S 波的下降支顿挫切迹且从 QRS 波起始到 S（QS）波的最低处（nadir）时限 ≥ 60ms 倾向于室性心动过速。反之一快速的平滑的 S 波下降支且时限 < 60ms 则倾向为室上性心动过速波群。

- V_6 导联存在显著 Q 波或 QS 波提示为室性心动过速，反之若 V_6 没有 Q 波则倾向为室上性心动过速。

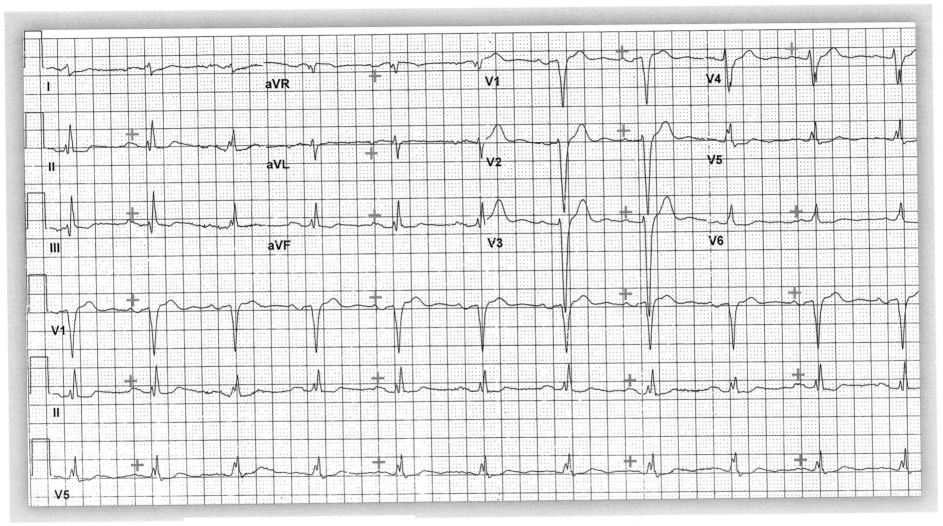

心电图 74B 分析:正常窦性心律,室内传导延迟,I 度房室传导阻滞。

心电图 74B 来自同一患者，为基准（baseline）心电图。心律规则，心率 64 次 / 分。每一 QRS 波前有一 P 波（+），PR 间期固定（0.24s）（Ⅰ 度房室传导阻滞）。P 波在 Ⅰ、Ⅱ、aVF、V$_4$~V$_6$ 导联上为正向，故为窦性心律。QRS 波群时限增宽（0.14s）不呈典型的束支阻滞图形。因此为心室内传导延迟。电轴正常，在 0° 和 +90° 之间（Ⅰ 和 aVF 导联上 QRS 波群正向）。QT/QTc 间期正常（380/390ms，若校正了延长的 QRS 波群时限为 320/330ms）。与心电图 74A 的 QRS 波群对比可发现心动过速时的 QRS 波群形态和电轴与窦性心律时不同，加上有房室分离的存在，则心电图 74A 的心律为室性心动过速明确无疑。■

一位 32 岁男性在进行运动负荷试验时，运动 3 分钟后突然倒地，记录到的心电图如下。开始运动后有逐渐加重的呼吸困难。试验前的体格检查闻及 Ⅲ / Ⅵ 级的收缩期杂音，在胸骨左下缘最清楚，做 Valsalva 动作可使杂音增强。患者自诉他有个叔叔 30 多岁时猝死。值得注意的是，患者的静息血压是 140/90mmHg，在运动试验开始不到 2 分钟，血压就降到 90/50 mmHg。

问:心电图诊断是什么？
   总体临床诊断是什么？

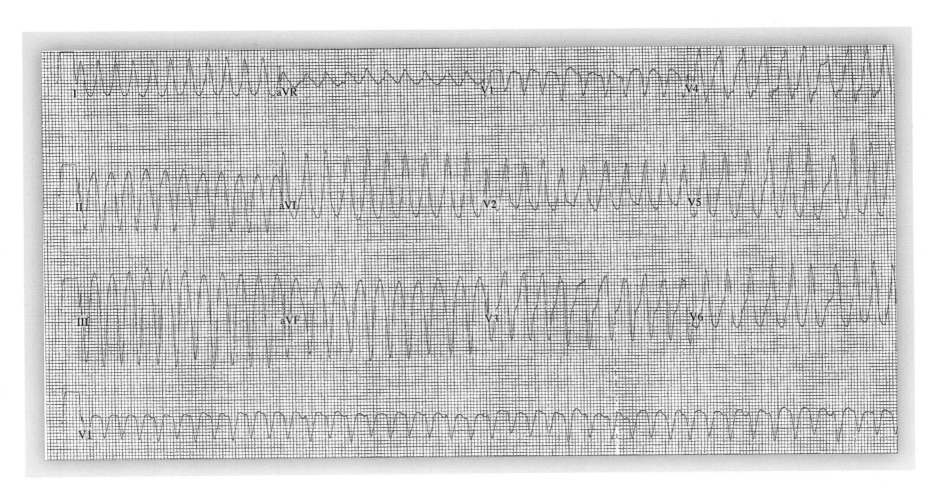

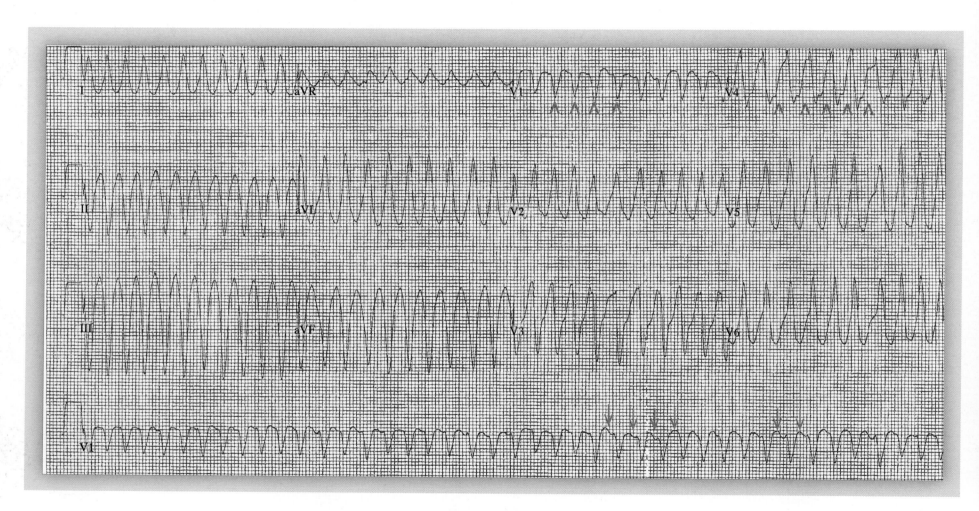

心电图 75 分析:**持续性单形性室性心动过速(心室扑动)。**

心电图可见一宽 QRS 波（0.20s）心动过速，频率 270 次 / 分。只有两种心律的频率会高于 260 次 / 分：房扑 1∶1 传导和室性心动过速。此图的 QRS 波（∧）和 ST-T[↓] 的形态均发生改变，胸前导联最明显。室上性心动过速不会有这种改变，因其在心室内去极传导路径通常是相同的，所以 QRS 波和 ST-T 为同一形态。所以这份心电图诊断为单形性室性心动过速。当室性心动过速频率超过 260 次 / 分，常被定义为心室扑动。

通常，在室性心动过速发作的时候不会再去采集 12 导联心电图，因其可能延误及时的治疗（如除颤）。然而在运动试验中患者已经连接好导联，故能记录到发生的室性心动过速。根据病史和运动试验的结果，临床诊断可能是肥大（梗阻）型心肌病（一种遗传性疾病），典型表现为胸骨左下缘的收缩期杂音，Valsalva 动作可使杂音增强。这种主动脉狭窄型杂音是由紊乱的血流通过变窄的左心室流出道而产生的（如瓣膜下狭窄），狭窄是由于肥大且运动减弱的室间隔造成的。室间隔部位的压力低于心室后壁其他部位的压力，由于虹吸效应导致二尖瓣前叶被"吸"向间隔（二尖瓣收缩期前向运动），使左心室腔在收缩中期产生压力梯度。

Valsalva 动作可使收缩期杂音增强是由于静脉回流减少使得左心室充盈减少，流出道变窄，从而导致梗阻加重、杂音增强。肥大型心肌病患者的猝死风险增加，特别是那些运动时血压降低的患者、左心室明显肥大（>30mm）者、有心源性猝死家族病史者、有晕厥发作或记录到持续性室性心动过速心律失常者（室性心动过速或心室颤动），或记录到非持续性室性心动过速发作的患者。这类患者的治疗通常采用植入型心律转复除颤器。■

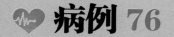

70 岁男性患者,既往无心脏病史。3 天来间歇胸闷,在静息时出现数次眩晕,下图的长 II 导联心电图是在一次胸闷不适时记录到的。

问:诊断是什么?

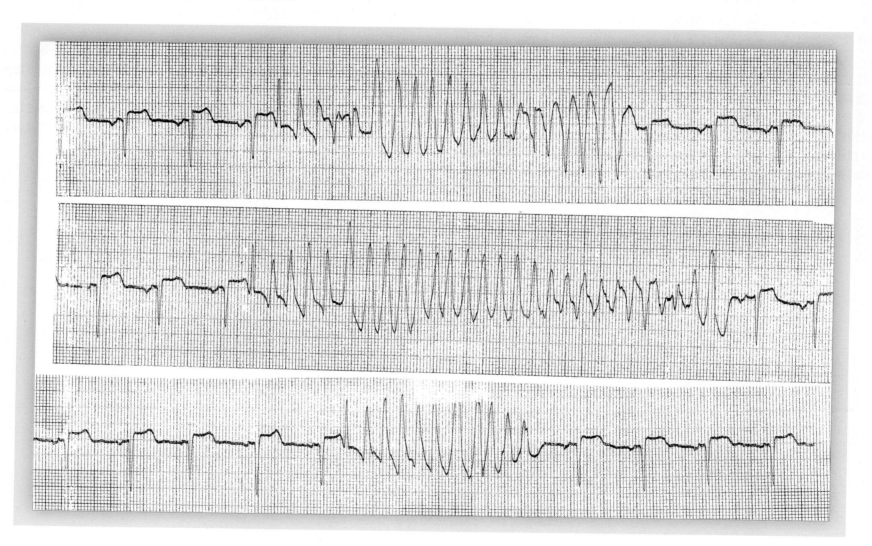

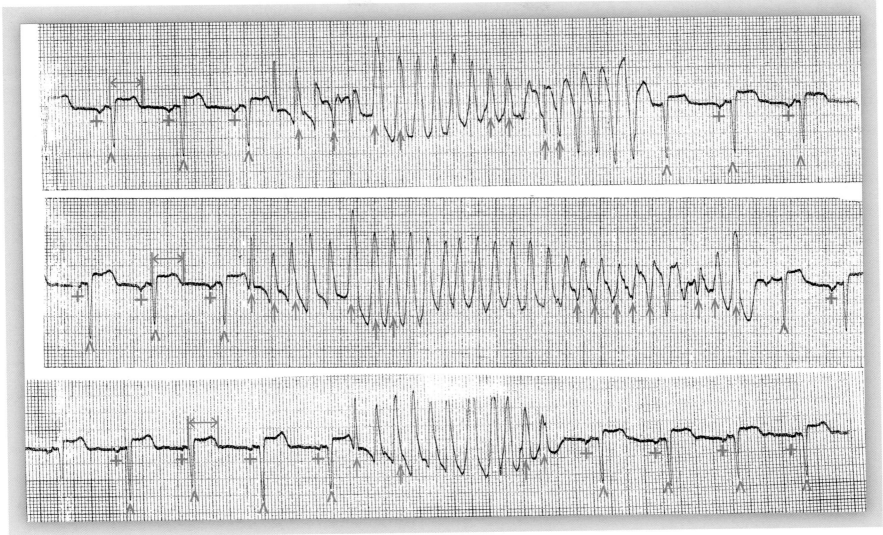

心电图 76 分析:非持续性多形性室性心动过速。

这些频律导联记录到窄 QRS 波形（∧），前有 P 波（+），PR 间期固定（0.16s）；为窦性心律（75 次 / 分），每一条频律导联均可见一非持续性的快速宽 QRS 心动过速发作，起源于心室。每次的发作持续数秒后自行终止，故为非持续性室性心动过速；因 QRS 的形态和电轴（↑）存在明显变化，故为多形性室性心动过速，室性心动过速的频率约为 300 次 / 分。值得注意的是，窦性心搏的 QT 间期（↔）正常，为 360ms。存在正常的 QT 间期，才将其称为多形性室性心动过速，其最常见的原因为活动性缺血（active ischemia），它能引发的心律失常只有 3 种：多形性室性心动过速、心室扑动（> 260 次 / 分的室性心动过速）、心室颤动。

另一个较不常见引发多形室性心动过速的原因为遗传性儿茶酚胺敏感的多形性室性心动过速，它是由于表达兰尼碱（ryanodine）和隐钙素 2（CASQ2）的基因受累引起的。■

54 岁女性患者,有高血压病和慢性背痛病史,服用双氢克尿噻和美沙酮治疗。来急诊室时有剧烈咳嗽,医生诊为支气管炎,给她服用左氧氟沙星。三天后,她再次来到了急诊室,诉有严重的恶心、呕吐和腹泻,由于剧烈的呕吐以至于无法进食、饮水。有一诊所医生给她开了恩丹西酮减轻恶心及环丙沙星治疗腹泻,但症状没有缓解。在急诊部出现了一次晕厥发作,遥测心电记录到如下心电图。

问:心电图诊断是什么？
　　心律紊乱与什么有关？

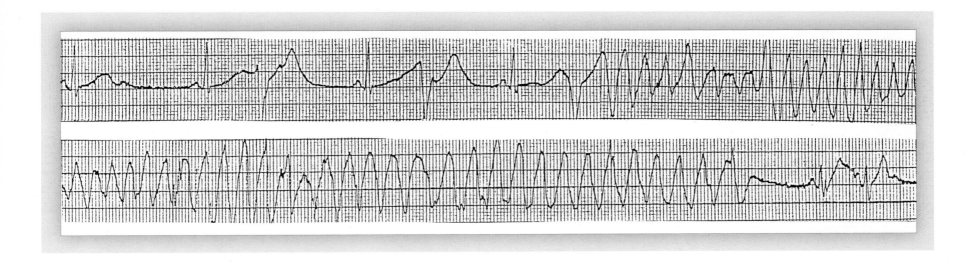

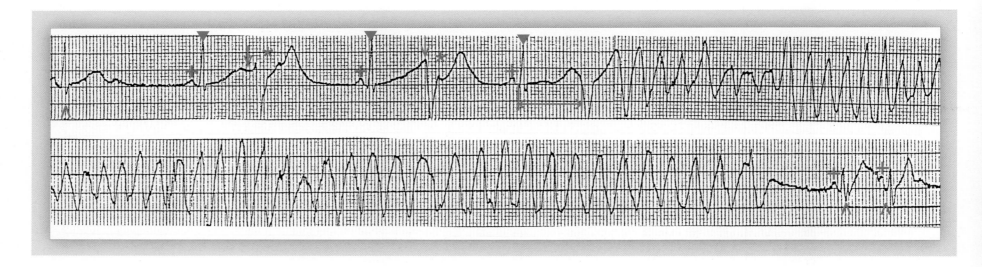

心电图 77 分析：非持续型多形性室性心动过速，尖端扭转型室性心动过速。

这条连续的长Ⅱ导联可见 3 个窄的 QRS 波群（▼），前有 P 波（+）。这些应该是窦性心搏。第 3 和第 5 个 QRS 波群（*）为发生在 T 波（↓）顶峰略微靠后处（R on T）的室性早搏（PVCs）。在第 6 个 QRS 波群后有一阵快速的宽 QRS 波心动过速，形态和电轴均有改变。其心率接近 300 次 / 分，为多形性室性心动过速。

尽管 T 波处有室性早搏干扰，仍可发现窦性心搏的 QT 间期延长，通过测量可发现 QT 间期（↔）延长，至少为 600ms。此种多形室性心动过速被称为"尖端扭转型室性心动过速"。其定义为伴有 QT 延长的多形性室性心动过速。

QT 延长可能为先天性或医源获得性。本病例 QT 延长更像是获得性的，因其有严重的腹泻、呕吐且进食少，故可能有低钾血症和低镁血症，这是导致获得性 QT 延长和尖端扭转型室性心动过速的两个主要危险因素。另外，她还服用两种已知的可致 QT 延长的药物：喹诺酮和美沙酮。其他已知的可延长 QT 间期的药物包括：IA 类和Ⅲ类抗心律失常药物，抗精神病药物如氟哌啶醇，大环内酯类和抗真菌药物如伏立康唑。■

81 岁男性患者,患有糖尿病但无心脏病史,有严重的骨髓炎和未愈合的皮肤溃疡。这些导致了复杂的严重低血压和意识改变,需要血管加压药治疗。计划行右腿膝以下截肢术,给予气管插管后收入 ICU 病房。最初的实验室检查提示有急性肾功能不全、高钾血症、乳酸酸中毒、血气 pH 值为 7.10。血培养有耐甲氧西林金葡菌生长。给予了抗生素治疗,其病情仍出现恶化。当晚突然测不到血压,在遥测心电上记录到下图。

问:诊断是什么?

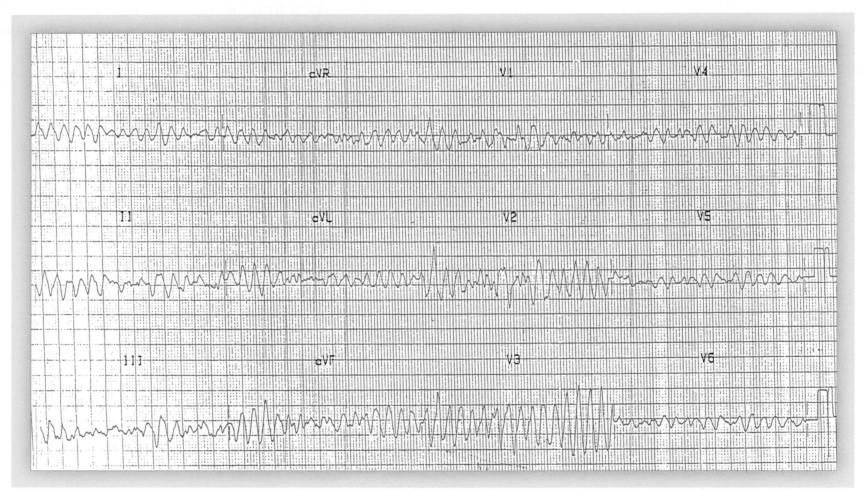

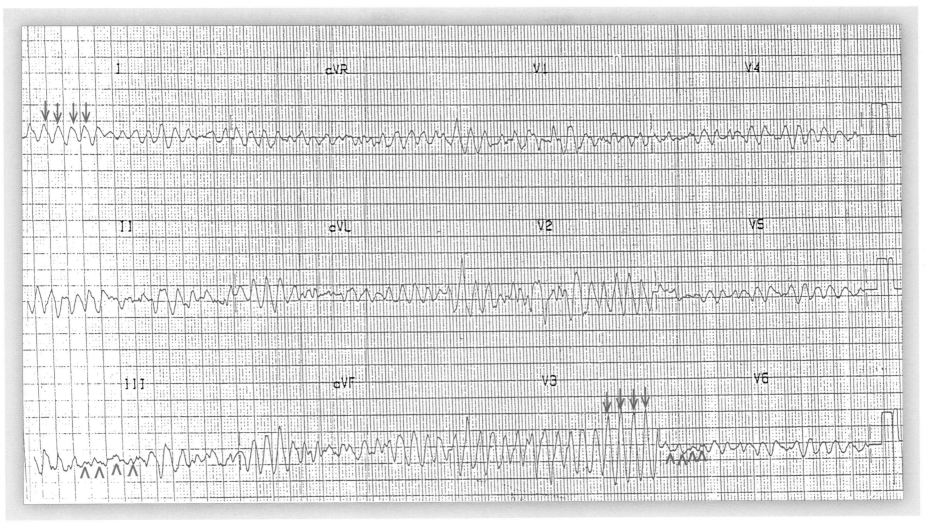

心电图 78 分析：**心室颤动。**

心电图中未见形态一致的 QRS 波群，可以说完全是紊乱、无特异形态的快速、不规则波形。因此是心室颤动。有时这些波形看着比较一致（↓），如在 V₃ 导联上类 QRS 波群似多形性室性心动过速，但之后又变得碎裂无序（∧）。

心室颤动引起的停搏为心源性猝死的最常见诱因。常与活动性缺血或急性冠脉综合征有关（不稳定心绞痛、非 ST 抬高心肌梗死或 ST 抬高心肌梗死），或与显著器质性心脏病有关（缺血型心肌病、非缺血型心肌病、主动脉狭窄、主动脉夹层、心肌炎、心包积液）。然而，在严重电解质紊乱的情况下也会发生，如本病例出现的酸中毒和感染性休克。呼气障碍、支气管痉挛、睡眠呼吸暂停或肺栓塞引起的呼吸衰竭也可导致心室颤动及停搏。

迅速进行电除颤是治疗心室颤动的唯一有效治疗方法。心室颤动不会自行转复，抗心律失常药物也无法有效复律。■

女性 86 岁患者，因劳力性呼吸困难加重就诊。既往有主动脉瓣狭窄，瓣膜面积 1.0cm²。心电图如下：

问:有什么异常发现？

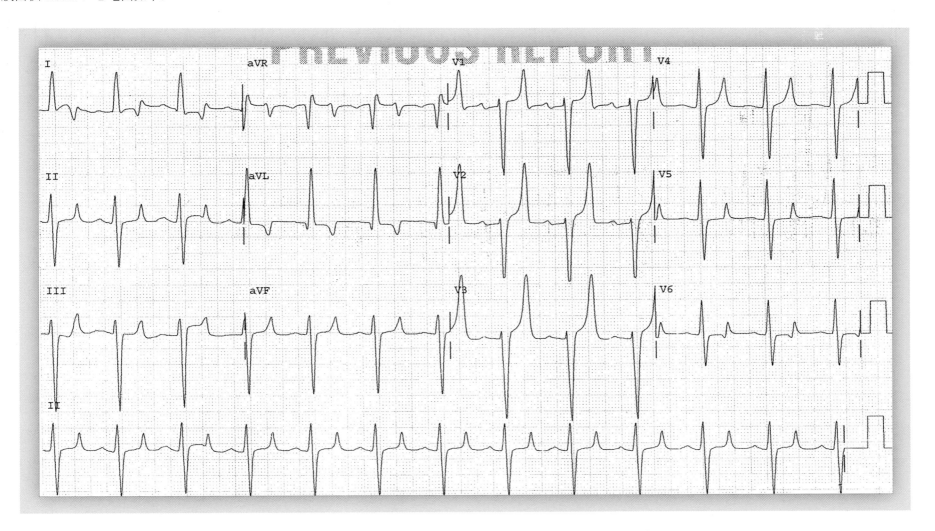

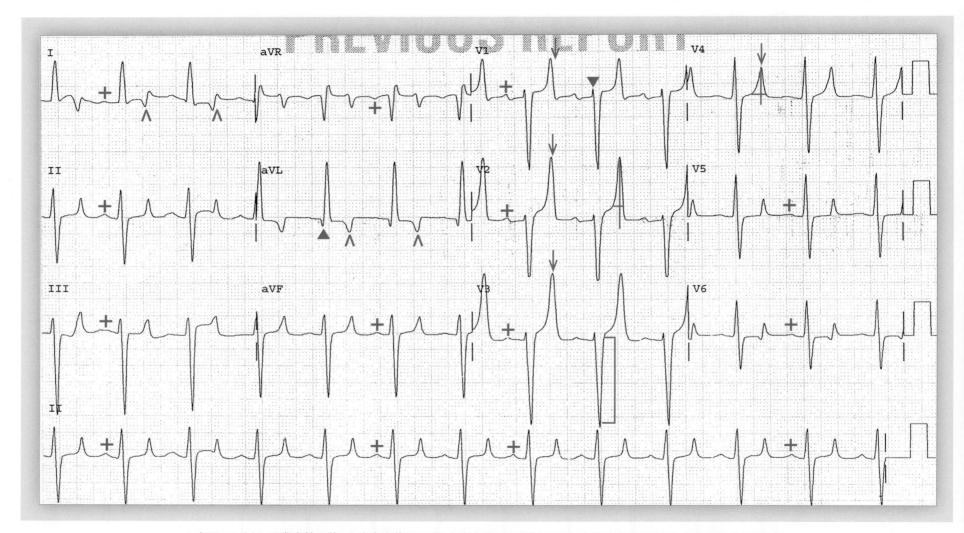

心电图 79 分析:正常窦性心律，Ⅰ度房室传导阻滞，心室内传导延迟（IVCD），左前分支传导阻滞，左心室肥大（LVH）。

心电图中显示规律的心律,心率 74 次 / 分。每一个 QRS 波前有一个 P 波(+),PR 间期固定(0.24s)。Ⅰ、Ⅱ、aVF、V₄~V₆ 导联上 P 波为正向。故为窦性心律伴Ⅰ度房室传导阻滞。

QRS 波时限增宽(0.12s),QRS 的形态不是典型的右束支传导阻滞型,也不是左束支传导阻滞,因在 aVL 导联(▲)上有间隔 Q 波和 V₁ 导联(▼)上有间隔性 R 波,这在左束支传导阻滞时是不能出现的(因为分布于室间隔的间隔支来源于左束支)。故本病例为心室内传导延迟(IVCD)。由于左前分支传导阻滞,电轴极度左偏,在 -30° 和 -90° 之间(Ⅰ 导联上 QRS 波为正向,Ⅱ、aVF 导联上为负向)。QRS 波群形态正常,尽管其电压增高,V₃ 导联上 S 波深达 25mm(])。这达到了临界左心室肥大的标准(任何胸前导联 S 波的深度或 R 振幅≥ 25mm)。加上伴有 IVCD 和电轴左偏,极有可能存在左心室肥大。

QT/QTc 间期正常(400/440ms),但有非常明显的高尖 T 波(↓)(特别是 V₁~V₄ 导联)。但 T 波为非对称性,上升支慢于下降支。因此 T 波为正常而非高血钾引起的超急期 T 波改变。T 波很高尖极可能是由于 LVH 所致。还有Ⅰ 和 aVL 导联(∧)的 T 波倒置,可能是由 LVH 所致的复极异常。∎

52 岁男性患者，诊断为：盐敏感型高血压病。服用安体舒通和一种 ACEI 药物治疗，4 周后在家庭诊所记录心电图如下：

问：下一步的治疗措施是什么？

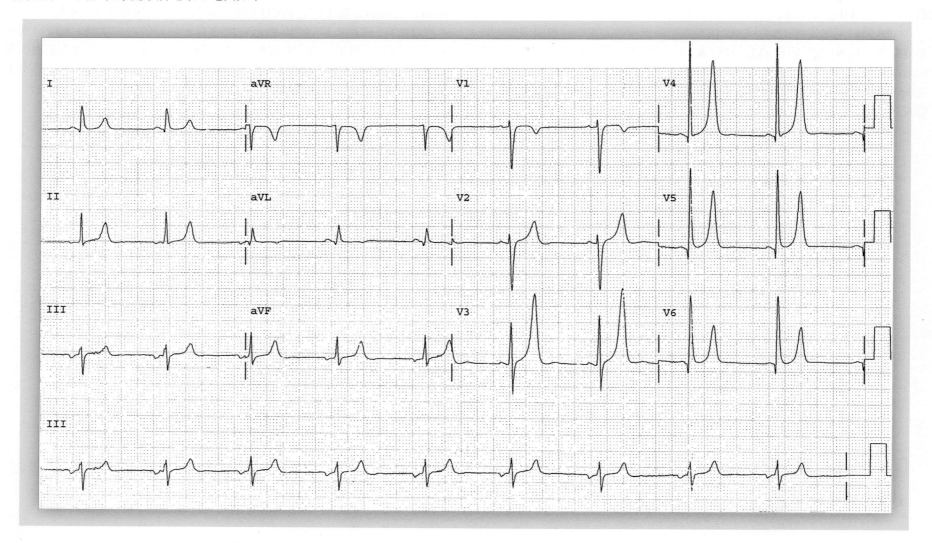

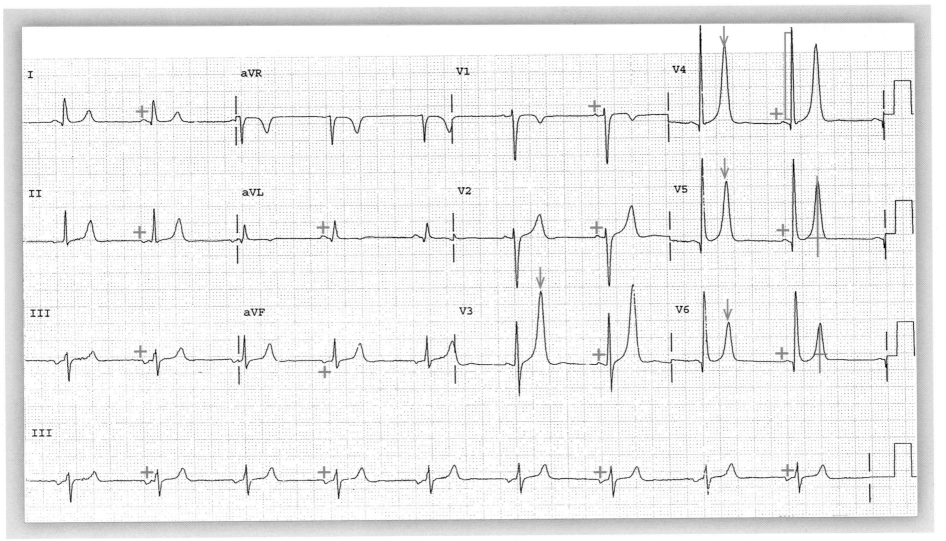

心电图 80 分析：**房性心律，左心室肥大，超急性期 T 波（高钾血症）。**

心电图显示规则的心率,心率60次/分。每一个QRS波前可见P波(+),PR间期固定(0.14s)。但Ⅱ和aVF导联上P波倒置,故不是窦性心律而是房性心律。

QRS波时限正常(0.08s),电轴正常,在0°和+90°间(Ⅰ和aVF导联上QRS波为正向)。QRS波形态正常,但V_4导联电压增高达30mm([),可诊断左心室肥大(任一胸前导联S波深度或R波振幅≥25mm)。QT/QTc间期正常(400/400ms)。

T波高尖,最重要的是(双支)对称也称帐篷样(↓)。这被称为超急性期T波,见于高钾血症(全身性的或局部心肌梗死所致)。应急查患者的血钾水平,并给予持续心电监护及定期评估生命体征。

高血钾可诱发严重的室性心律失常和传导异常,特别是心电图有超急期T波和QRS增宽时。QRS波增宽伴血清钾离子水平升高时应通过静脉给药方式给予短期的常量葡萄糖胰岛素(通过使钾离子转移到细胞内来快速降低血钾)和碳酸氢钠。除非同时伴有洋地黄中毒,任何情况下治疗前需先给予钙剂滴注来保持心肌细胞膜的稳定性。也可给予降钾树脂(聚苯乙烯磺酸钠),通过消化道清除体内过量的钾离子。

安体舒通是一种保钾利尿剂,常用于治疗高血压伴有心衰(心功能Ⅳ级)的患者。它可引起致命性的高钾血症。特别是在伴有肾功能不全患者或同时又服用ACEI类药的患者。因此任何服用此种利尿剂的患者需常规监测血钾水平。■

68 岁女性患者,患有糖尿病肾病和高血压肾病,处于肾脏疾病终末期。由于新造动静脉瘘处的蜂窝织炎导致了感染。血培养发现葡萄球菌血症,给予了静脉滴注抗生素。两天后,她的血尿素氮和肌酐水平升高,并出现恶心。心电图记录如下:

问:诊断是什么?

下一步应该如何治疗?

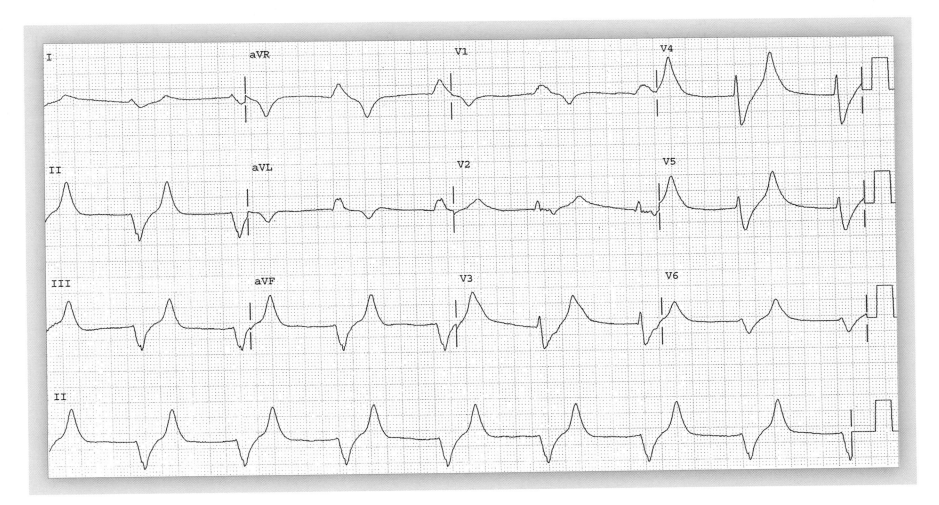

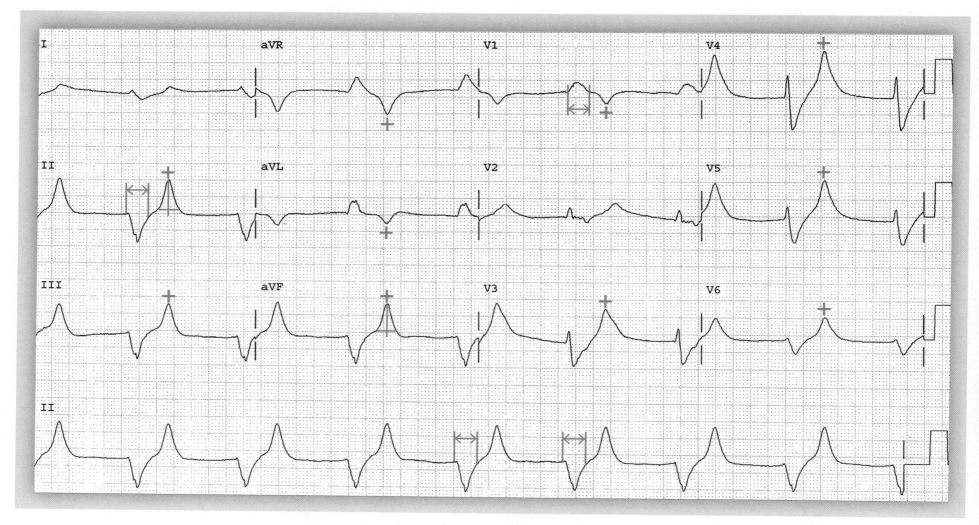

心电图 81 分析: **高血钾**。

心电图显示规则的宽 QRS 心律,心率 48 次 / 分。没有心房电活动的征象,因此可能是交界区或为室性心律。QRS 波(↔)宽度 0.28s。高血钾是能使 QRS 波如此之宽的唯一病因,它使得细胞膜静息电位负值变小。正常细胞静息膜电位为 -90mv,这由细胞内钾离子水平高于细胞外来维持。当细胞外存在高钾时,此种平衡受累使得静息膜电位负值变少。由于静息膜电位靠近细胞膜阈电位(-60mv),决定冲动传导速度的 O 相上升支斜率减少。使得通过心室肌的冲动传导速率降低导致 QRS 波群时限增宽。高血钾是可使 QRS 波宽度达到 0.24s 或更长的唯一原因。

心电图中也可见到 T 波非常对称。虽然看不到 P 波,它仍可能是窦性心律,因心房肌对钾离子水平较心室肌更敏感。在 QRS 波增宽前就可出现心房停搏。它使得虽为窦性心律但无明显 P 波,因心房肌对电活动没有反应。这被称为窦室(传导)心律。

除了在病例 80 中提到的治疗措施外,这位患者可能需要行紧急透析治疗高血钾。■

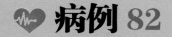

56 岁男性患者,诊断为原发性高血压,并开始给予氢氯噻嗪治疗。他没有别的医疗问题,其他方面也都健康。在常规随访时记录到下面这份心电图。

问:有什么异常?

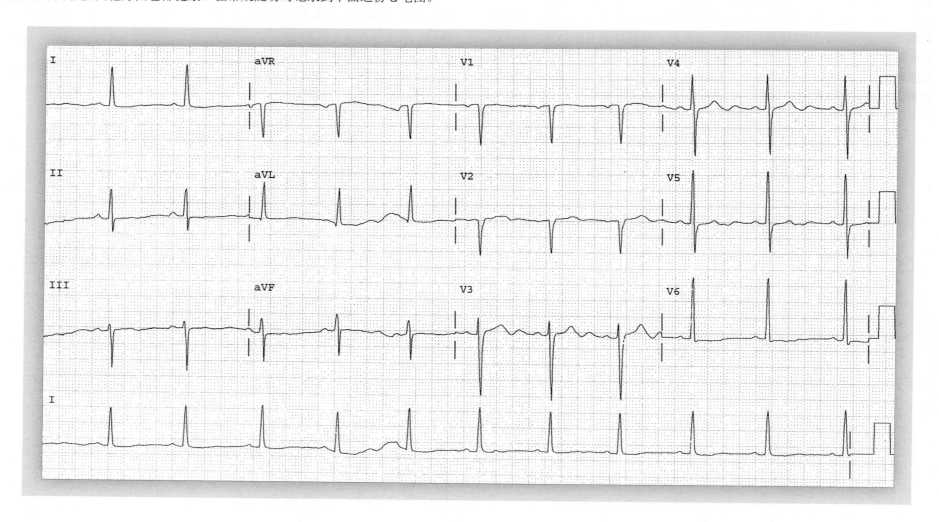

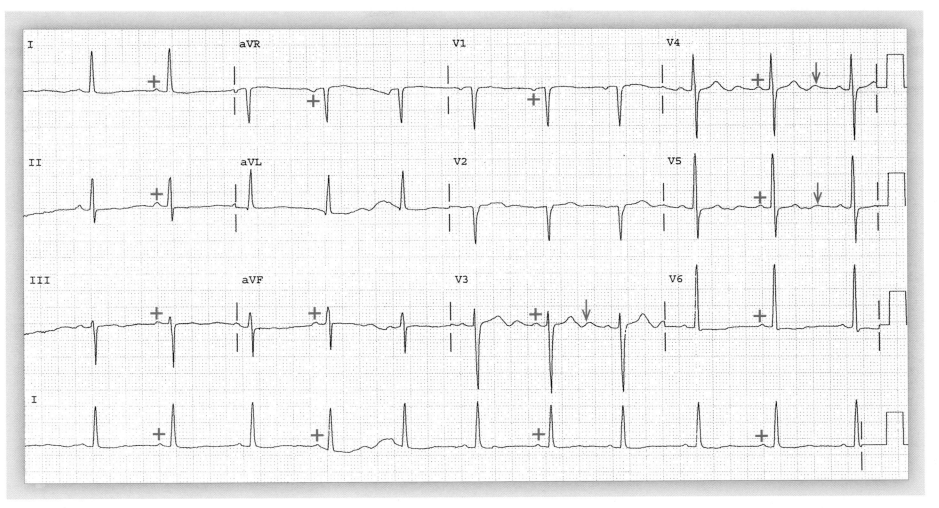

心电图 82 分析：正常窦性心律，生理性电轴左偏，U 波明显（低血钾）。

心电图显示规则的心律，心率 64 次 / 分。每一个 QRS 波前有 P 波（+），PR 间期固定（0.16s）。P 波在 Ⅰ、Ⅱ、aVF、$V_4\sim V_6$ 导联上为正向，故为窦性心律。QRS 波时限正常（0.08s），形态正常。电轴生理性左偏，在 0° 和 -30° 之间（Ⅰ、Ⅱ 导联上 QRS 波为正向，aVF 导联 QRS 波为负向）。QT/QTc 间期轻微延长（440/460ms）。

$V_3\sim V_5$ 导联在 T 波后可见一明显的正向波形，为 U 波（↓）。它被认为是希 - 浦系统（也可能是乳头肌）的延迟复极。希 - 浦系统为心肌最早去极和最晚复极的部分。在胸前导联 $V_1\sim V_3$ 常可见到小 U 波。然而，当 U 波变得十分明显且扩展到左胸前导联时提示存在低钾血症。袢利尿剂和噻嗪类常能引起低血钾；因此当患者服用这些药物时需定期检测血钾水平。严重低血钾（<2.0mmol/L）可导致危险的室性快速性心律失常，包括心室颤动引起的心跳骤停。短期需给予补钾治疗，长期的合理治疗策略要么停用药性强的利尿制剂，要么每日补钾。■

37 岁男性患者,因潜在的躁狂症服用氯丙嗪稳定情绪。他到一免预约诊所就诊,抱怨说有头晕和先兆晕厥。他表明自己不小心多吃了几片氯丙嗪。心电图记录如下。

问:有什么异常发现?
应给予什么恰当的治疗?

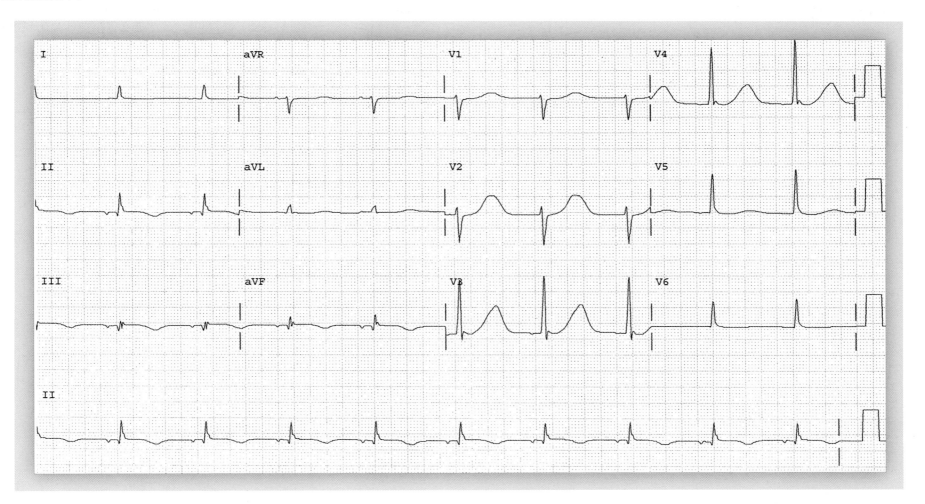

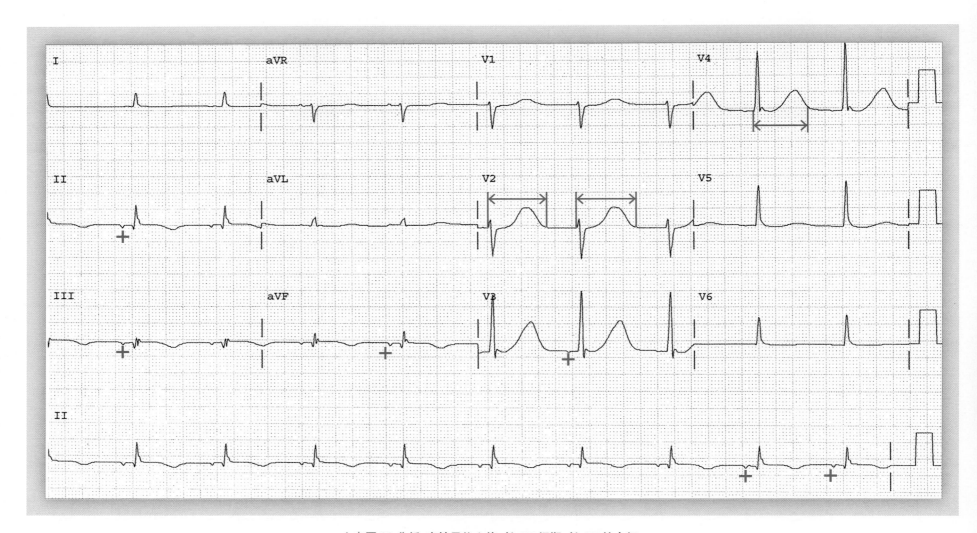

心电图 83 分析：**房性异位心律，长 QT 间期，长 QT 综合征。**

心电图显示一规则心律,心率 48 次 / 分。每一个 QRS 波前可见 P 波(+),P 波在 Ⅱ,aVF、V₃~V₅ 导联上为负向,提示为一房性(非窦性)异位心律。

QRS 波时限正常(0.08s),电轴正常在 0° 和 +90° 之间(Ⅰ 和 aVF 导联上 QRS 波为正向)。需注意的是 QT 间期(↔)明显延长,达 680ms(QTc 640ms)。长的 QT 间期是由极度延长的 T 波时限引起的,它代表的是复极。长 QT 间期可为先天性或获得性。它与多形性室性心动过速有关,称为尖端扭转型室性心动过速。本病例长 QT 综合征可能与服用抗精神病药物氯丙嗪有关,其为已知的可延长 QT 间期的药物。

治疗获得性 QT 间期延长可停用相关的药物并观察。尖端扭转型室性心动过速(Tdp)的发生取决于获得性长 QT 间期所致的心动过缓或停搏,加快心率可抑制其发作,如采用超速起搏或使用异丙肾上腺素;使用镁制剂亦有帮助。相反,先天性长 QT 间期的 Tdp 的诱发由心动过速诱发。首选治疗为采用 β- 阻滞剂干预心脏交感神经兴奋性,(β- 阻滞剂)在获得性长 QT 综合征可诱发 Tdp。■

52 岁女性患者因乳头状甲状腺癌行甲状腺切除，2 天后出现了广泛肌肉痉挛。体格检查发现在敲击耳周区时可见同侧面部肌肉抽搐。记录心电图如下。

问: **有什么异常？**
总体的临床诊断是什么？
需考虑什么治疗措施？

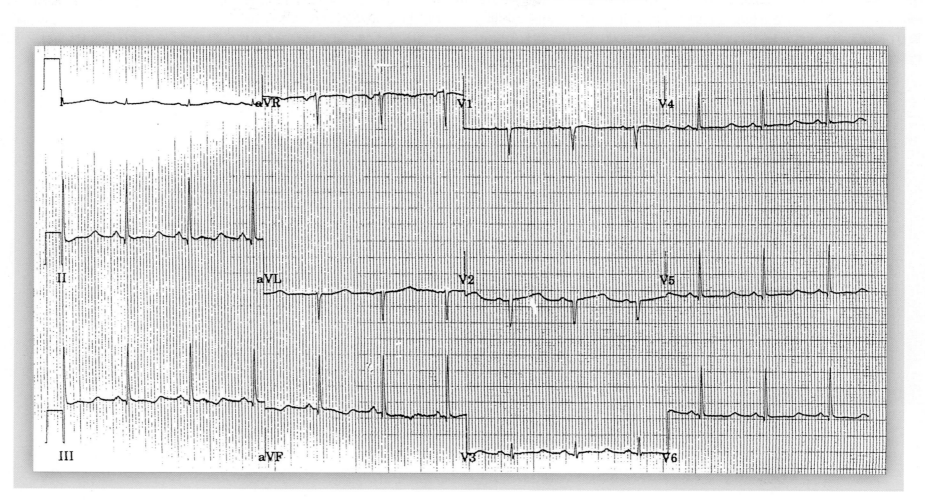

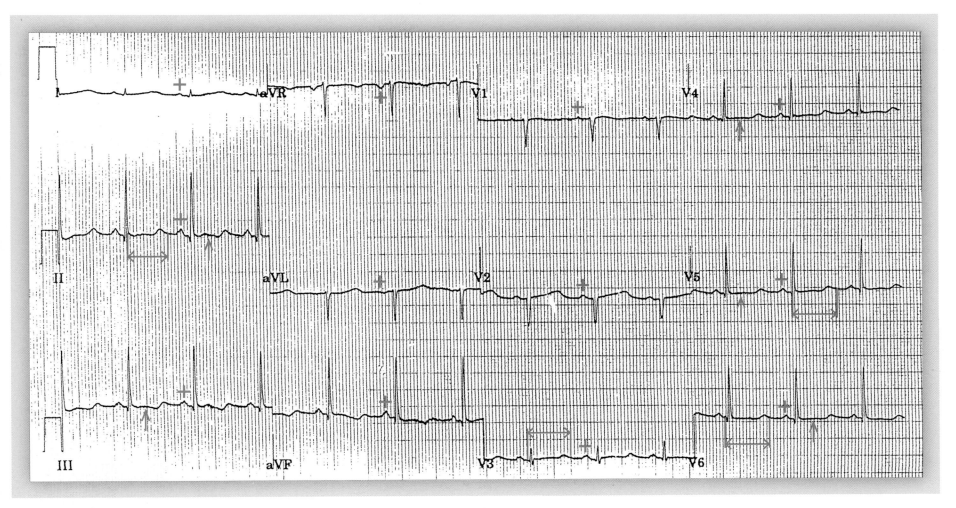

心电图 84 分析:正常窦性心律,长 QT 间期(低血钙)。

心电图显示规则的心律，心率 76 次 / 分。每一个 QRS 波前有 P 波（+），PR 间期固定（0.16s）。P 波在 I、II、aVF、V₄~V₆ 导联上为正向，故为窦性心律。

QRS 波时限正常（0.08s），形态和电轴正常，在 0° 和 +90° 之间（I 和 aVF 导联上 QRS 波为正向）。需要注意的是 QT 间期（↔）延长，为 560ms（QTc 590ms）。QT 间期（↑）延长是由长 ST 段引起的；T 波本身时限正常。这被称为延迟复极，常见于电解质紊乱，主要为低钙血症或低镁血症。延迟复极（长 ST 段）引起的 QT 间期延长不会导致心律失常，特别是 Tdp。

患者的低血钙与甲状腺切除有关，它导致了甲状旁腺功能减退。此种情况下低血钙常为暂时的，但行甲状腺切除的患者约有 1% 可为永久性的低钙血症。Chvostek 征通过叩击面神经使面肌收缩，为低血钙的敏感体征。若见到 QT 间期延长，治疗需包括紧急静脉补充钙剂。■

56 岁男性患者，2 天以来有上腹部疼痛伴恶心，腹部 B 超发现有胆囊炎的征象。他接受了腹腔镜下胆囊切除术，没有并发症。

心电图 85A

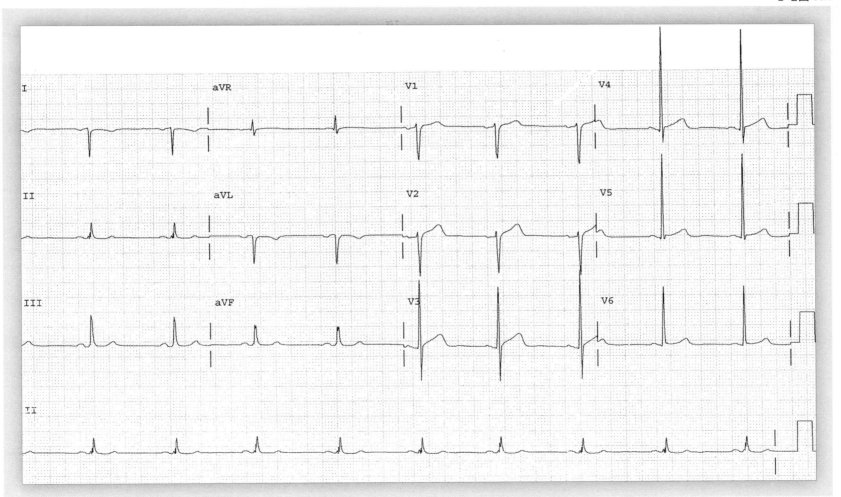

术后第一天,记录了一份常规心电图（85A）,患者病情稳定,也没有症状。术前心电图（85B）如下。

**问:患者有发生围术期心肌梗死吗？
若有,能确定梗死发生部位吗？**

心电图 85B

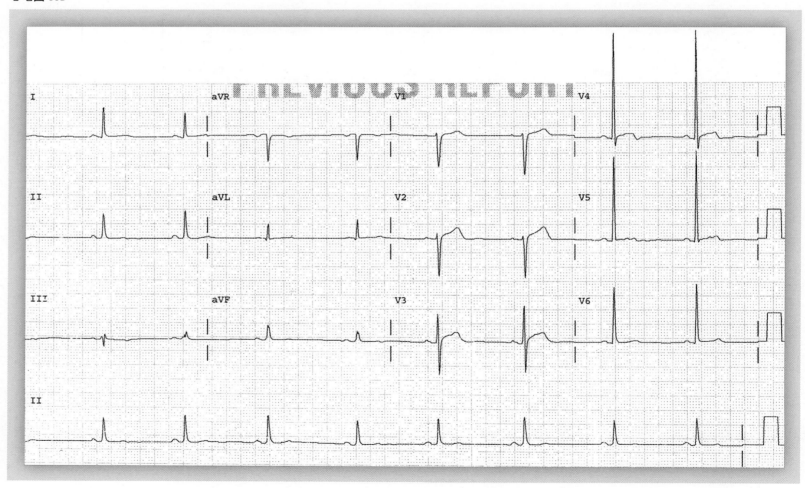

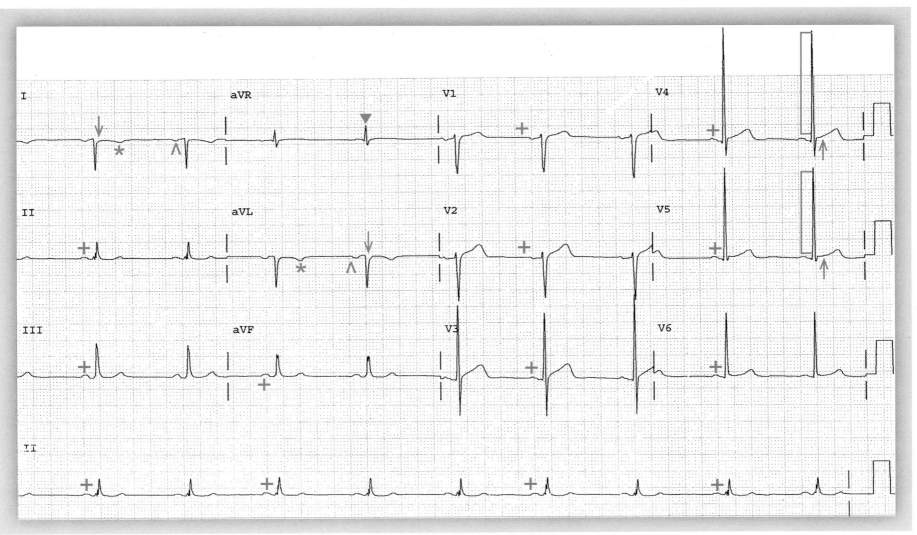

心电图 85A 分析:窦性心动过缓,左右手导联反接,左心室肥大(LVH),早期复极。

心电图 85A 显示规则的心律，心率 56 次 / 分。每一个 QRS 波前有 P 波（+），PR 间期固定（0.16s）。P 波在 Ⅱ、aVF、aVR，V$_4$~V$_6$ 导联上为正向；Ⅰ 和 aVL 导联（∧）上为负向，并且 QRS 波为负向，电轴右偏，在 +90° 和 +180° 之间（Ⅰ 导联上 QRS 波为负向，aVF 导联上 QRS 波为正向）。怀疑是一侧壁心肌梗死（MI）或左后分支阻滞。

QRS 波时限正常（0.08s），QT/QTc 间期正常（380/370ms）。Ⅰ 和 aVL 导联（↓）上 QRS 波呈 QS 型，提示有侧壁的心肌梗死。aVR 导联（▼）上有一个异常的高 R 波，T 波在 Ⅰ 和 aVL 导联（*）也是负向，在 aVR 导联上为正向。尽管 Q 波和倒置 T 波强烈提示有一侧壁的心肌梗死，但 Ⅰ 和 aVL 导联上负向的 P 波（∧），QRS 波（↓）和 T 波（*），aVR 导联上正向的 P 波与 QRS 波群是左右手反联的特征性表现，为较常见的错误。虽然房室的激动顺序正常，激动指向右手导联（而非背离右手导联）、远离左手导联（而非指向左手导联）使得波形为负向。另外患者也没有侧壁心肌梗死的临床表现。

另外需注意的是 V$_4$~V$_5$ 导联（[）R 波振幅增加（27~33mm），可诊断左心室肥大（任一胸前导联 S 波深度或 R 波振幅 ≥ 25mm）。在 V$_2$~V$_4$ 导联上可见一个轻微的早期复极（↑）（轻度的 J 点和 ST 段抬高）。

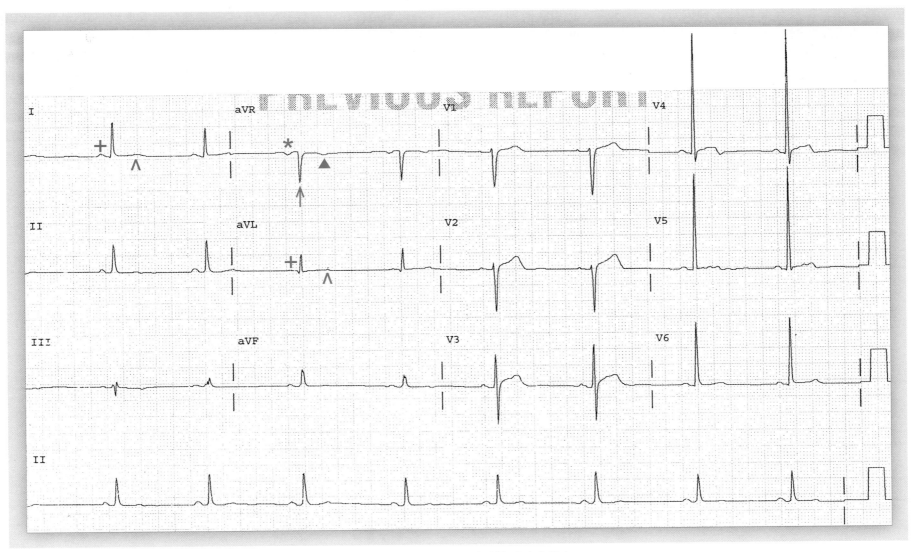

心电图 85B 分析:**窦性心动过缓,左心室肥大。**

在心电图 85B，肢体导联被正确安放。心率 50 次 / 分，PR 间期正常（0.16s）。为正常的窦性心律。Ⅰ 和 aVL 导联的 P 波（+）、QRS 波、T 波（∧）现在是正常、正向的，aVR 导联的 P 波（*）、QRS 波（↑）、T 波（▲）为负向的，也为正常。电轴正常，在 0° 和 +90° 之间（Ⅰ 和 aVF 导联上 QRS 波正向）。左心室肥大前面已经提到。

识别是否存在左右手反接的最简便途径是看单极导联（aVR、aVL 和 aVF）。反接时，心电图的 aVR 导联（应为负向）和 aVL 导联（应为正向）的 QRS 波群会反过来，aVF 导联无变化。另外，在左右手反接时，作为双极导联的 Ⅰ 导联（因对着从右向左的激动故常记录到正向的 P 波、QRS 波和 T 波群）会记录到负向的 P 波、QRS 波和 T 波群。■

67 岁男性患者,既往有糖尿病,阻塞性睡眠呼吸暂停,高血压病,心脏舒张功能不全病史。来诊室就诊时诉有气短。主诉每天吸烟 2 包长达 50 年。

心电图 86A

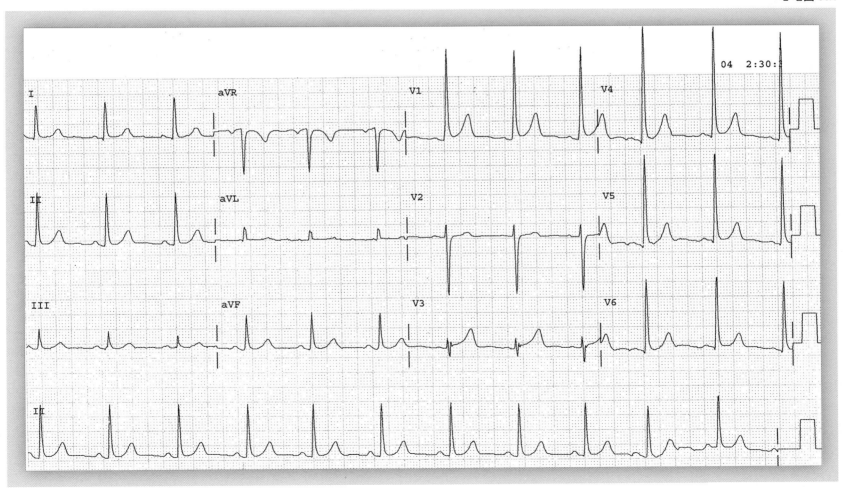

体格检查：双肺可闻及啰音,双下肢末端水肿(++)。记录一份心电图(86A)并与基准心电图对比(86B)。

问:该患者有右心室肥大吗？

心电图 86B

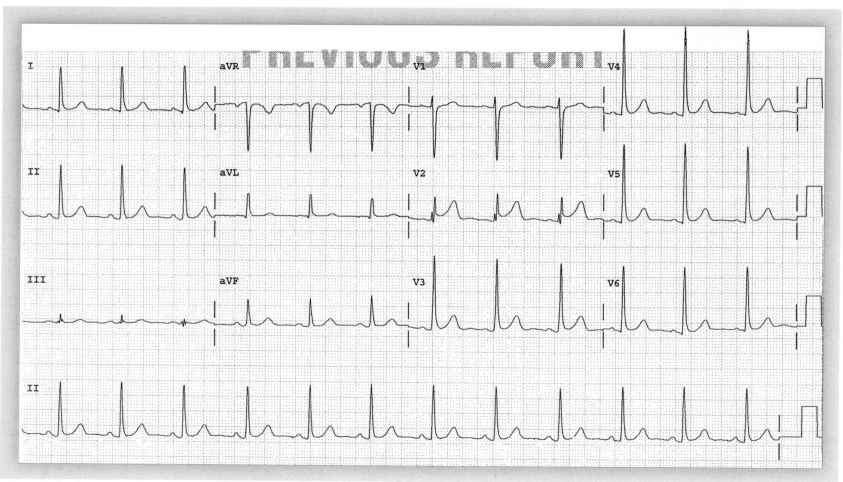

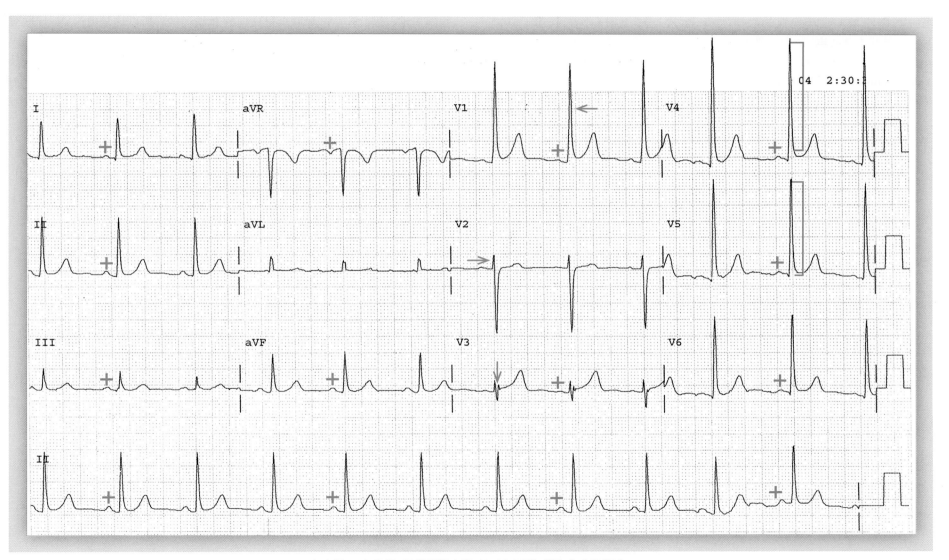

心电图 86A 分析：正常窦性心律，V_1~V_3 导联对调，左心室肥大。

心电图 86A 显示规则的心律,心率 66 次 / 分。P 波（+）在 I、II、aVF、V$_4$~V$_6$ 导联上为正向,故为窦性心律。QRS 波群时限正常（0.08s）,形态正常,电轴正常,在 0° 和 +90° 之间（I 和 aVF 导联上为正向）。QT/QTc 间期正常（400/420ms）。尽管 V$_1$ 导联呈高 R 波（←）,为右心室肥大或后壁心肌梗死的表现。V$_2$ 导联的 R 波振幅较小（→）,V$_3$ 导联更小（↓）。V$_4$~V$_6$ 导联的 R 波振幅正常。因此 V$_1$~V$_3$ 导联上呈逆向的 R 波递增。所以这是由 V$_1$-V$_3$ 导联对调引起的一常见错误。

另外,V$_4$~V$_5$ 导联（]）的 R 波 30~37mm 达到了左心室肥大的电压标准（任一胸前导联 S 波深度或 R 波振幅≥ 25mm 为 LVH 的一个指标）。

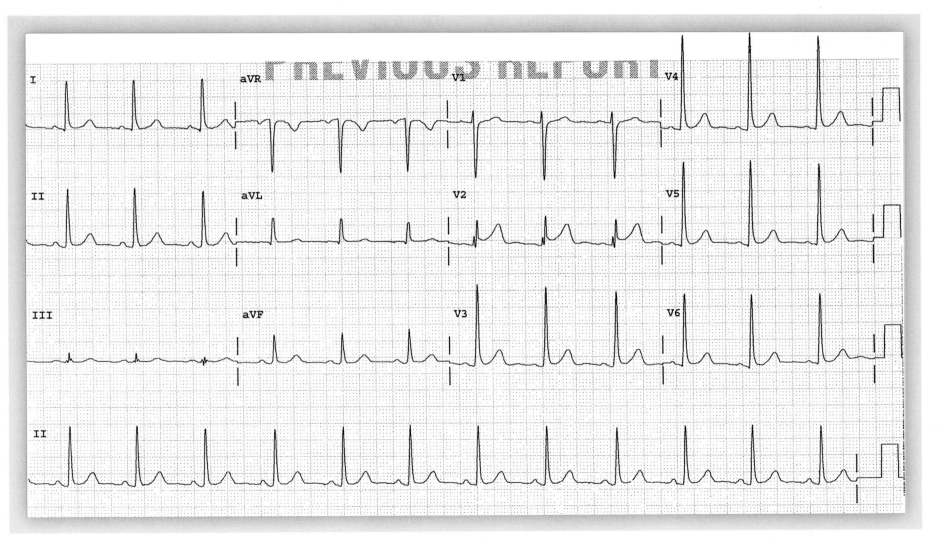

心电图 86B 分析：正常窦性心律，左心室肥大（ LVH ）。

在心电图 86B，胸前导联电极被正确安放，$V_1 \sim V_3$ 导联可见正常的 R 波递增。通过对比，心电图 86A 的 V_1 导联实为 V_3 导联，V_2 导联实为 V_1 导联，V_3 导联实为 V_2 导联。心率 72 次 / 分，P 波、PR 间期、QRS 形态、电轴、时限、QT/QTc 间期都与心电图 86B 相同。■

47 岁男性患者,患有艾滋病和新诊断的 β- 细胞淋巴瘤。来就诊时诉有逐渐加重的头昏和眩晕,同时还自觉心跳很快。体格检查:血压 72mmHg,颈静脉压升高,肺野清晰。为准确检测血压置入了动脉导管,发现有明显的呼吸相关的血压变化,在吸气时血压降低。记录如下心电图。

**问:心电图有什么异常?
总的临床诊断是什么?**

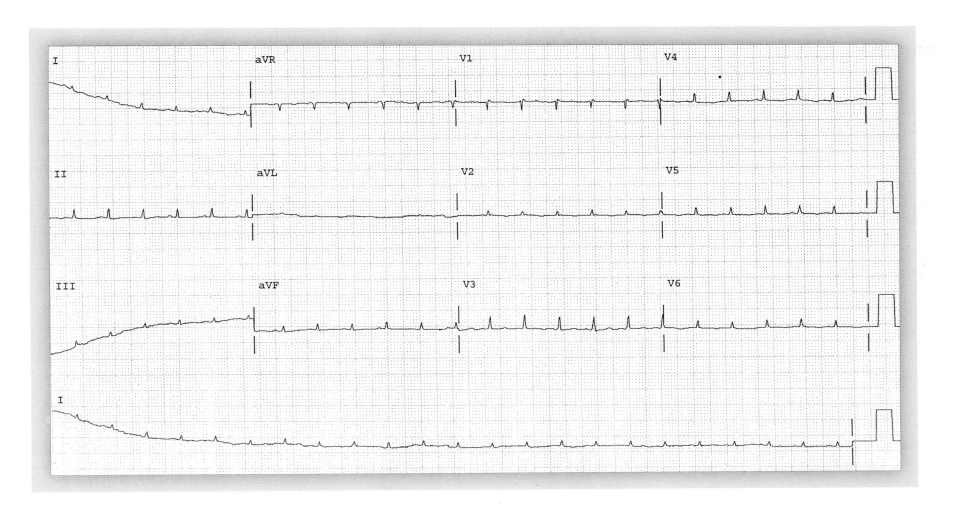

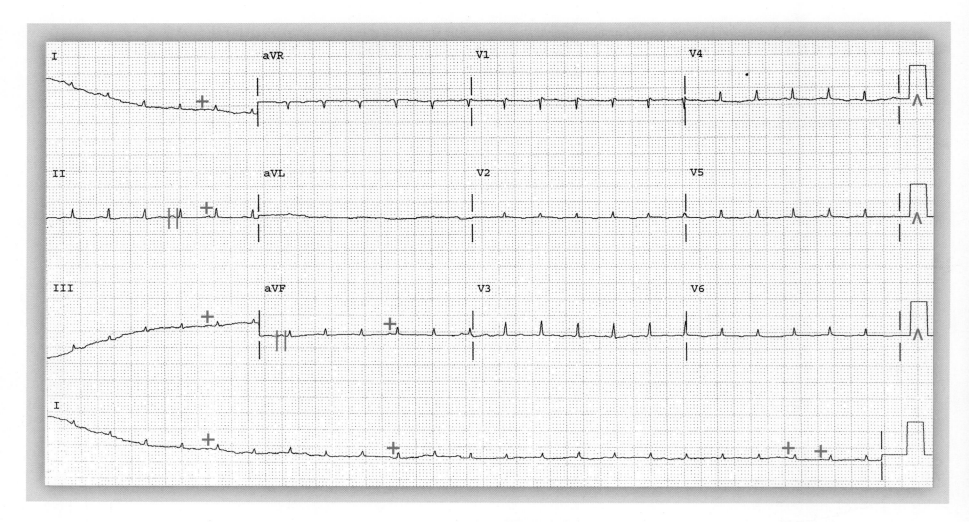

心电图 87 分析：**窦性心动过速，低电压。**

心电图显示规则心律，心率 140 次 / 分。每一个 QRS 波前可见 P 波（+），PR 间期固定（0.10s）。P 波在 Ⅰ、Ⅱ、aVF、V₄~V₆ 导联上为正向，故此图为窦性心动过速。PR 间期（Ⅱ）变短是由交感兴奋性增强引起的，这也是窦性心动过速和房室节传导变时性增强的原因。

QRS 波时限正常（0.06s），电轴正常，在 0° 和 +90° 之间（Ⅰ 和 aVF 导联上 QRS 波为正向）。QT/QTc 间期正常（260/400ms）。然而，R 波电压明显变低，应注意心电图采用正常的定标（∧）（1mv=10mm）。故为全导联低电压。

低电压的定义为每一个肢体导联电压 <5mm 且每一个胸前导联电压 <10mm（心电图采用正常的记录标准）。低电压可见于肢体导联、胸前导联、或全部导联。低电压的存在提示能记录到的从心脏传到体表的电活动减少。这可由体质（如肥胖）、明显肺部疾病（特别是 COPD）、心包积液或心包增厚、或心肌组织变少（淀粉样变）引起。

在本病例中，基于病史和体格检查，患者有心包积液引起的心包填塞。经典的诊断心包积液的 Beck 三联征包括颈静脉压升高、心音遥远、低血压。在心包积液时的一典型发现为吸气时动脉收缩压降低超过 10%，称为奇脉。它与大量心包积液时心室间不同步收缩有关。吸气时，由静脉回流右心室的血量增加，而左心室的充盈减少导致搏出量减少和血压降低。呼气时，静脉回流右心室血量减少，故而左心室的充盈量和搏出量增加，血压上升。治疗包括静脉补液和心包穿刺。心电图最常见的表现为窦性心动过速和低电压。心包积液的不是很常见的特征性表现为电交替（QRS 波的振幅逐波变化）。若同时伴有心包炎，可能会有 ST 段凹面型抬高伴 PR 段压低。在这位伴有 β- 细胞淋巴瘤的患者，若为恶性的心包积液有很高的鉴别诊断价值。■

65 岁男性患者,有冠心病和高血压病,心电图如下。

问:心电图有达到左心室肥大的诊断标准吗?

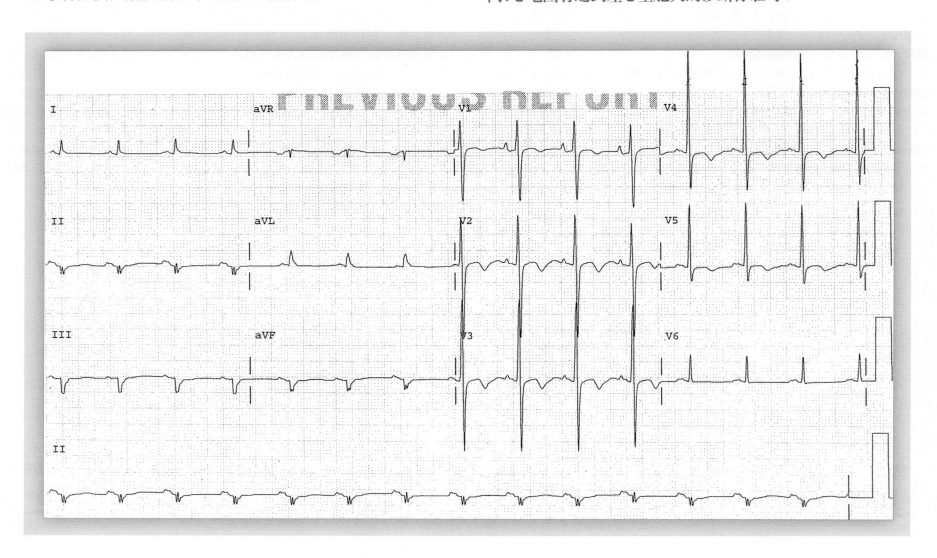

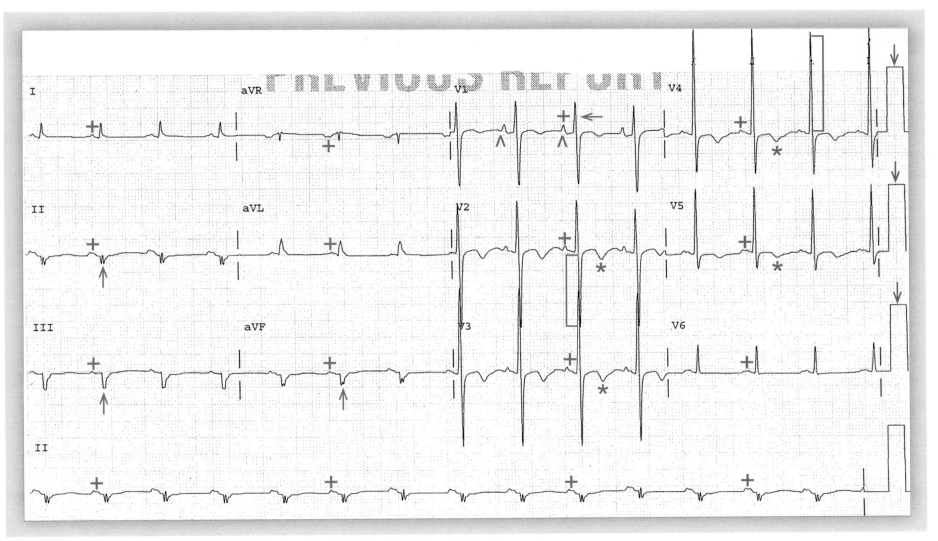

心电图 88 分析:**正常窦性心律,陈旧性下壁心肌梗死,肢体导联低电压,记录时电压双倍标准。**

心电图显示规则的心律,心率 86 次 / 分。每一个 QRS 波前有 P 波(+),PR 间期固定(0.16s)。P 波在 I、II、aVF、V_4~V_6 导联上为正向,为窦性心律。II、III、aVF 导联上有 Q 波,标志着存在陈旧性下壁心肌梗死(MI)。因 II 和 aVF 导联 QRS 波负向,I 导联 QRS 波正向故电轴极度左偏,在 -30° 和 -90° 之间。虽有梗死性的 QS 型,然而它不是一左前分支传导阻滞,因其在右下壁梗死时不能诊断。

肢体导联的 R 波电压小而低(每一个肢体导联均 <5mm),胸前导联的 QRS 波电压较高,V_2 导联 S 波深达 23mm([),V_4 导联的 R 波(])为 32mm。这达到了一条诊断左心室肥大的标准(任何胸前导联的 R 波 +S 波 ≥ 35mm)。另外,V_1 导联的 R 波(←)很高(9mm),达到了诊断右心室肥大的标准。V_1 导联的 P 波(∧)也很高,提示有右心房肥大。V_2~V_6 导联的 T 波(*)异常亦常与心室肥大有关。

然而需要注意的是心电图采用的是双倍标准(↓)(1mv=20mm 或 20 小格)。因此所有导联的 QRS 电压都需减半。故胸前导联的 QRS 波电压正常(V_2 导联 S 波深度 12mm,V_4 导联 R 波振幅 16mm,V_1 导联 R 波振幅 4mm);没有左、右心室肥大。尽管采用双倍的记录标准,肢体导联的 QRS 波振幅很低。如果采用正常的记录标准,QRS 波几乎看不到。肢体导联反映的心脏额面的电压,而胸前导联反映的是水平面电压。故肢体导联和胸前导联间的电压振幅可以明显不同。∎

以下的常规心电图来自一位 32 岁的男性运动员,无心脏病史。因前交叉韧带撕裂准备行外科手术。他很担忧,自觉心跳有点儿快。

问:诊断是什么?

心电图 89A

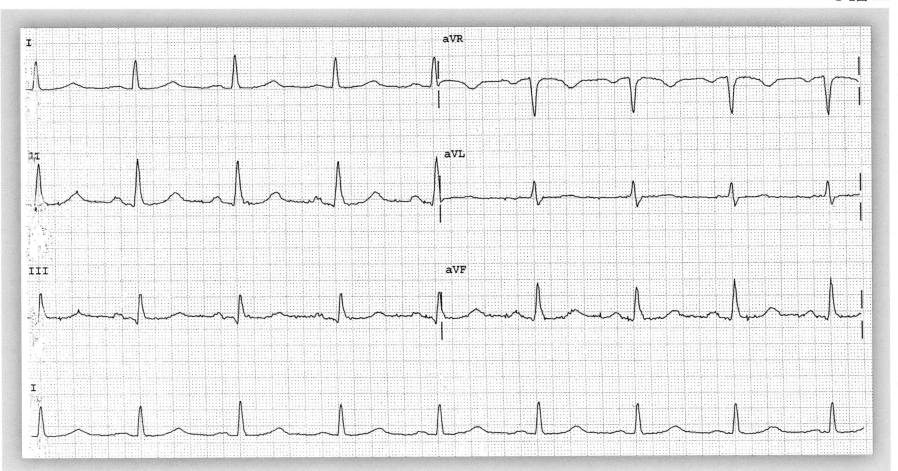

心电图 89B

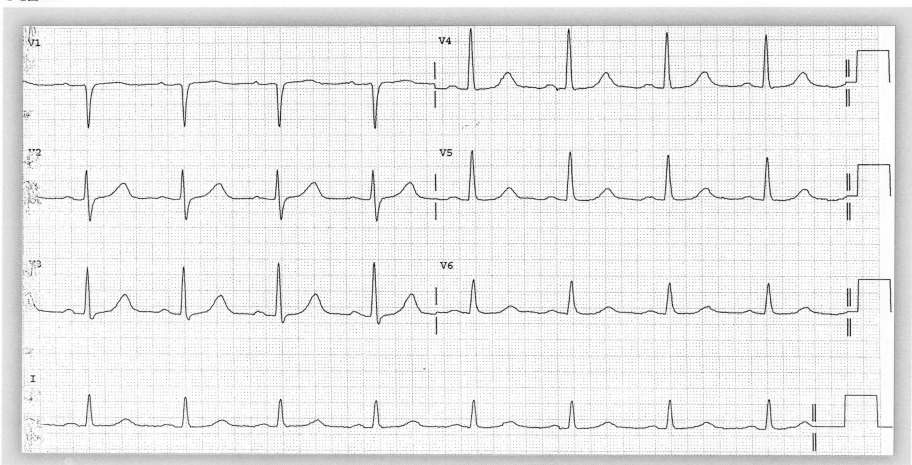

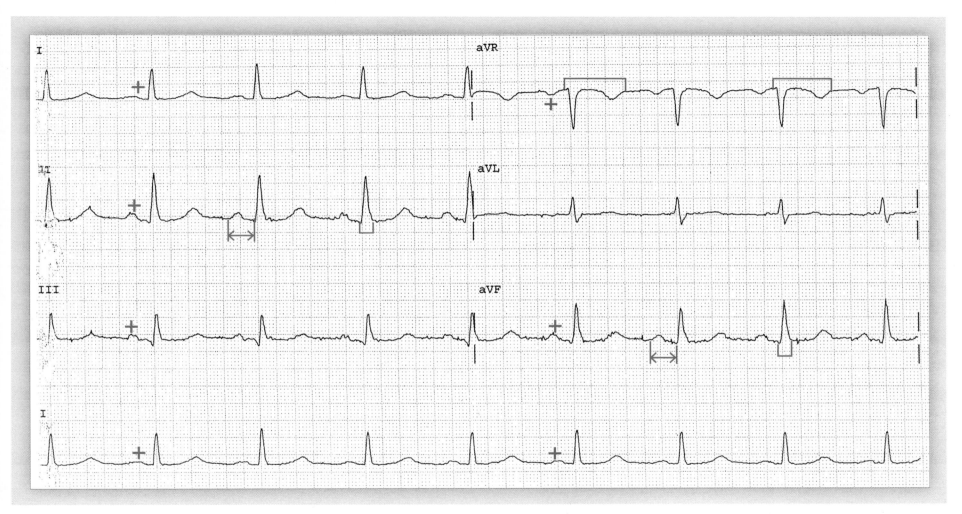

心电图 89A 分析：心电图采用双倍速度记录，心电图正常。

心电图 89A 显示规则的心律，心率 50 次 / 分。每一个 QRS 波前有 P 波（+），PR 间期（↔）固定（0.32s）。P 波在 Ⅰ、aVF 导联上为正向；提示为窦性心动过缓伴 Ⅰ 度房室传导阻滞。

QRS 波时限（⌣）延长（0.18s），电轴正常，在 0° 和 +90° 之间（Ⅰ 和 aVF 导联上 QRS 波正向）。QT/QTc 间期（⌐）很长，为 600/550ms。因此为心动过缓伴 PR、QRS、QT 间期延长。另外要注意的是只有 6 个导联。这份图记录时为双倍速度，即 50mm/s，而不是正常的 25mm/s。故实际心率为 100 次 / 分，PR 间期 0.16s，QRS 时限 0.09s，QT 间期 0.34s，校正的 QT 间期（QTc）为 0.43s。所以心电图正常。

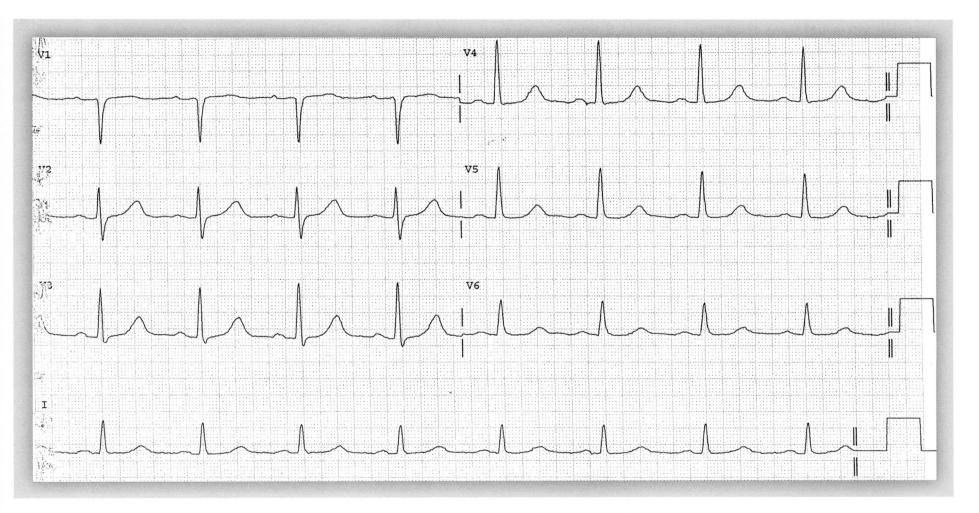

心电图 89B 分析：心电图采用双倍走纸速度记录，心电图正常。

心电图 89B 为心电图 89A 的胸前导联，记录速度也是 50mm/s。同前，心率为测量值的两倍，各间期为测量值的一半。故心电图正常。■

你正在医院的 ICU 病房坐诊,这时被要求立即赶到一位因胸痛收入院的患者所在的心电遥测病房。当你赶到患者房间时,护士交给你一张由心电遥测病房打印出来的心电图。当走进房间时,你很惊讶地发现患者站在盥洗室的水槽前刷牙。她完全没有症状,感觉很好。

问:诊断是什么?

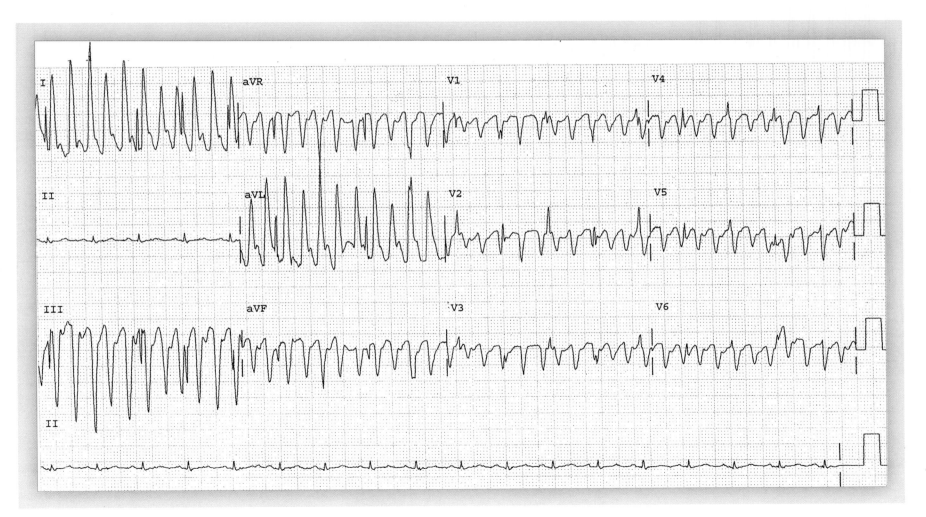

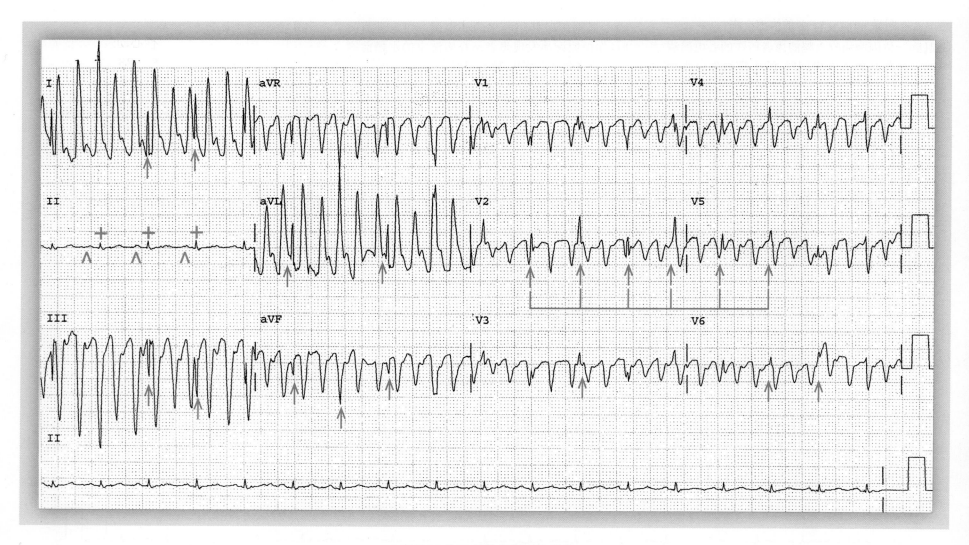

心电图 90 分析:**窦性心动过速,伪差。**

心电图显示 210 次 / 分的快速心率，QRS 波增宽、怪异、形态有些变化，提示为持续性室性心动过速。然而，Ⅱ 导联上显示规则、正常的 QRS 波群（+）。每一个 QRS 波前有 P 波（∧），PR 间期固定。心率 110 次 / 分，为窦性心动过速。因为导联在纵向上是同步的，Ⅱ 导联有正常的频律和 QRS 波群意味着在 Ⅰ 和 Ⅲ 导联上也有。进一步观察多数导联，可以看见窄的 QRS 波群（↑）以 110 次 / 分的频率规则出现（⊔）。因此，心电图为窦性心动过速伴伪差（Ⅱ 导联除外）。诊断的关键是能够认识到所有导联中的窄 QRS 波群规则出现。此种伪差多由患者活动引起，常见于重复性动作如刷牙等。■